Dieses Buch gehört:

Sarah Ullrich

Über die Autorin:

Ingrid Pabst ist Psychotherapeutin (HPG) und Mutter einer Tochter.
Seit 10 Jahren ist sie erfolgreich als Seminarleiterin und Kinderbuchautorin tätig.

Fachliche Beratung und Prüfung:
Dr. med. Hangen, Kinderarzt, Landshut
Manfred Kohlhaas, Apotheker, Wendelstein

Genehmigte Sonderausgabe

Texte und Lektorat: Ingrid Pabst, Kirchberg
Illustration und Typographie: Konny Riedl, Kirchberg
Illustrationen S. 163, 164, 166, 170, 171, 174, 175: Michaela Lischka, München

Ingrid Pabst ◆ Konny Riedl

MAMA was hab ich?

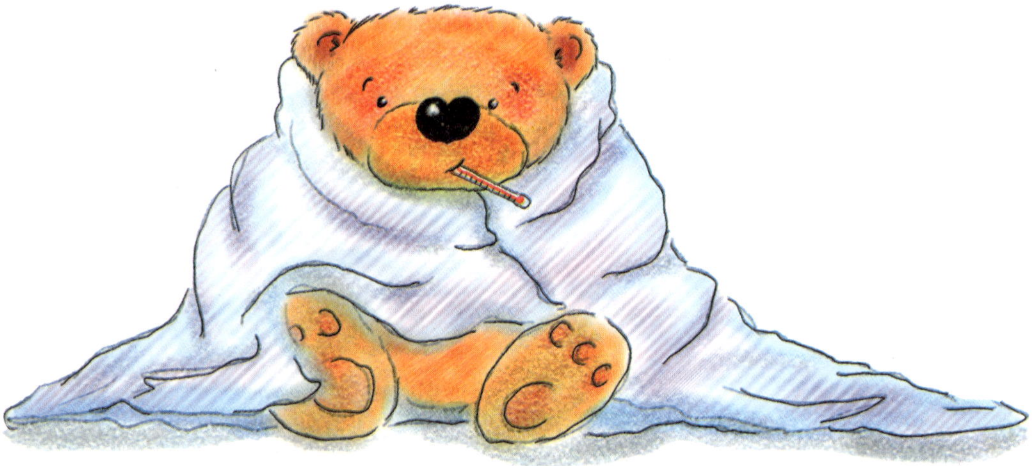

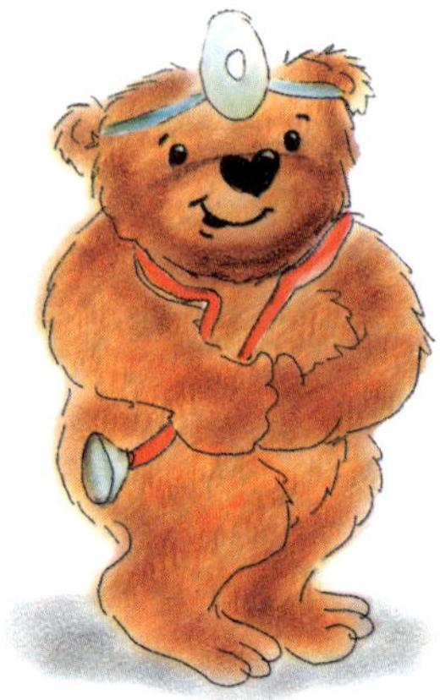

Im Notfall

Ruhe bewahren, rasch handeln! Tragen Sie hier Ihre wichtigsten Telefonnummern ein, dann haben Sie sie immer parat!

Polizei ____________________

Feuerwehr ____________________

Notarzt ____________________

Rettungsleitstelle ____________________

Giftnotrufzentrale ____________________

Hausarzt ____________________

Kinderarzt ____________________

Krankenhaus ____________________

Ärztlicher Notdienst ____________________

Apotheken-
bereitschaftsdienst ____________________

Taxibestellung ____________________

Nachbar ____________________

Partner ____________________

TIP

Tragen Sie hier die Telefonnummern für Ihren Notarzt, Ihre Rettungsleitstelle und Ihre zuständige Giftnotrufzentrale selbst ein.

(**Die Telefonnummern aller Giftnotrufzentralen finden Sie auf Seite 196/197**)

Inhalt

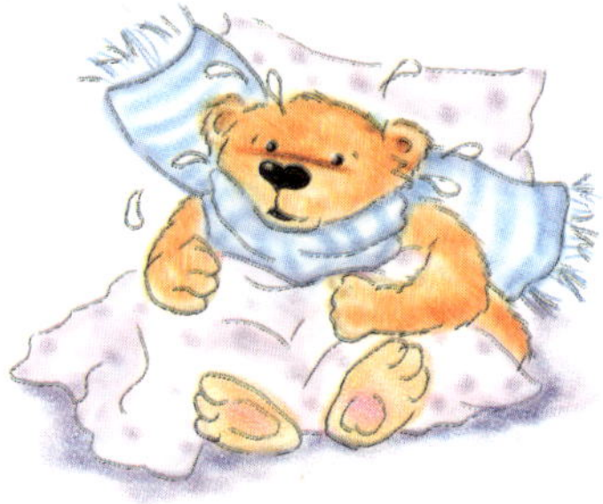

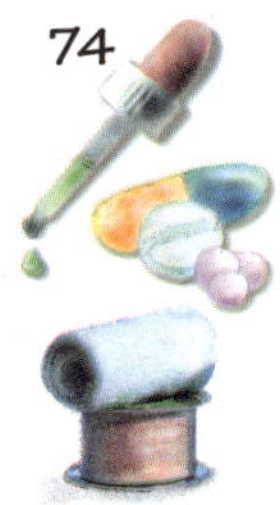

Über dieses Buch

Liebe Eltern,

in der Regel werden Kinder überraschend krank. Krankheiten oder Verletzungen kündigen sich leider nun einmal nicht vorher an. Von einem Moment zum nächsten sind Sie als Eltern in einer nicht alltäglichen Situation. Auch Ihr Kind empfindet die Situation als unangenehm. Ab dem Augenblick, an dem die Krankheit zutage tritt, sind Sie ganz besonders gefordert. Und ab eben diesem Augenblick soll Ihnen dieses Buch Unterstützung und Hilfe sein. Damit Ihr Kind dank Ihrer Pflege und Ihres gezielten Handelns möglichst rasch wieder gesund wird.

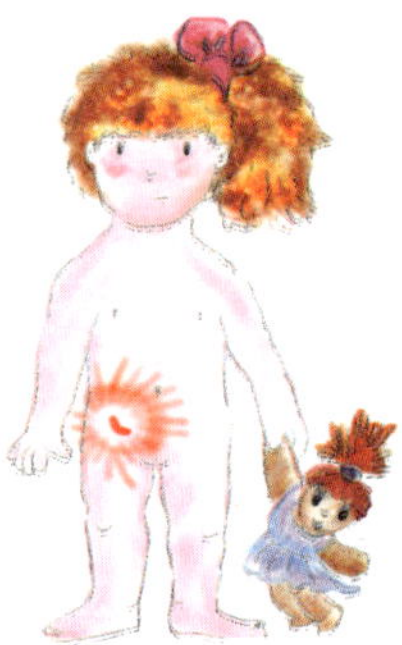

Was hat mein Kind?

In dem Abschnitt ***„Kinderkrankheiten von A - Z"*** finden Sie die häufigsten Kinderkrankheiten mit ausführlichen Erläuterungen. Bei jeder Krankheit können Sie auf einen Blick erkennen, ob ein Arztbesuch notwendig ist oder ob Sie gar den Notarzt rufen müssen. Sie werden über Krankheitsverlauf, Ansteckungsgefahr, Behandlungsmethoden und Besonderheiten informiert. Hier finden Sie auch viele wirksame und bewährte Hausmittel-Rezepte.

Wie erkläre ich es meinem Kind?

Dazu gibt der Buchteil ***„Tips & Tricks"*** alle möglichen Hilfestellungen, um Ihrem Kind mit Bild und Text die vielen Fragen zum Kranksein zu beantworten. Damit können Sie alles rund um die Krankheit erklären und sich und Ihrem Kind Behandlung und Arztbesuch einfacher machen.

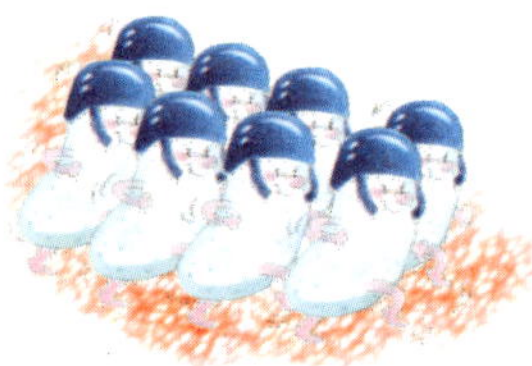

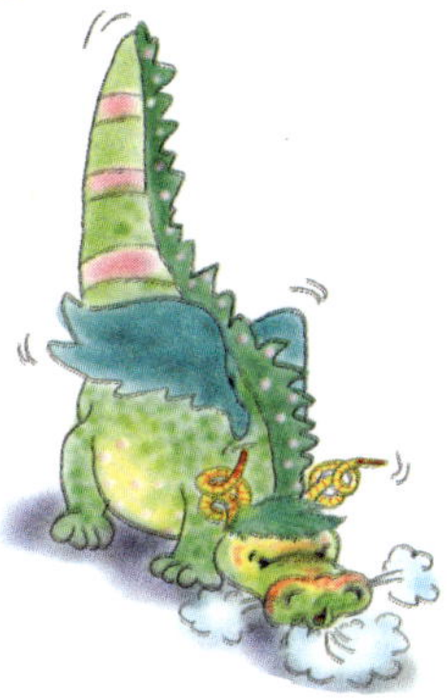

Was kann ich noch tun?

Unter **„Spiel & Spaß“** finden Sie jede Menge Ideen, um Ihr Kind zu beschäftigen und abzulenken. Hier finden Sie **Spiele** am und im Bett, **Bastelideen, Vorlesegeschichten** und **Phantasiereisen.** So vertreiben Sie die Langeweile, stimmen Ihr Kind positiv und helfen ihm damit, gesund zu werden.

Die erste Hilfe für mein Kind!

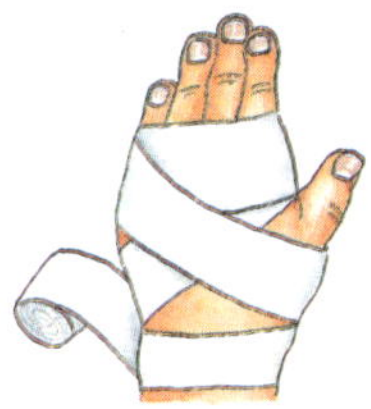

Dieser Buchteil umfaßt die **„Erste Hilfe“** in Notfällen. Dort erleichtern Ihnen zahlreiche Skizzen, im Notfall den richtigen Handgriff zu tun, bis der Arzt eintrifft. Dieser Abschnitt kann jedoch einen Erste-Hilfe-Kurs, den wir Ihnen auf jeden Fall empfehlen, nicht ersetzen.

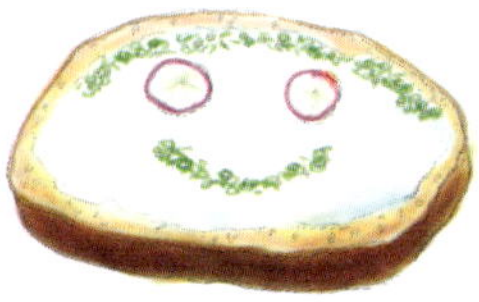

Was koche ich für mein Kind?

Im Abschnitt **„Appetitmacher“** finden Sie eine Menge **leckerer Rezepte** und **Ideen rund ums Essen** für die Zeit der Krankheit. Diese Gesundkost schmeckt Ihrem Kind bestimmt und hilft ihm, wieder Kraft zu bekommen.

Der nützliche Serviceteil

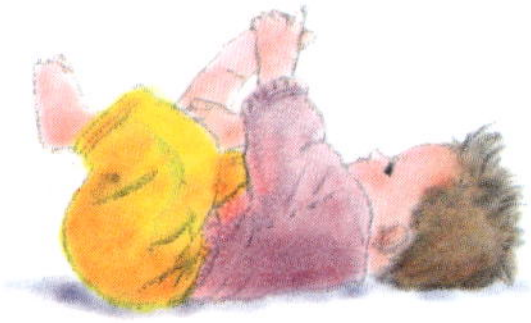

Dieses Buch endet mit einem umfassenden **Serviceteil**, in dem Sie z.B. alles Wichtige über die **Vorsorgeuntersuchungen** erfahren. Er enthält einen **Impfkalender** und ein Blatt für alle Eintragungen zum Krankheitsverlauf sowie eine Übersicht ärztlicher **Fachbegriffe** samt Erklärungen.

Hier finden Sie auch die Telefonnummern aller Giftnotrufzentralen in Deutschland und einige nützliche Adressen.

Zum Gebrauch dieses Buches:

Im Falle der Krankheit sind Sie, liebe Eltern, für Ihr Kind ganz besonders wichtig. Ihnen fällt die Aufgabe der Genesungspflege zu. Das bedeutet trösten, erklären, ablenken, aufmuntern und – es bedeutet Geduld und Liebe. Bitte wenden Sie sich vertrauensvoll an Ihren Haus- oder Kinderarzt oder fragen Sie Ihren Apotheker. Kein Buch kann ärztliche Diagnose und Behandlung ersetzen. Aber die Pflege zu Hause und im Notfall die Erste Hilfe liegen in Ihren Händen. Dabei soll Sie dieses Buch begleiten und unterstützen.

TIPS & TRICKS

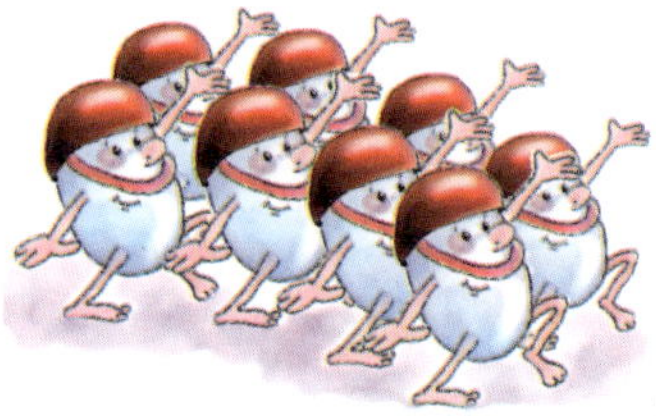

Die folgenden Seiten sollen Ihnen helfen, Ihrem kranken Kind die vielen Fragen zu beantworten, die es stellt, oder ihm Dinge zu erklären, die schwierig, weil unangenehm oder schmerzhaft oder langwierig sind.

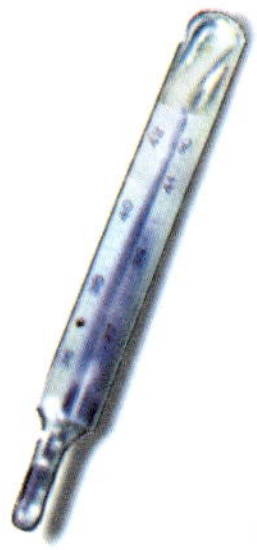

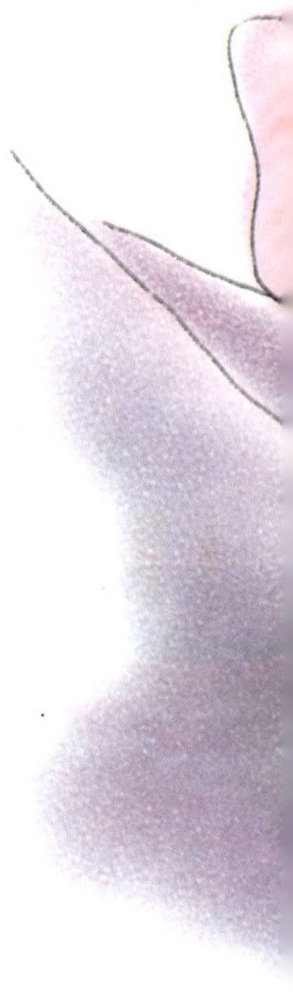

Nehmen Sie sich die Zeit, Ihrem Kind zu erklären, was eigentlich passiert, wenn es krank ist. Oft ist manches leichter zu ertragen, wenn man weiß, warum. Außerdem können Kinder dann auch mithelfen, schneller gesund zu werden, und sträuben sich nicht so gegen Medizin oder Behandlung.

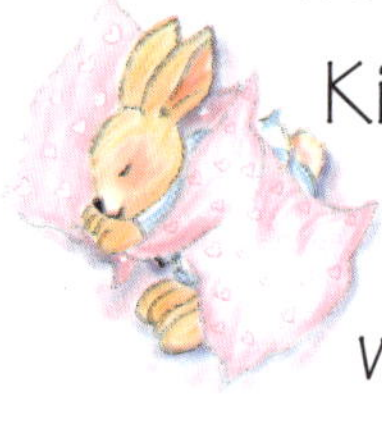

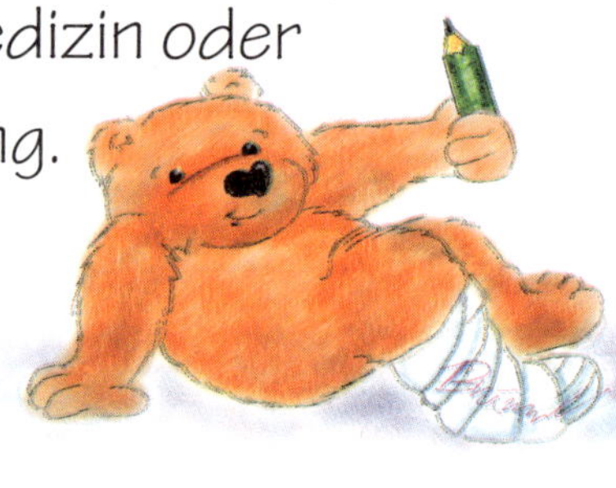

rund um das kranke Kind

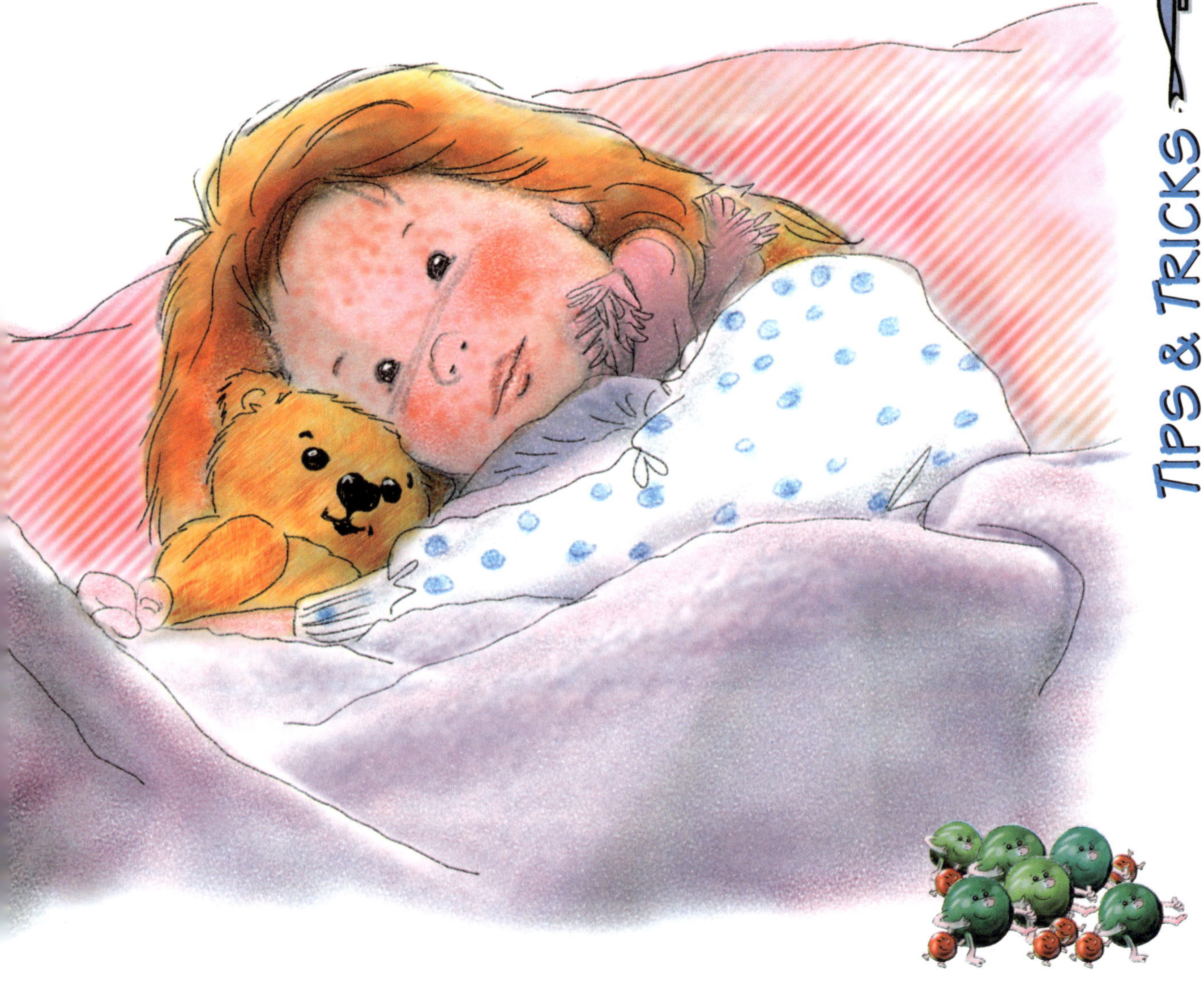

TIPS & TRICKS

Warum man im Bett bleiben und schlafen soll...

Zwar müssen Kinder nicht bei allen Krankheiten das Bett hüten, aber bei vielen hilft die „Bettruhe", Schlimmeres zu verhindern oder die Krankheit zu verkürzen. Sprechen Sie deswegen mit Ihrem Kinderarzt.

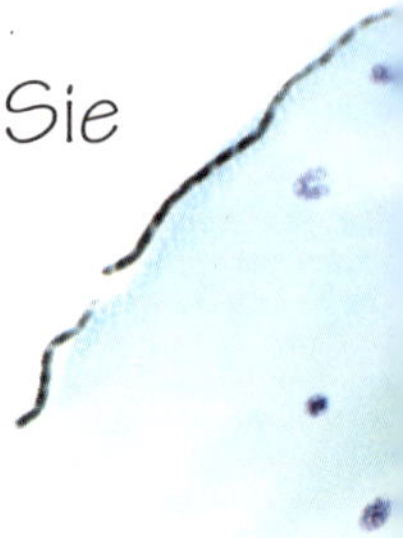

Bettruhe

Allein im Bett bleiben zu müssen ist schon Strafe genug. Heißt es für ein Kind doch: Ruhe, Licht aus, schlafen.
Die schönen lustigen Aktivitäten vom Tag sind ausgesperrt, und jetzt ist auch noch am Tag Nacht. Auch wenn es den Kindern, wenn sie krank sind, nicht gut geht, ist für die meisten von ihnen Schlafen eher mit unangenehmen Dingen verbunden. Sie haben die Eltern nicht in der Nähe, es ist dunkel, und sie sehen nichts, sie dürfen nicht spielen oder lesen oder laut sein.

Im Bett hat der Körper eine gleichmäßige Wärme um sich herum und verliert keine Energie dabei, sich aufheizen zu müssen.
Im Liegen verbraucht der Körper am wenigsten Energie.

DAZU PASST GUT

- die Geschichte von Ratzepüh...
- die Denk- und Phantasiespiele siehe S. 58 u. 92
- die Malspiele siehe S. 56, 70 u. 78

Schlafen

Beim Schlafen verbraucht der Körper noch einmal weniger Energie. Wer viel schläft, hat auch ein starkes Immunsystem.

Deshalb ist es jetzt wichtig, dem Kind den Unterschied zwischen dem normalen Schlafen und dem Kranksein klarzumachen:

Wenn du ganz müde bist, legst du dich ins Bett und schläfst. Dann bist du hinterher wieder wach und fröhlich.

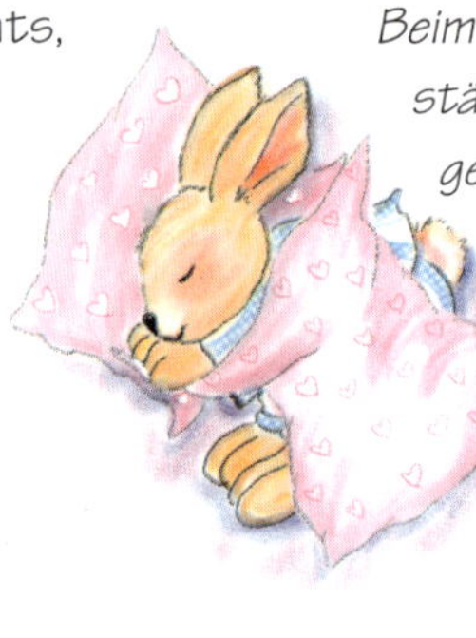

Beim Kranksein ist es so, daß der Körper ständig müde ist, weil er mit aller Kraft gegen die Bakterien oder Viren kämpft. Das kann er am besten, wenn er keine Energie (Kraft) für irgend etwas anderes braucht. Wenn du rumläufst und spielst, dann benötigt er mehr Energie, und die hat er nicht. Dann dauert alles viel länger.

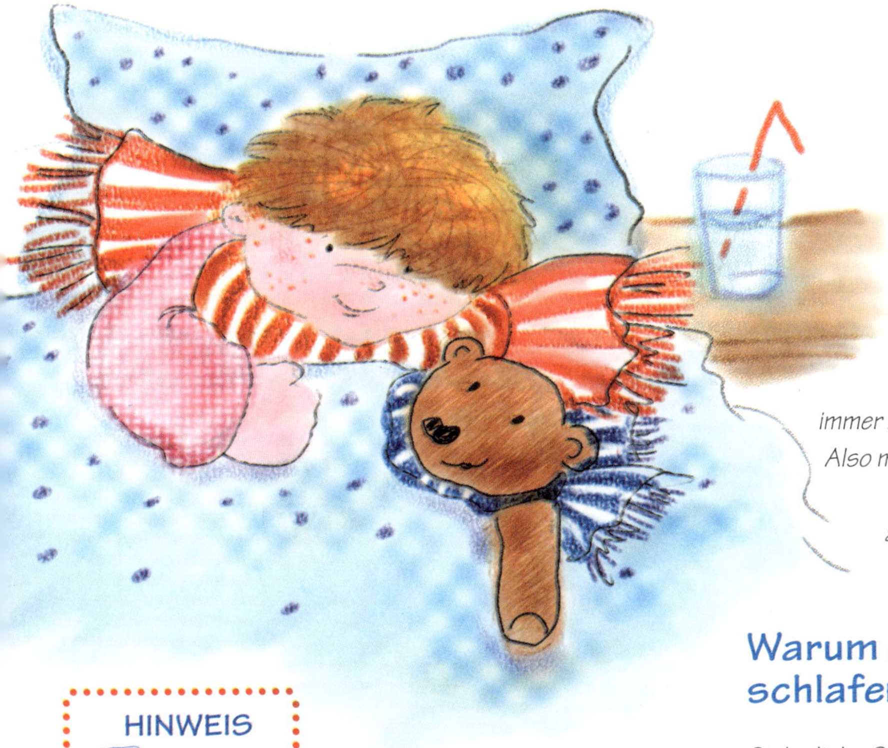

Probier es mal. Mach die Augen auf, mach sie zu. Siehst du, wenn sie zu sind, ist es dunkel, wenn sie auf sind, mußt du gucken, du kannst gar nicht anders.

Wenn du aber wach bist, ist es schwer, die Augen immer zu zu lassen, außer du schläfst. Also machen wir das Zimmer dunkel, damit du die Augen auch aufmachen kannst.

Warum die Augen schlafen müssen?

Siehe linke Seite unter
Sonst ist Dunkelheit allenfalls aktivitätsdämpfend und schlaffördernd, und das können Sie Ihrem Kind auch erklären.

HINWEIS

siehe auch Seite 20/21 und 24/25 Fieber und Viruskrankheiten

Stell dir vor, die Stellen an deinem Körper, die krank sind, sind ganz ganz furchtbar müde, auch wenn du gar nichts davon merkst. Jetzt mußt du dafür sorgen, daß sie nicht gestört werden und schlafen, dann sammeln sie Kraft und werden wieder gesund.

TIP

Hängen Sie zu Beginn der Krankheit den Gesundheitsbaum aus Tonpapier ins Zimmer (Bastelanleitung Seite 40/41). Auf diesem können Sie dann Blüten oder andere wichtige Dinge einkleben und Fortschritte eintragen.

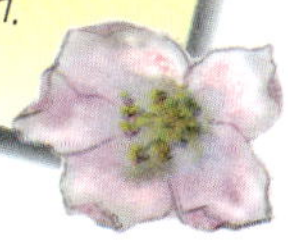

Dunkelheit

Wenn es aus medizinischen Gründen wirklich erforderlich ist, z.B. bei einer Bindehautentzündung, im Dunkeln zu liegen, erklären Sie das Ihrem Kind vielleicht so:

Die Augen in deinem Kopf können nur schlafen, wenn du sie zumachst oder wenn es dunkel ist.

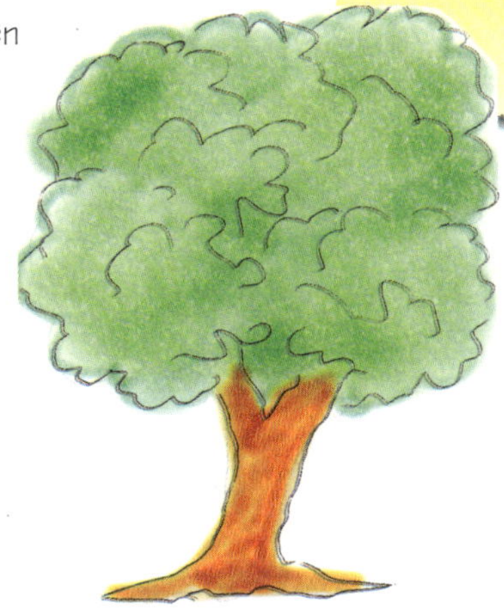

Mir ist doch schon so heiß!

Alles über das Fieber und warum ausgerechnet das Trinken von heißem Tee das Fieber senkt.

TIP
Experiment zum Einlauf: Stellen Sie ein Glas mit heißem Wasser in eine Schüssel und geben Sie lauwarmes, kühles Wasser in die Schüssel. Geben Sie Ihrem Kind ein Thermometer zum Kontrollieren der Temperaturänderung im Glas.

HIER PASST GUT
☞ die Erklärung zum Fieber S. 20/21 oder auch zu den ☞ Viruskrankheiten S. 24/25

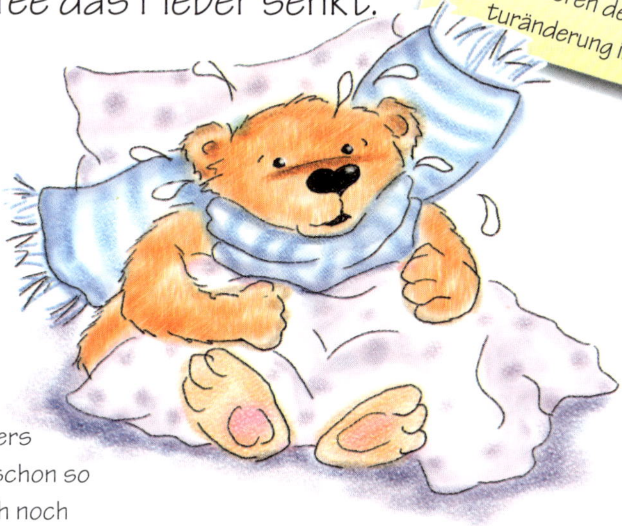

Schwitzen

Das ist für Kinder besonders schwer. Da ist ihnen eh schon so warm, und dann sollen sie auch noch schwitzen!

Schwitzen regt den Stoffwechsel an, das heißt, die innere Müllabfuhr wird auf Hochtouren gebracht, um die Giftstoffe aus dem Körper zu bringen.

TIP
Für jede Tasse Lindenblütentee, die das Kind getrunken hat, kleben Sie eine Blüte auf den Gesundheitsbaum (siehe Seite 41).

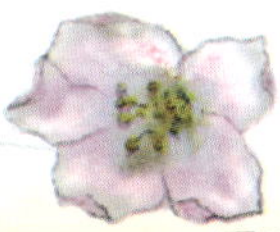

TIP
Ein Experiment zum Wadenwickel: Stellen Sie ein Glas mit heißem Wasser in eine Schüssel. Messen Sie die Wassertemperatur im Glas. Lassen Sie Ihr Kind ein kaltes, nasses Taschentuch um das Glas wickeln. Beobachten Sie gemeinsam das Sinken der Temperatur.

Kalte Wadenwickel bei Fieber

Wenn an den Waden ein kalter Wickel angelegt wird, versucht der Körper, auch diese Stellen auf die gleiche Temperatur zu bringen wie den Rest. Das schafft er aber nur, indem er das Fieber aus dem Kopf zieht. Außerdem wird das Blut einfach gekühlt, bevor es wieder zum Herzen zurückfließt.

Ein Einlauf bringt das Fieber runter, weil er dem Körper wieder Wärme entzieht. Da dies direkt im Körperinnern passiert, ist es besonders wirksam.

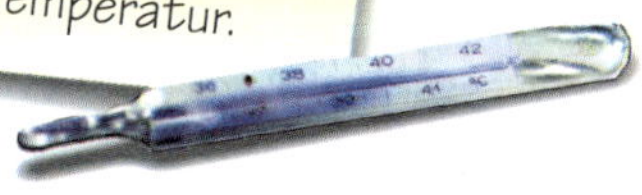

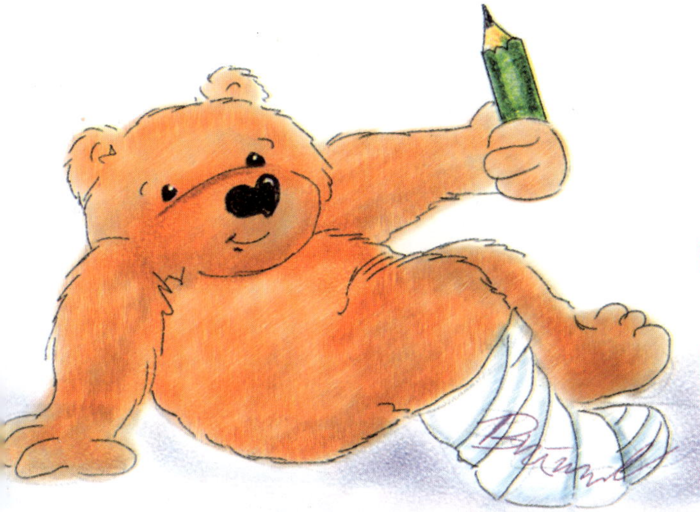

Warum kriege ich einen Gips?

Solange sie keinen brauchen, wollen sie unbedingt einen, aber wenn er sein muß... Alles über Gips und Verbände.

Gips

Wenn die Knochen nicht mehr in der richtigen Stellung sind, dann braucht man eine feste Verpackung drum herum, damit es drinnen gut heilen kann.

Manchmal muß das verletzte Glied auch noch ruhiggestellt werden. Das ist für Kinder besonders schlimm.

TIP

Sie können es Ihrem Kind auch anhand eines Holzstücks zeigen. Brechen Sie einen kleinen Ast in der Mitte durch und versuchen Sie gemeinsam, diesen Ast mit Gräsern von draußen, mit Pflaster und Mullbinden oder mit Gips zu schienen und zu verpacken. Ruckeln Sie anschließend an den Astenden, um zu zeigen, daß nur Ruhe den gebrochenen Ast wieder heilen läßt.

TIP

Jungs finden einen Gesundheitsbaum (S. 41) vielleicht nicht so toll. Eine Autowerkstatt, in der Schritt für Schritt ein „kaputtes" Auto wieder zusammengesetzt wird, kommt aber sicher gut an. Die Teile sind wie beim Baum aus Tonpapier.

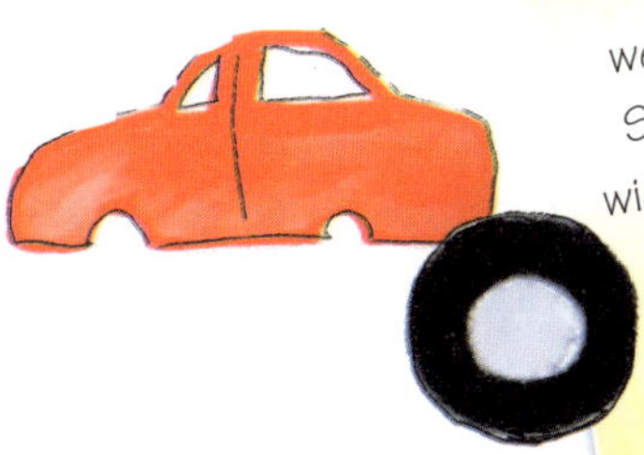

Verband wechseln

Den Verband muß man wechseln, weil er ja schließlich das auffangen soll, was aus der Wunde kommt.

Was kommt aus der Wunde?

Aus einer Wunde kann Blut kommen, Gewebsflüssigkeit oder auch Eiter. Meistens ist es alles zusammen. Das Blut schwemmt sämtliche Schmutzstoffe heraus, die sich in der Wunde angesammelt haben. Gewebsflüssigkeit tropft aus den verletzten Hautzellen. Eiter sind zusammengeklumpte weiße Blutkörperchen, die Bakterien gefressen haben.

TIP ZUR WUNDHEILUNG
Bei jedem Verbandswechsel versuchen Sie nachzumessen, wie groß die verbleibende Wunde noch ist. Tragen Sie die Maße im Baum ein. Dann sieht Ihr Kind bei jedem Verbandswechsel den Fortschritt der Heilung.

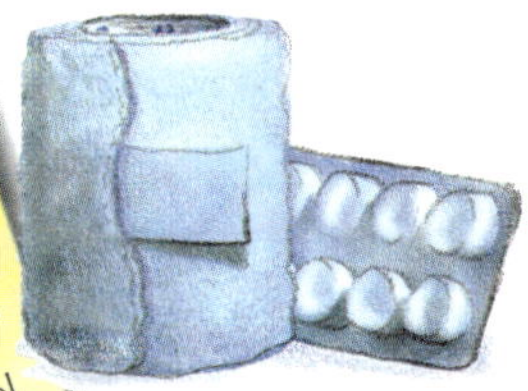

TIP
Erklären Sie Ihrem Kind, daß der Piekser jeder Impfung es vor einer Krankheit schützt.

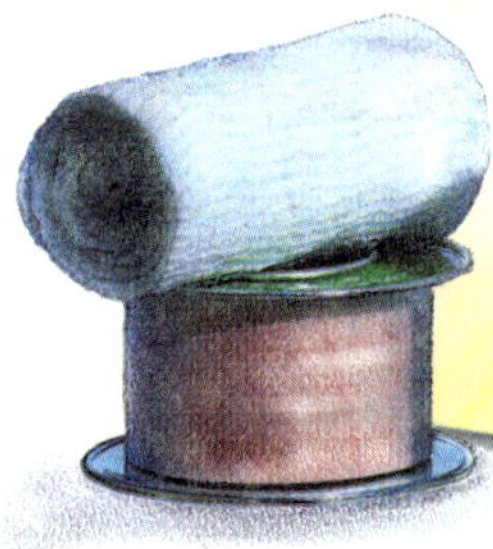

Was ist eigentlich eine Schürfwunde und was ein Schnitt?

Bei einer ***Schürfwunde*** wurde Gewebe an der Hautoberfläche abgetragen. Die Wunde ist meist großflächig und brennt.

Bei einem ***Schnitt*** sind mehrere Gewebeschichten verletzt worden. Die Wunde blutet und schmerzt, brennt aber meistens nicht.

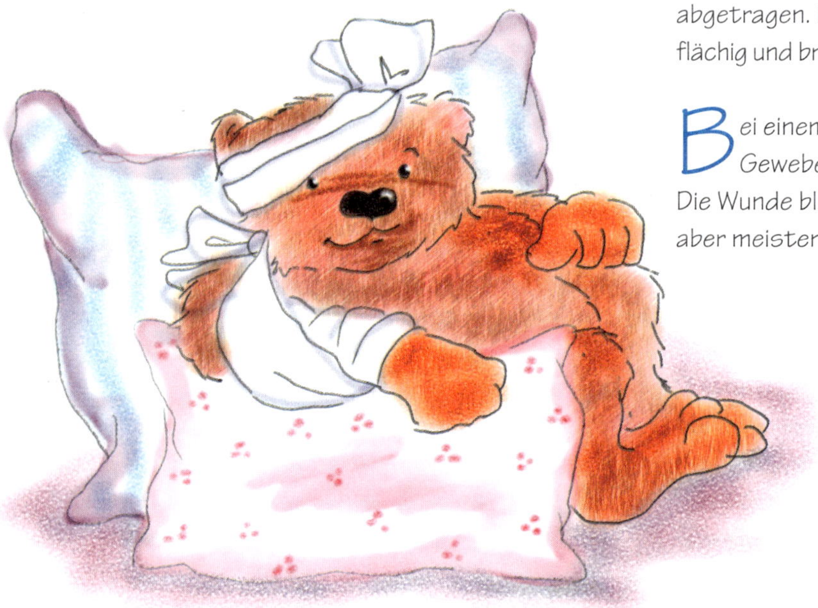

HINWEIS
siehe auch Seite 22 Schmerzen bei einer Schürfwunde

TIP
Fragen Sie beim Arztbesuch, ob Ihr Kind einmal durch ein Mikroskop gucken darf. Wenn es sieht, was man da alles im Blut entdecken kann, wird es sicher besser mitmachen.

Warum muß ich zum Arzt?

Wer Angst vor Spritzen hat, dem hilft es vielleicht zu wissen, was dabei eigentlich passiert.

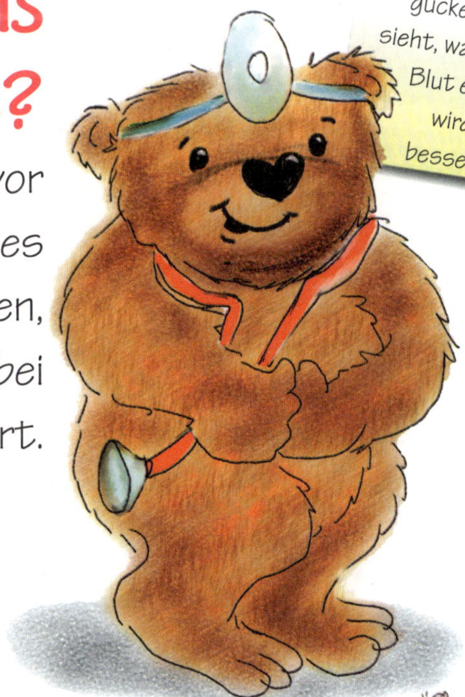

ZEIGEN SIE IHREM KIND
☞ die Seite mit den Antikörpern S.24

Blut abnehmen

Das Blut, das durch die Adern fließt, ist voller Wunder. Es versorgt alle Körperteile mit Sauerstoff und Nahrung. Es transportiert Müll ab und bringt Soldaten überallhin.
Es sagt dem Arzt viel darüber, was in deinem Körper passiert. Im Blut kann man sehen,

*ob **Antikörper** gegen Krankheiten vorhanden sind,*

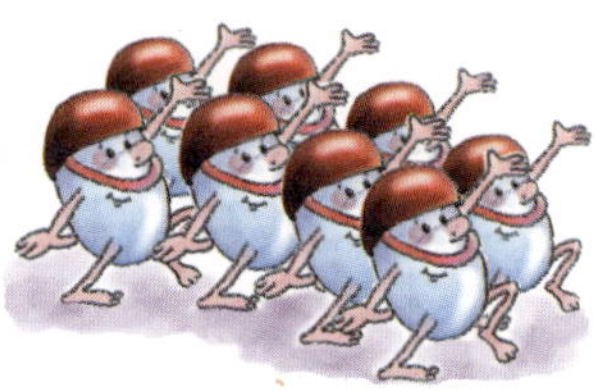

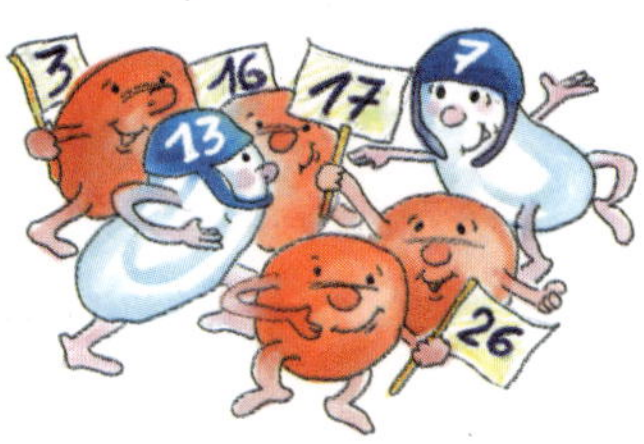

*ob genügend **rote Blutkörperchen** und genügend **weiße Blutkörperchen** vorhanden sind,*

*ob genügend **Mineralstoffe** vorhanden sind*

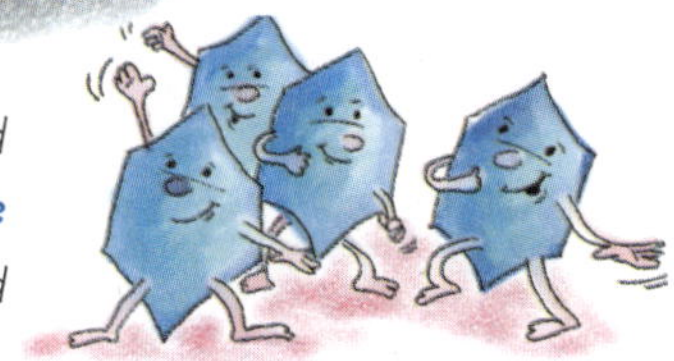

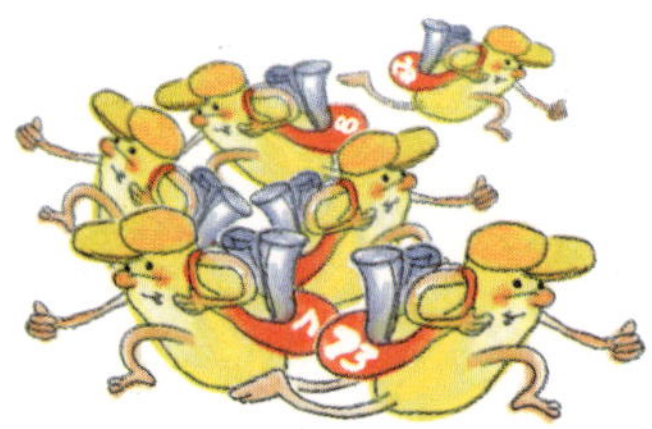

*wieviele **Hormone** und andere **Botenstoffe** vorhanden sind,*

*was mit den **Nährstoffen** und was mit den **Abfallstoffen** los ist.*

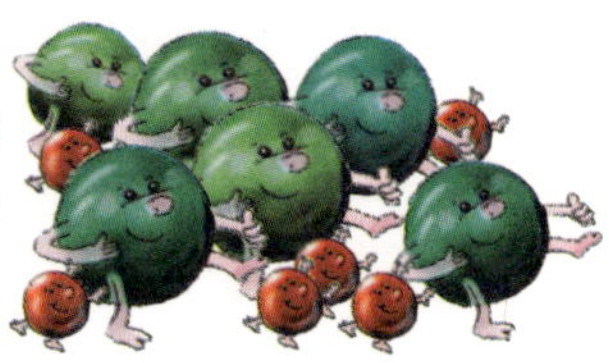

Aber dazu muß der Arzt das Blut angucken.

Impfung

Die meisten Spritzen, die ein Kind bekommt, sind Impfungen.

Was passiert dabei eigentlich?

Impfstoffe bestehen meist aus abgeschwächten Erregern oder deren Giftstoffen. Sie lösen im Körper zwar keine Krankheit aus, wohl aber die Produktion von Antikörpern und dazugehörigen Meldezellen. Dringt später ein „echter" Feind in den Körper ein, veranlaßt die Meldezelle sofort die Antikörperproduktion, und der Mensch kann nicht krank werden.

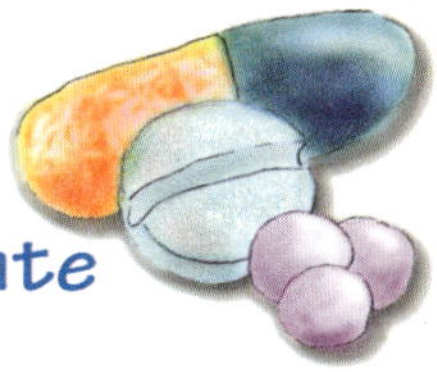

Medikamente

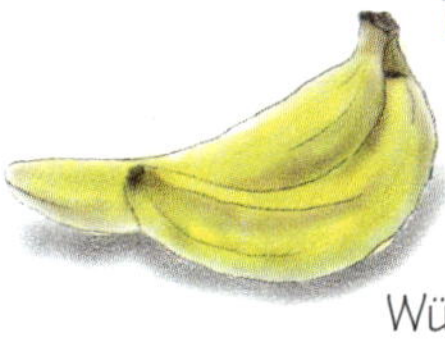

Tabletten, die schlecht rutschen, kann man gut in einem Stückchen Banane oder Wiener Würstchen verstecken.

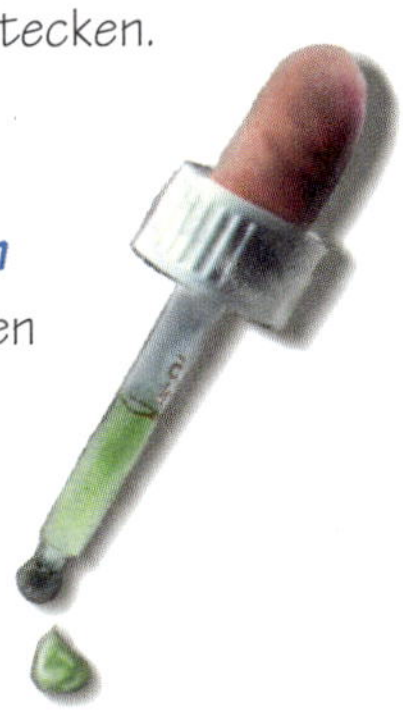

Tropfen ins Auge, in die Nase, in die Ohren

Immer am besten die Tropfen vorher etwas anwärmen, indem man die Flasche in warmes Wasser stellt. Augentropfen sollten ins herabgezogene Augenlid getropft werden, können aber auch in den inneren Augenwinkel des geschlossenen Auges gegeben werden. Macht das Kind dann das Auge auf, fließt der Tropfen hinein.

Tropfen kann man gut in Apfelmus oder Kartoffelbrei verstecken.

Säfte schmecken den meisten Kindern. Sonst besser etwas zum Nachessen als zum Nachtrinken geben.

Zäpfchen lösen sich bei etwa 25° C auf. Deshalb im Kühlschrank aufbewahren und erst kurz vor dem Einführen herausnehmen.

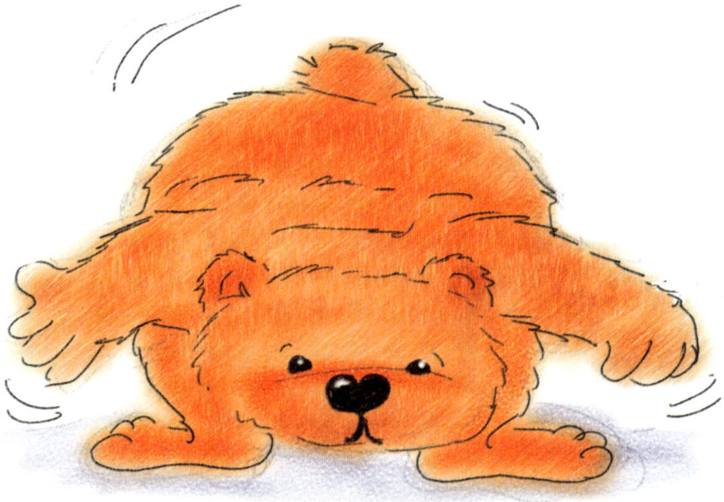

Gymnastik

Spezielle Krankengymnastik nach Brüchen oder langem Liegen kann weh tun, weil Bänder wieder gedehnt und Muskeln neu aufgebaut werden müssen. Dann ist es wichtig zu wissen: Der Muskel baut sich in der Pause auf, nicht während der Übung. Also: Pausen machen und dabei tief atmen. Denn der Muskel braucht zum Aufbau Sauerstoff.

ZEIGEN SIE IHREM KIND
☞ die Seite mit der Impfung S.28.

Tips & Tricks

zur Krankenpflege

Alles über die (all-)tägliche Kunst, ein krankes Kind gesundzupflegen.

Erbrechen

Bei Kleinkindern:

Drehen Sie das Kind auf den Bauch und heben Sie es hoch. Legen Sie es später auf die Seite und stützen Sie es in dieser Lage mit einem zusammengerollten Handtuch ab.

Bei älteren KIndern:

Beruhigen, Stirn halten, Oberkörper nach vorn über die Schüssel beugen, danach Gesicht frisch machen, Mund ausspülen oder mit nasser Watte auswischen.

Waschen

Das tägliche Waschen im Bett empfinden Kinder meist als angenehm. Legen Sie dazu unter das Kind oder die entsprechenden Körperteile ein dickes Badetuch. Halten Sie in einer Schüssel lauwarmes Wasser und einen Waschlappen bereit. Nun waschen Sie nach und nach den Körper ohne Seife ab und trocknen ihn mit einem Handtuch vorsichtig nach. Das erfrischt. Schwitzt Ihr Kind viel, können Sie das mehrmals täglich wiederholen. Lassen Sie Ihr krankes Kind nie allein im Badezimmer. Es könnte stürzen und sich verletzen.

Lüften

Das Krankenzimmer sollte mehrmals täglich gelüftet werden, ohne daß das Kind Zugluft abbekommt. Die ideale Temperatur für ein Krankenzimmer liegt bei 18 – 20 °C. Desinfizieren ist in der Regel nicht notwendig.

Feuchte Luft im Kinderzimmer ist besonders bei Erkältungskrankheiten wichtig. Dazu können Sie Schalen mit Wasser auf die Heizung stellen (auch im Sommer). Auch Schalen mit heißem Wasser (die weit entfernt vom Kind und sicher genug stehen) mit ein paar (3 – 4) Tropfen Thymianöl, Zitronenöl oder Pfefferminzöl aus der Apotheke geben einen guten Geruch im Krankenzimmer.

Beschäftigung im Bett

Um dem Kind Spiele im Bett zu ermöglichen, kann man ihm einen Bettisch bauen. Dazu stellt man auf jede Seite des Bettes einen gleich hohen Stuhl und legt ein Brett oder ein Bügelbrett über die Lehnen.

Vielleicht haben Sie ja auch Tischböcke im Keller, die Sie verwenden können?

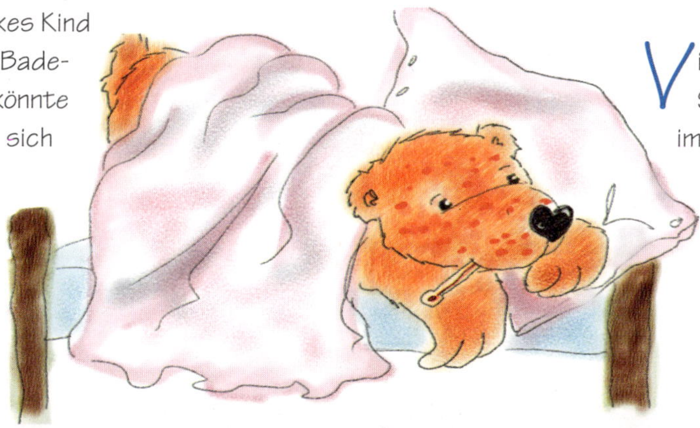

Wenn du Fieber hast...

Bei Fieber arbeitet dein Körper auf Hochtouren, um die eingedrungenen Krankheitserreger wie Viren oder Bakterien zu bekämpfen.

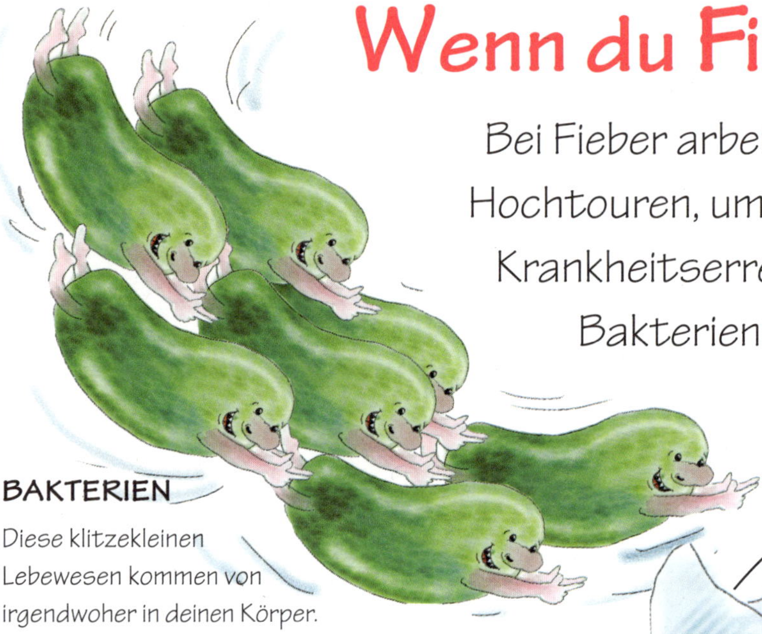

BAKTERIEN

Diese klitzekleinen Lebewesen kommen von irgendwoher in deinen Körper.

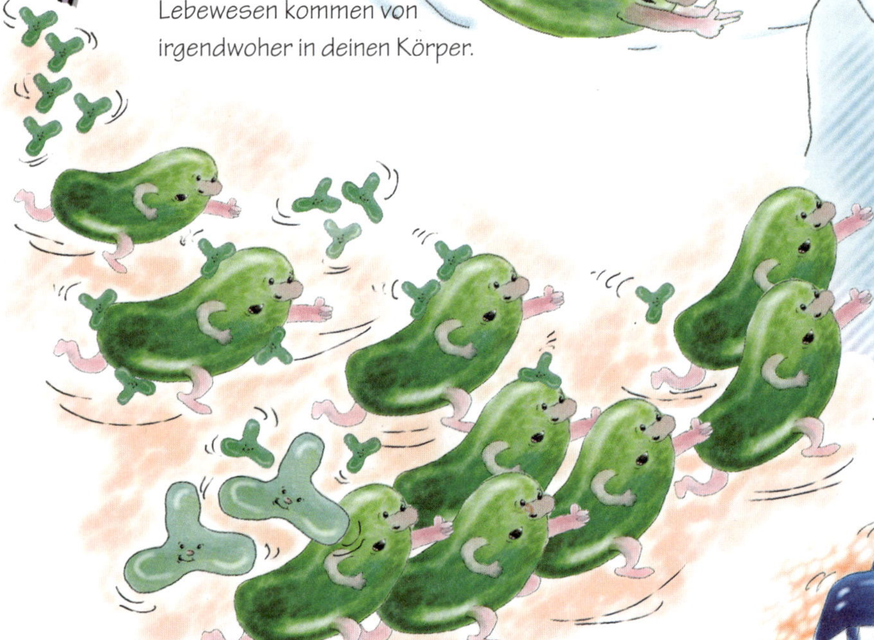

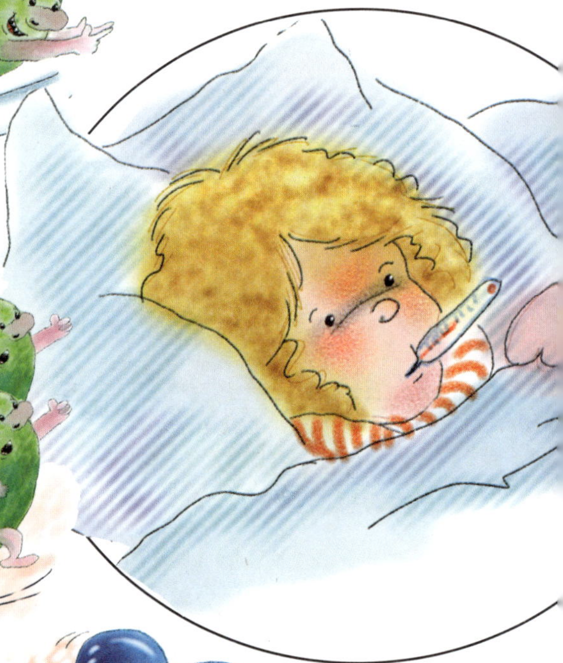

ANTIKÖRPER

Weil dein Körper weiß, daß die Bakterien ihm schaden können, bildet er sofort Antikörper gegen die Bakterien. Schnell wie der Wind fangen sie die Bakterien und halten sich an ihnen fest.

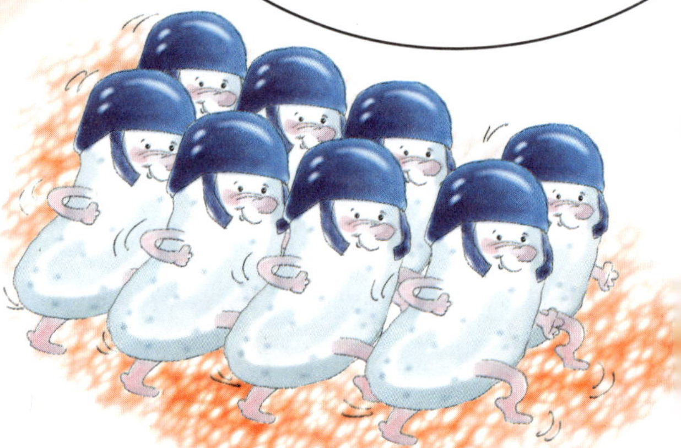

WEISSE BLUTKÖRPERCHEN

Sie sind die Soldaten des Körpers. Sie stürzen sich auf die Bakterien, an denen die Antikörper kleben und fressen sie einfach auf. Wenn einer von ihnen zu groß ist, dann helfen mehrere zusammen.

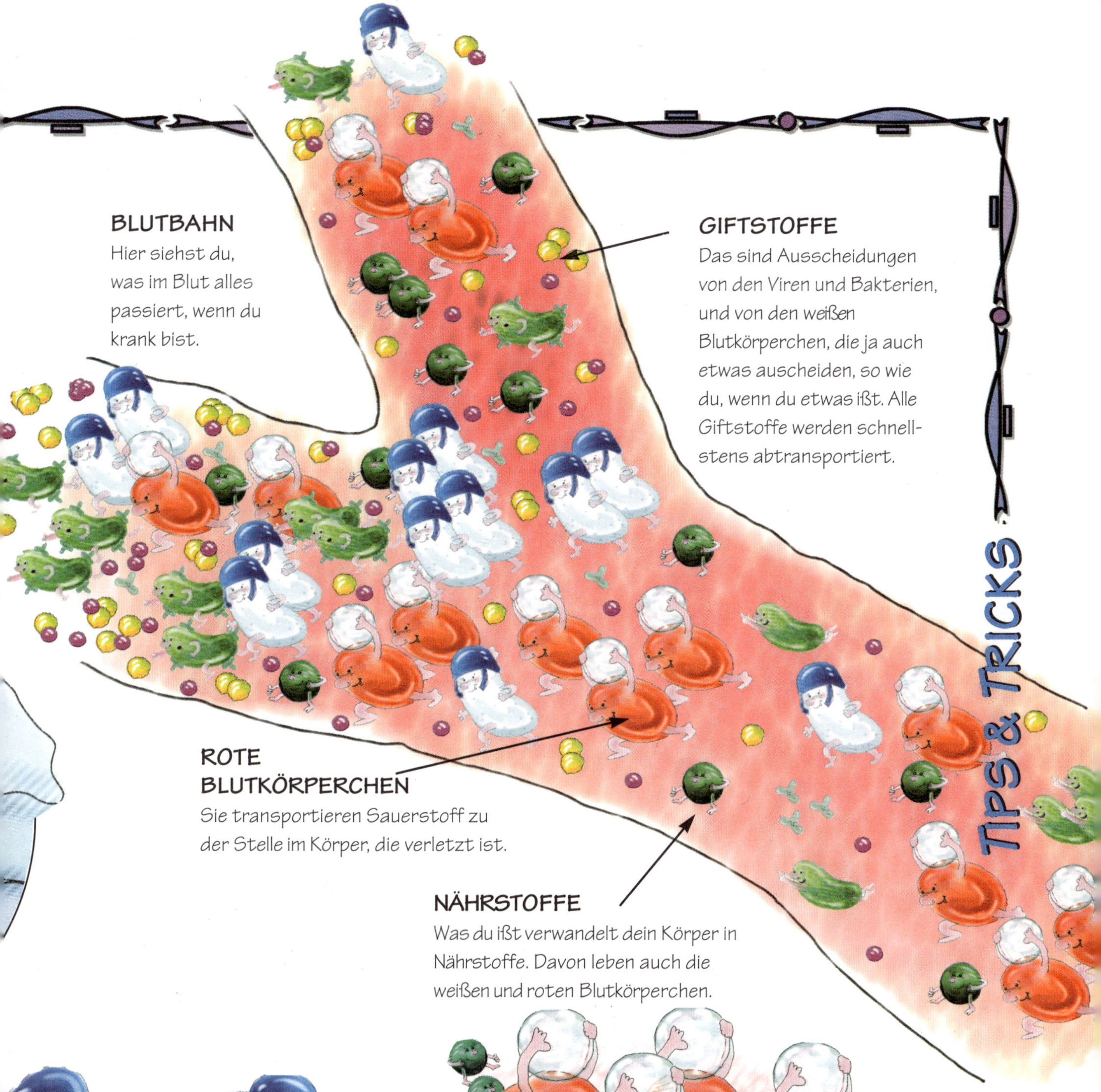

BLUTBAHN
Hier siehst du, was im Blut alles passiert, wenn du krank bist.

GIFTSTOFFE
Das sind Ausscheidungen von den Viren und Bakterien, und von den weißen Blutkörperchen, die ja auch etwas ausscheiden, so wie du, wenn du etwas ißt. Alle Giftstoffe werden schnellstens abtransportiert.

ROTE BLUTKÖRPERCHEN
Sie transportieren Sauerstoff zu der Stelle im Körper, die verletzt ist.

NÄHRSTOFFE
Was du ißt verwandelt dein Körper in Nährstoffe. Davon leben auch die weißen und roten Blutkörperchen.

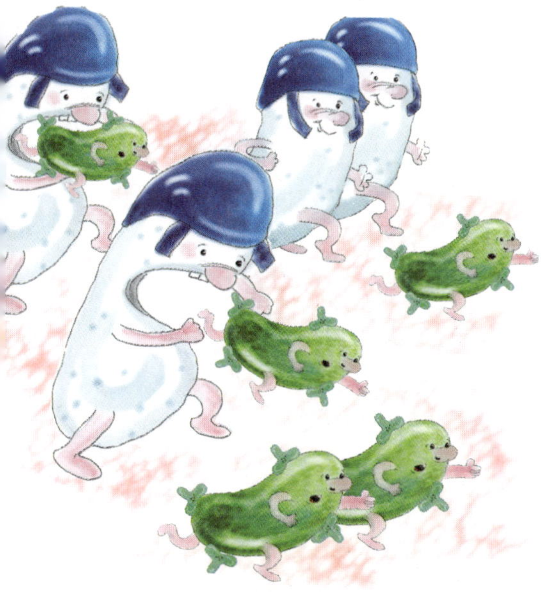

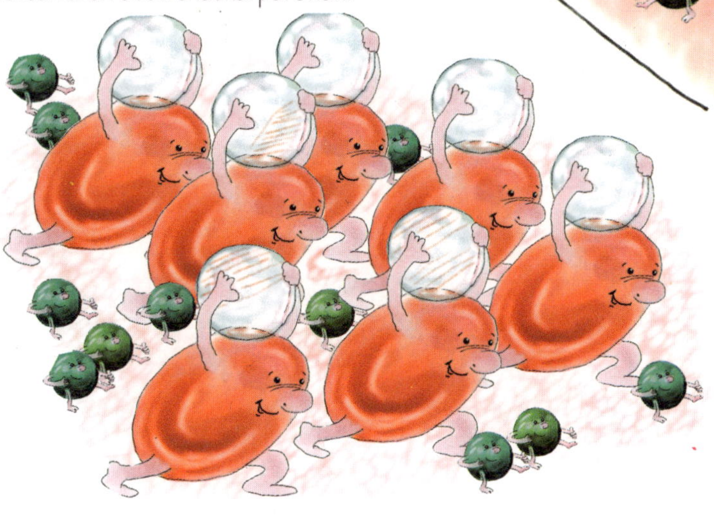

So entstehen Schmerzen z.B. bei Wunden und Prellungen

Guck mal, was passiert, wenn du hinfällst und dir das Knie aufschürfst. Das tut weh, oder?

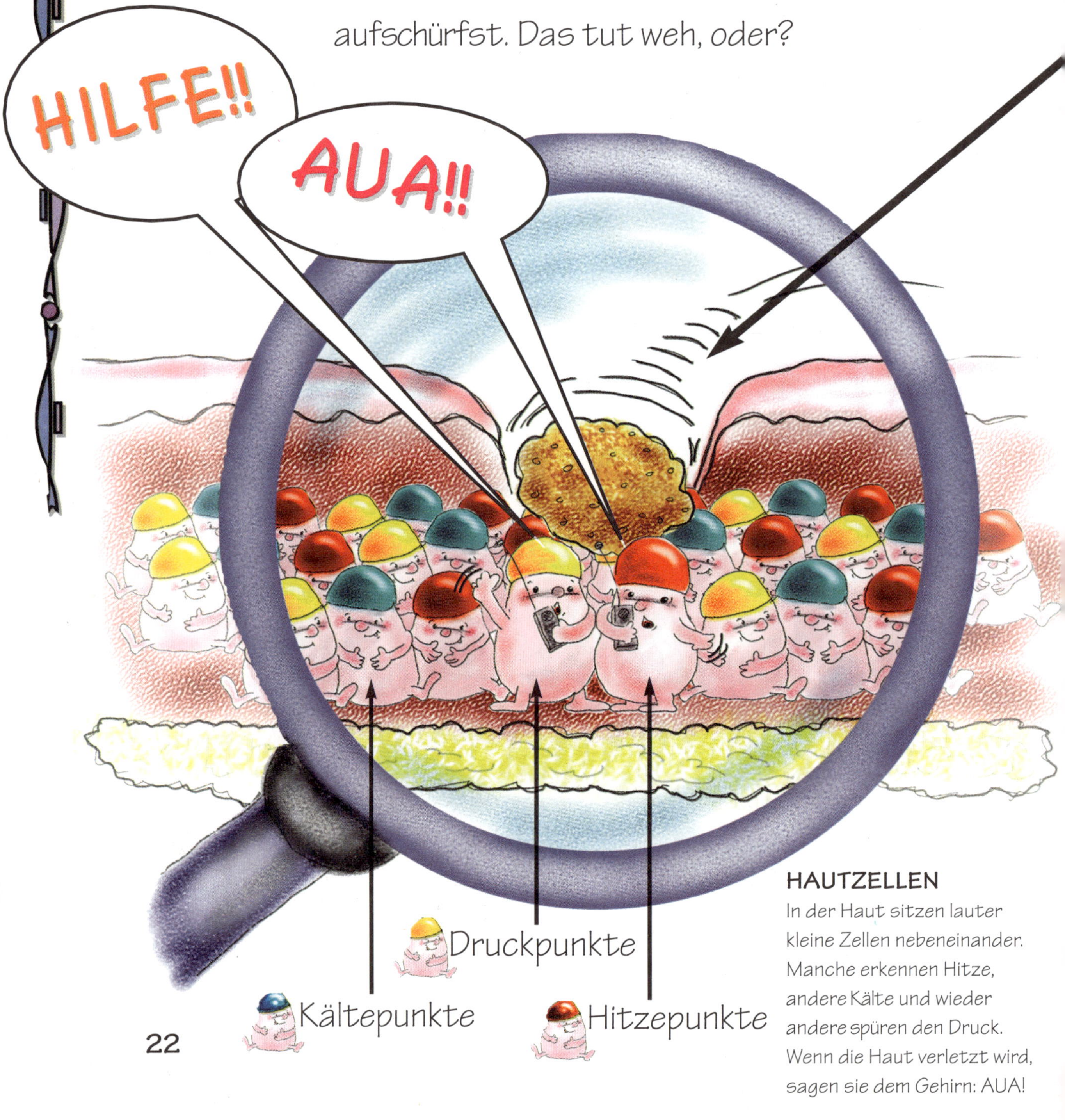

HAUTZELLEN
In der Haut sitzen lauter kleine Zellen nebeneinander. Manche erkennen Hitze, andere Kälte und wieder andere spüren den Druck. Wenn die Haut verletzt wird, sagen sie dem Gehirn: AUA!

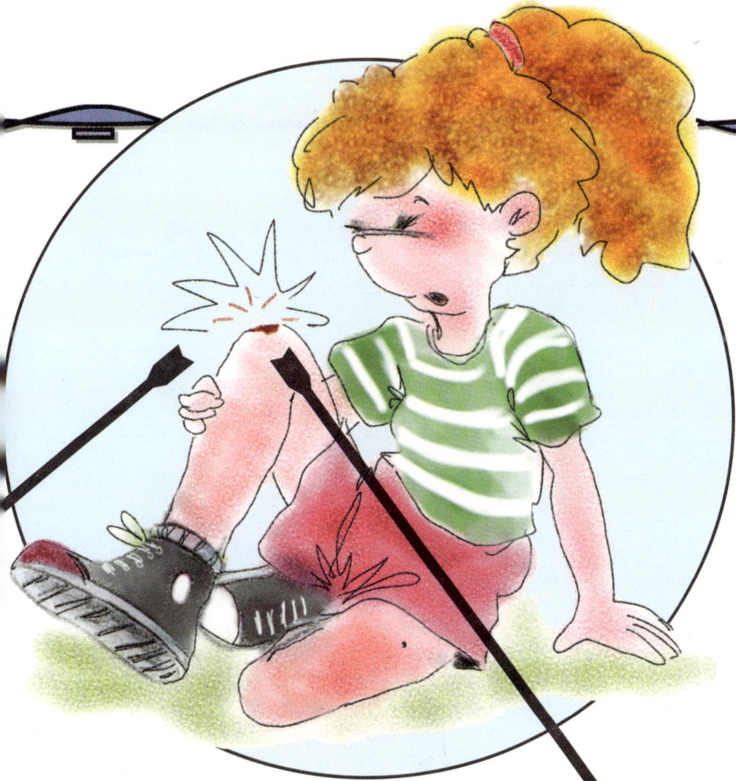

WUNDHEILUNG

Wenn die Haut verletzt ist, fließt Blut. Rote Blutkörperchen jagen zu der verletzten Stelle, legen sich ganz dicht übereinander und versuchen das Loch zu schließen. Weiße Blutkörperchen entfernen ganz schnell den Schmutz und auch die Bakterien, die dadurch hineingelangen. Alle arbeiten zusammen.

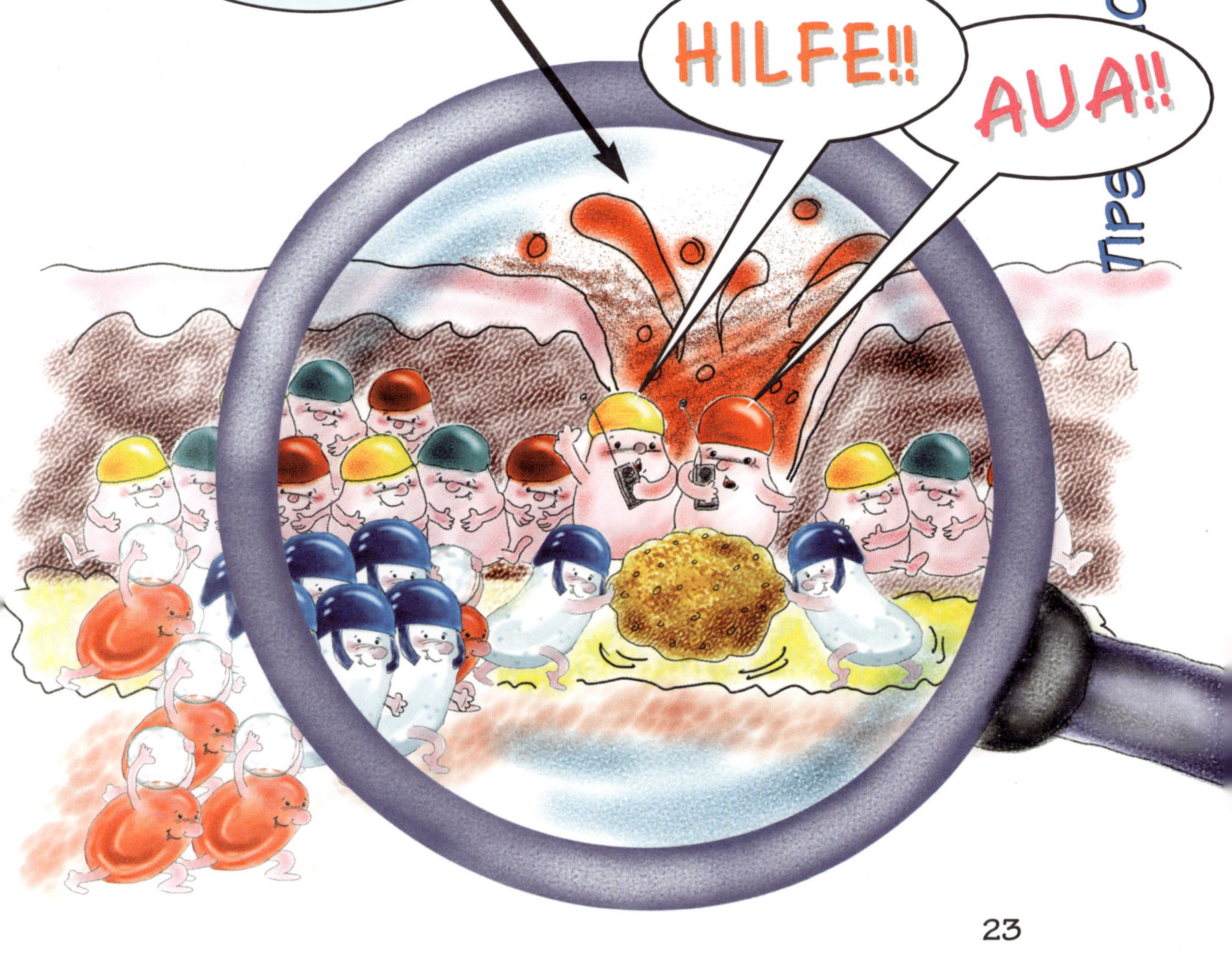

Virusinfektionen –

Masern werden wie viele andere Krankheiten, z.B. Schnupfen, durch ein Virus ausgelöst.

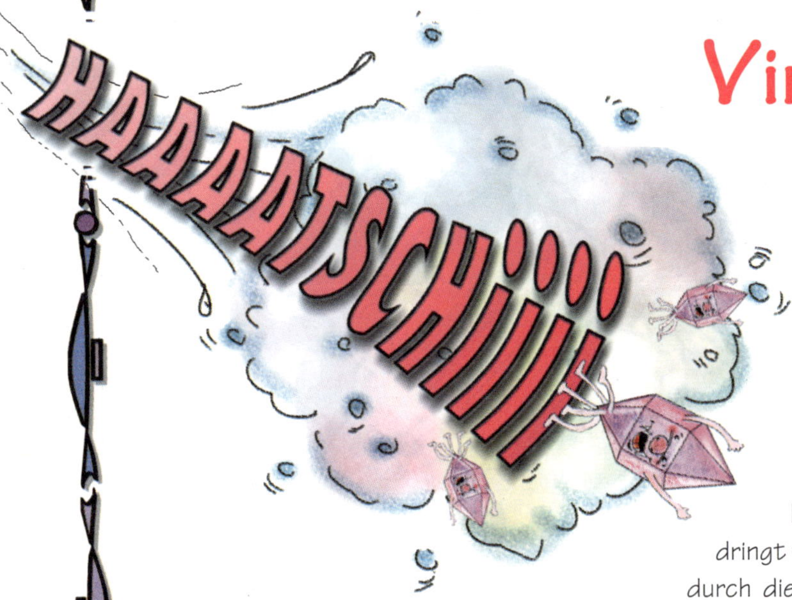

Das **Virus** dringt von außen durch die Atemluft in deinen Körper ein und geht ins Blut.

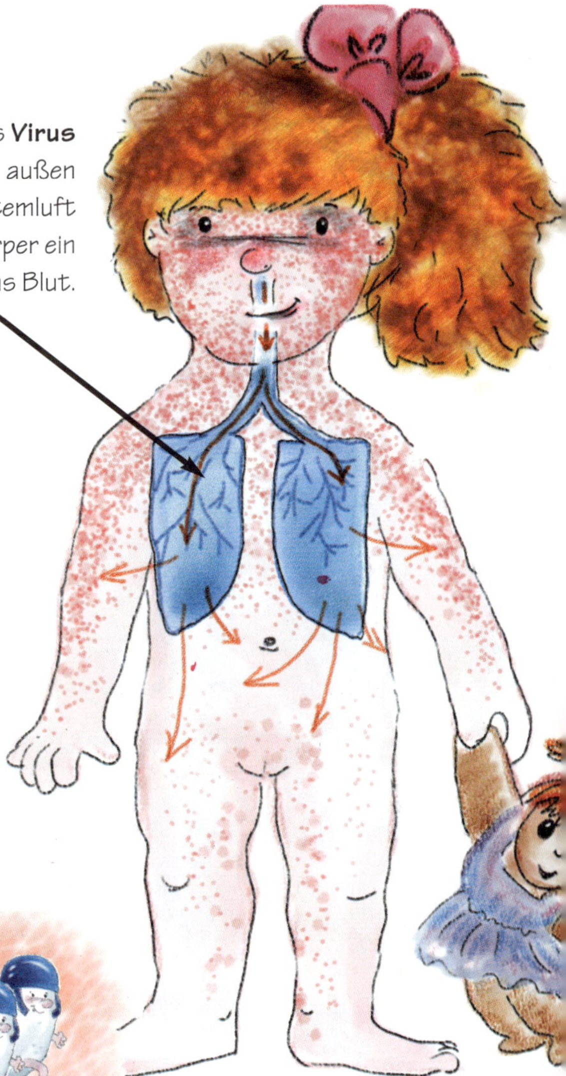

Im Blut schwimmt es herum und vermehrt sich.

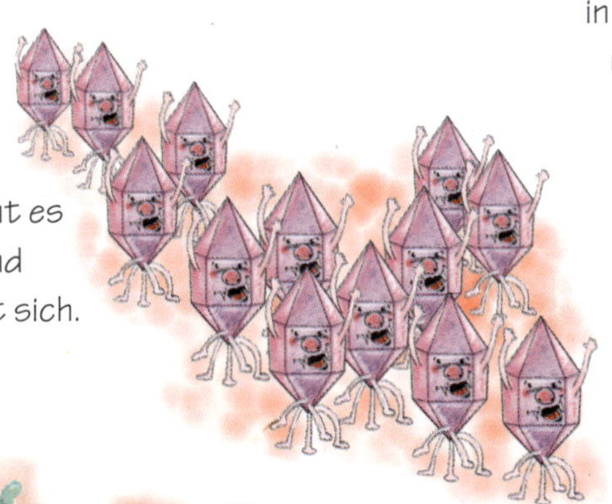

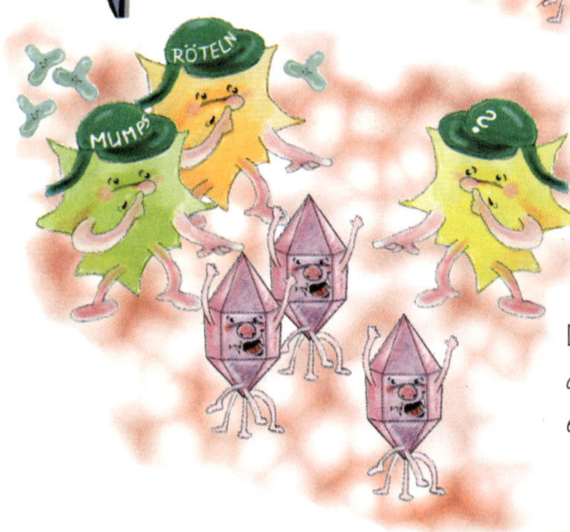

Dein Körper beobachtet das Virus, aber er kennt es nicht.

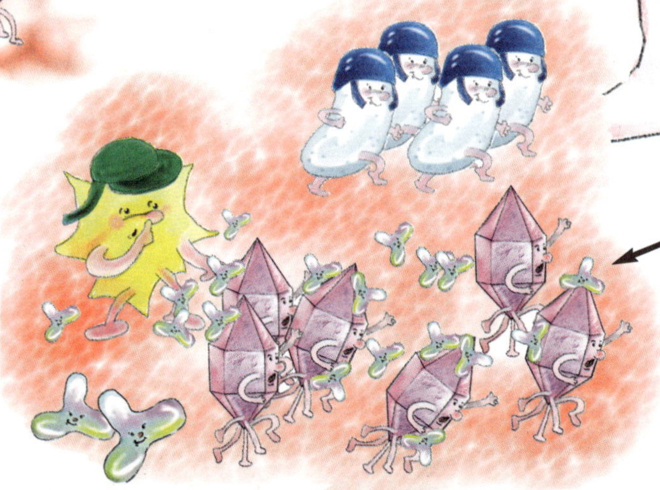

Er bildet **Antikörper,** die genau zum Virus passen. Damit kann er das Virus lahmlegen. Das dauert ein bißchen.

warum bekommt man Masern nur einmal?

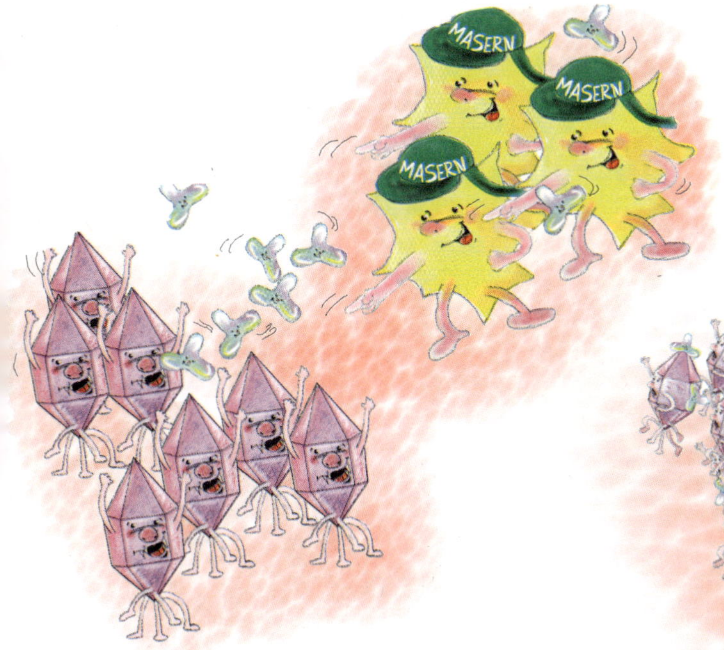

Dann entsteht eine **Meldezelle** für Masern. Diese Meldezelle bleibt in deinem Körper. Kommen noch einmal Masernviren in deinen Körper, dann erkennt die Meldezelle diese gleich und bildet sofort die richtigen Antikörper dagegen, und du wirst nicht krank.

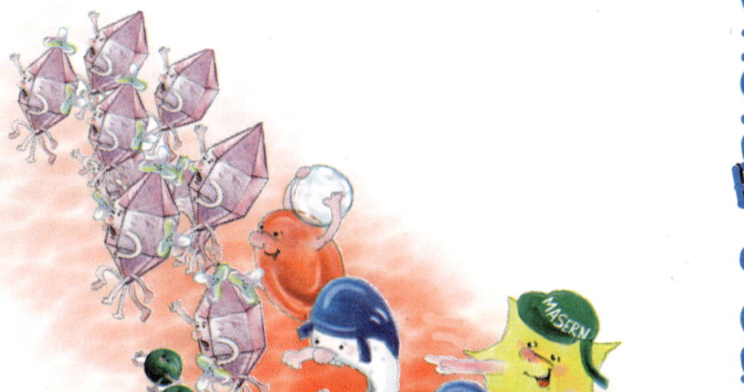
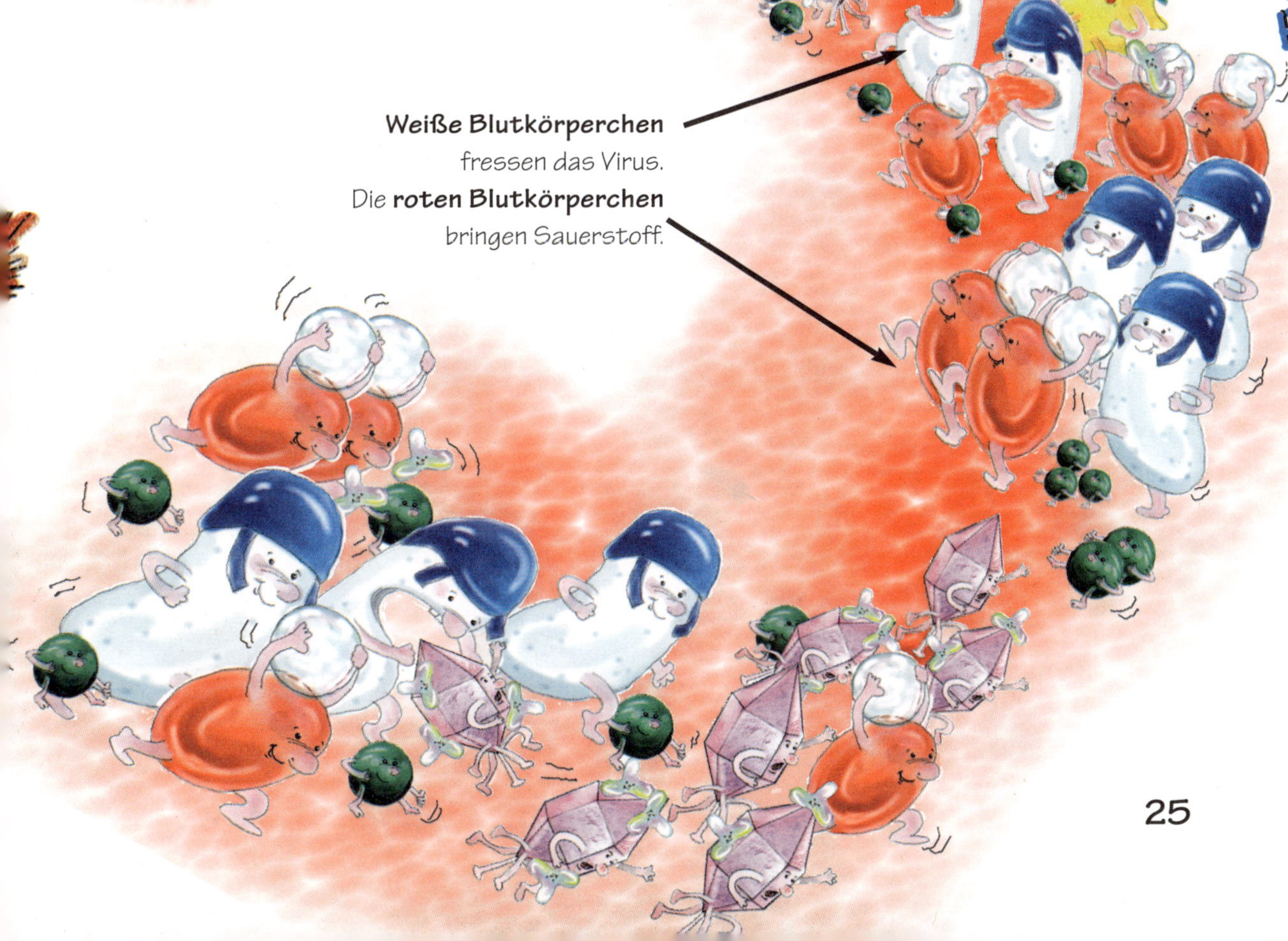

So entsteht Bauchweh

Irgendetwas im Bauch tut weh, aber was kann das nur sein? Meistens ist es ein verdorbener Magen. Dort liegen noch lauter Sachen rum, die der Magen noch nicht aufgeräumt hat. Kennst du das aus deinem Zimmer?

NAHRUNG

Nahrung verschiedenster Art trifft auf die Magenschleimhaut. Je nachdem, was ankommt, wendet der Magen verschiedene Methoden an, um das Essen aufzuräumen.

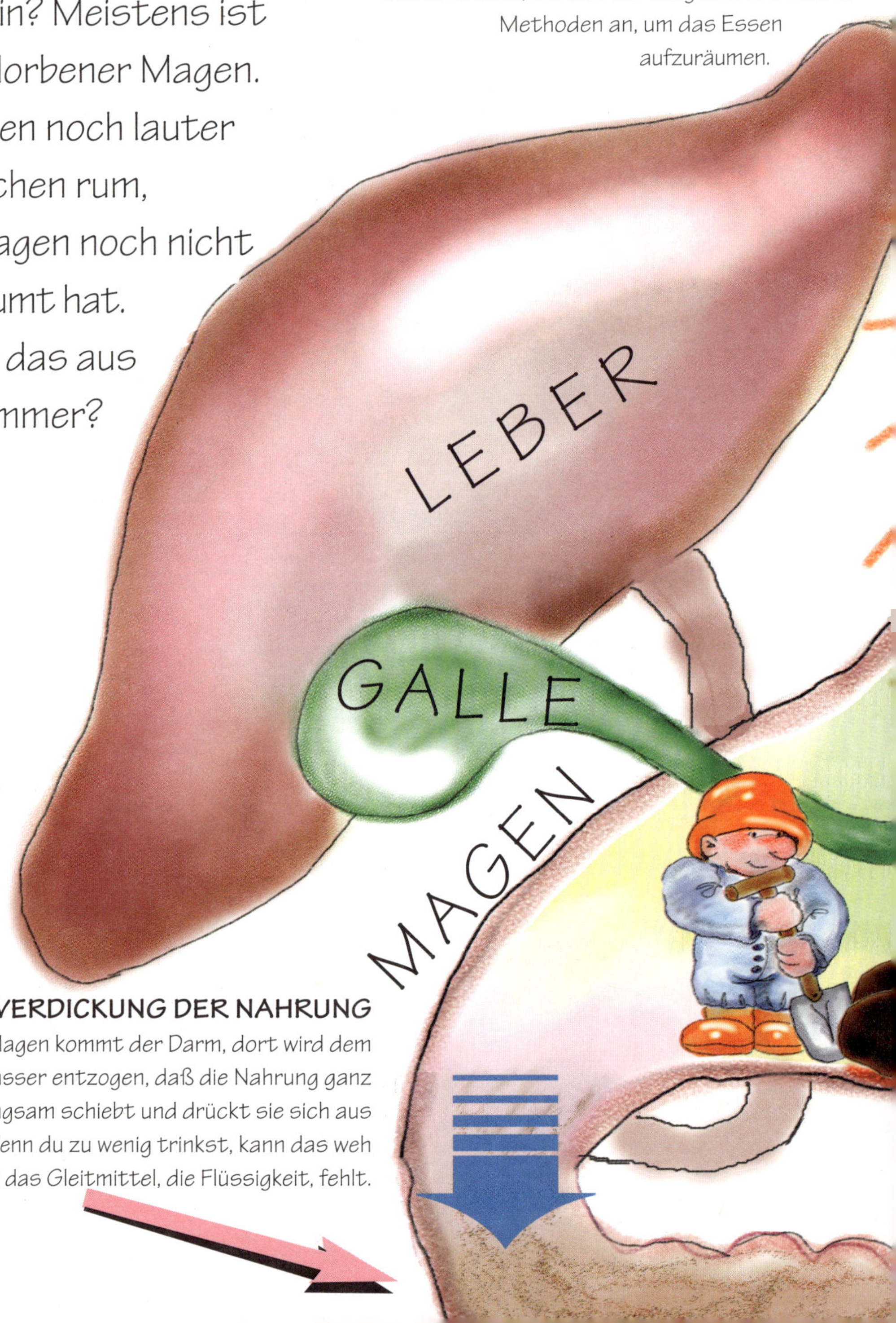

VERDICKUNG DER NAHRUNG

Hinter dem Magen kommt der Darm, dort wird dem Essen so viel Wasser entzogen, daß die Nahrung ganz dick wird. Langsam schiebt und drückt sie sich aus dem Darm. Wenn du zu wenig trinkst, kann das weh tun, denn das Gleitmittel, die Flüssigkeit, fehlt.

TIPS & TRICKS

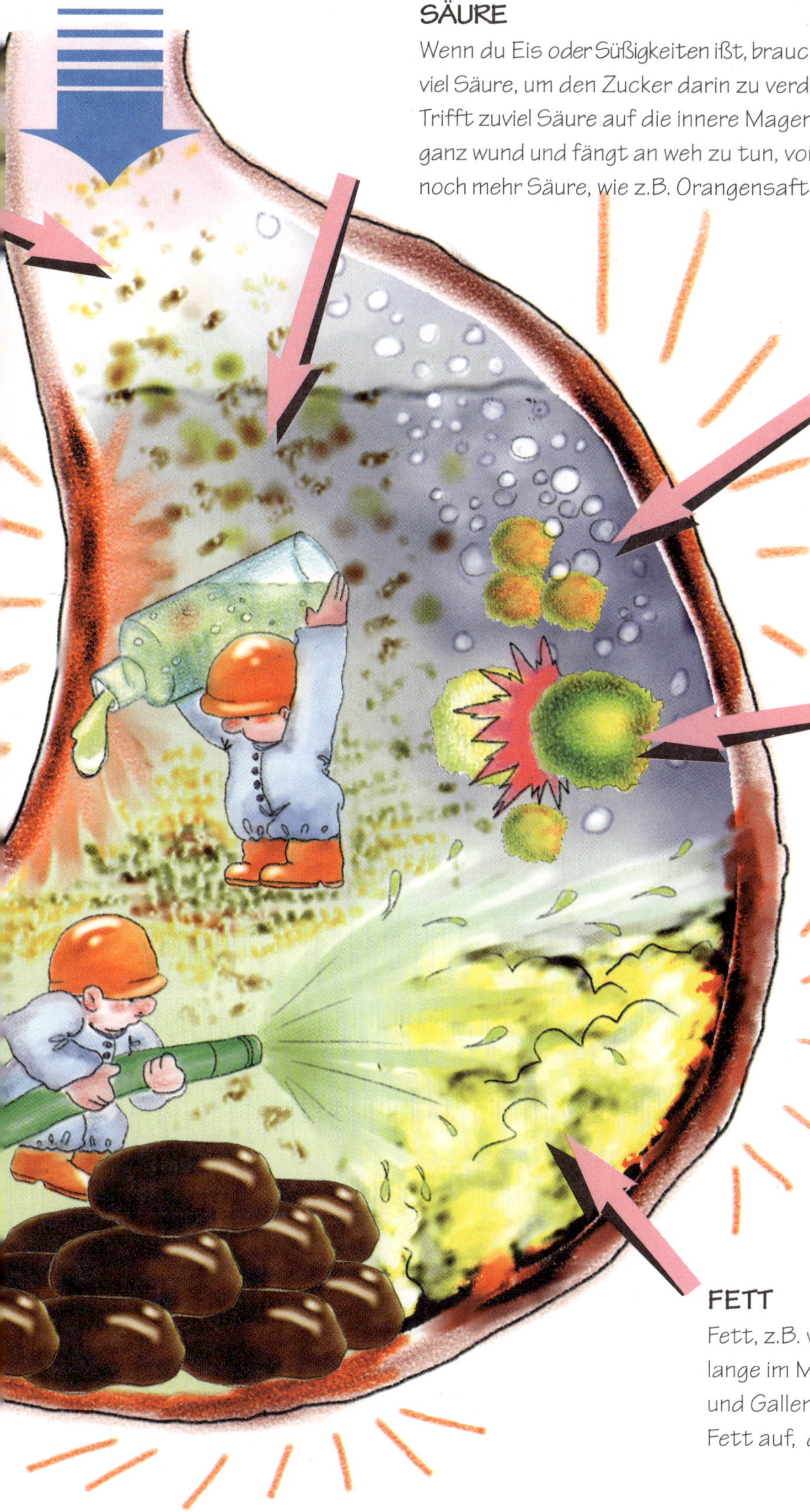

SÄURE

Wenn du Eis oder Süßigkeiten ißt, braucht der Magen besonders viel Säure, um den Zucker darin zu verdauen.
Trifft zuviel Säure auf die innere Magenschleimhaut, wird sie ganz wund und fängt an weh zu tun, vor allem wenn jetzt auch noch mehr Säure, wie z.B. Orangensaft, hinzukommt.

KOHLENSÄURE

Wenn du viele Getränke mit Kohlensäure trinkst, wie z.B. Orangenlimonade oder Mineralwasser, sammeln sich die Gasbläschen zuerst im Magen und kommen dann nach oben. Dann mußt du aufstoßen.

UNVERTRÄGLICHKEIT DER STOFFE

Manche Stoffe vertragen sich nicht. Sie pieksen dann wie winzige Nadeln in die Haut von Magen und Darm, und das tut auch weh.
Das möchte der Körper möglichst schnell loswerden
Alles wird in den Darm gedrückt, und dort ziehen sich die Muskeln des Darmes, die sich sonst nur langsam bewegen, ganz schnell zusammen. Es entstehen Krämpfe, die sehr weh tun.

FETT

Fett, z.B. von Pommes Frites, liegt meistens lange im Magen. Da muß erst einmal die Galle ran und Gallenflüssigkeit produzieren. Die löst das Fett auf, dann erst kann es aufgeräumt werden.

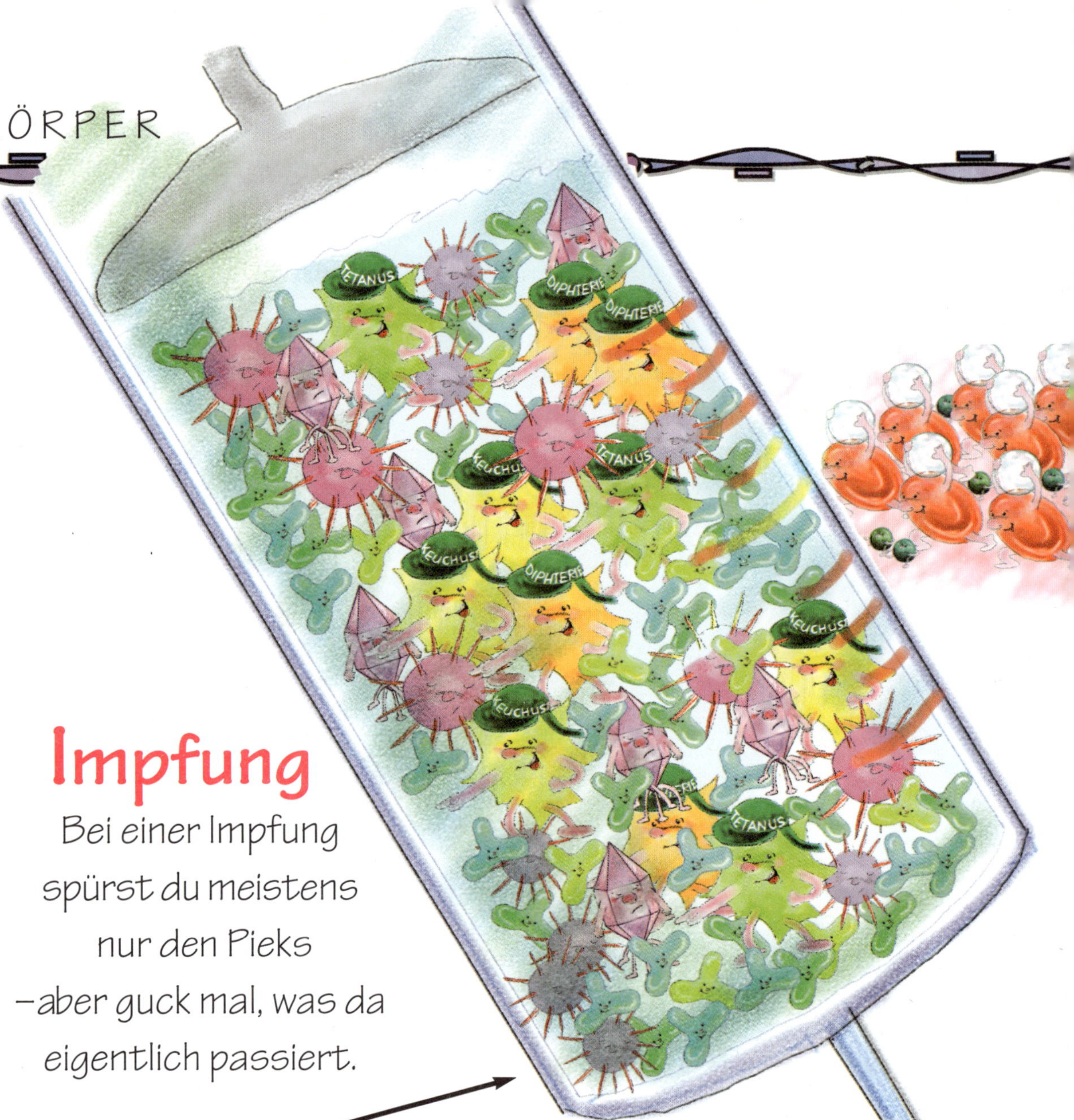

Impfung

Bei einer Impfung spürst du meistens nur den Pieks – aber guck mal, was da eigentlich passiert.

IMPFSTOFF

Impfstoffe bestehen meist aus Viren, die ganz schwach gemacht wurden, die aber deinen Körper trotzdem dazu bringen, Antikörper und Meldezellen zu bilden. Manchmal sind sogar schon Antikörper und Meldezellen im Impfstoff. Dann hat es dein Körper leicht. Die weißen Blutkörperchen können die schwachen Viren ganz einfach fressen.

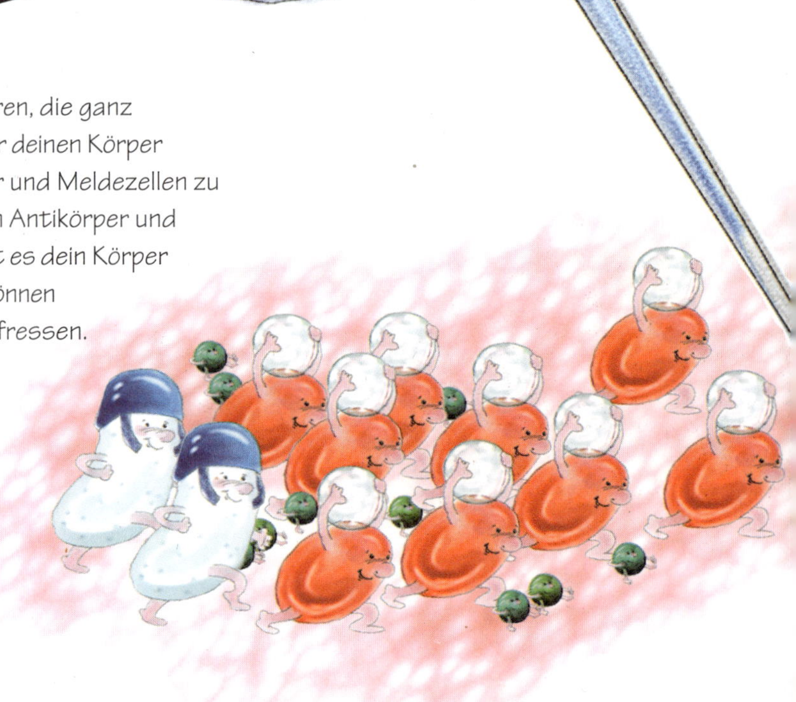

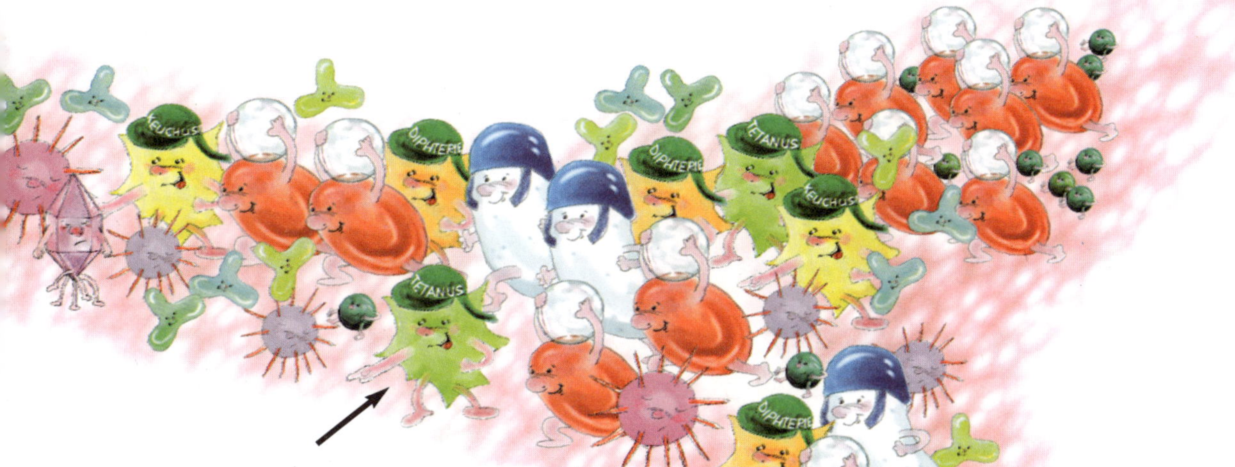

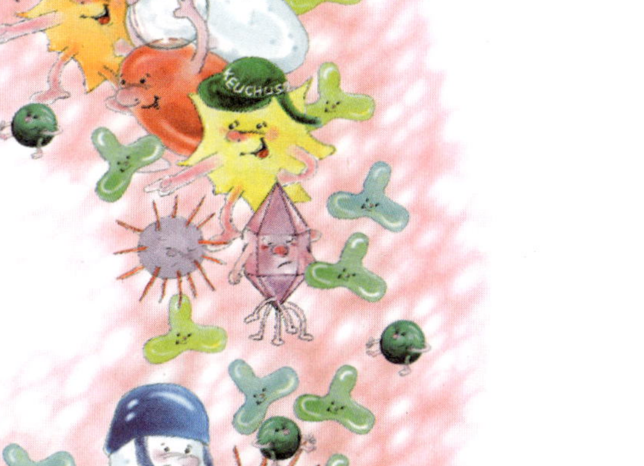

MELDEZELLEN

Diese Zellen aus der Impfspritze landen im Blut in deinem Körper. Sie erkennen bestimmte Viren und Bakterien, z.B. Keuchhustenbakterien. Kommt also eine Keuchhustenbakterie in deinen Körper, melden sie sofort: „Achtung, wir brauchen Antikörper gegen Keuchhusten!" So wirst du erst gar nicht krank.

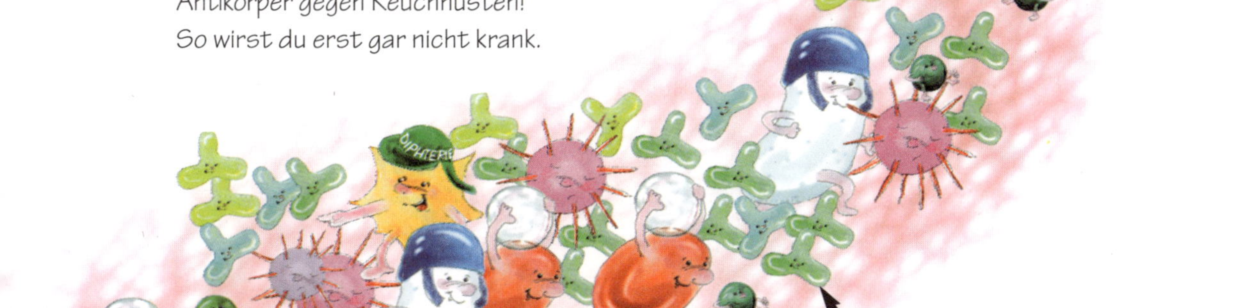

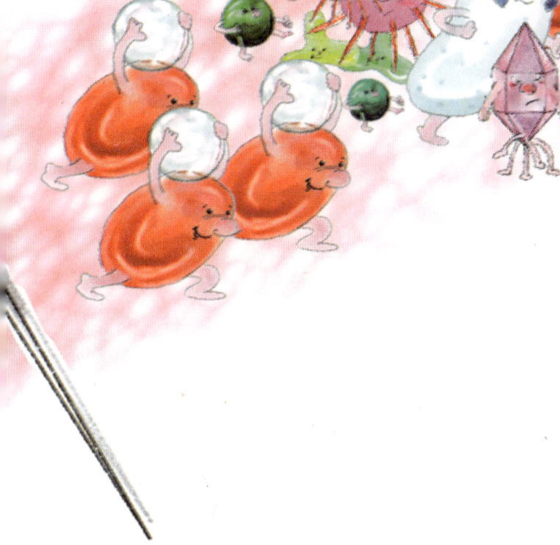

ANTIKÖRPER

Die Antikörper kommen aus der Impfspritze und warten in deinem Körper darauf, ob etwa Viren oder Bakterien hereinkommen. Wenn ja, stürzen sie sich sofort auf sie. Dann kommen die weißen Blutkörperchen und fressen sie einfach auf.

So kommen die Zähne

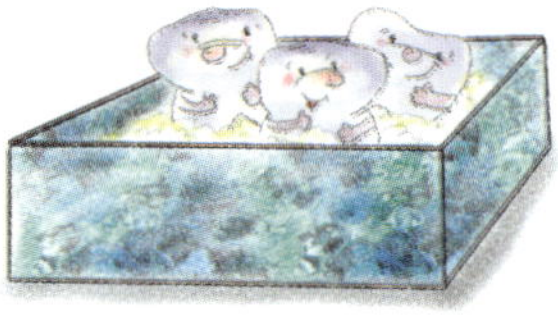

Warum die Milchzähne nicht bleiben und warum man sie trotzdem putzen muß.

Jedes Kind bekommt etwa 20 Milchzähne. Der erste Zahn erscheint mit etwa 5 Monaten und der letzte Milchzahn ist meistens im Alter von zwei Jahren da. Diese Zähne sind sehr weich und müssen trotzdem lange halten. Deshalb muß man sie gut putzen, sonst kannst du nicht mehr kauen oder abbeißen. Mit sechs Jahren etwa beginnen die Milchzähne langsam wieder auszufallen. Dafür kommen die zweiten Zähne. Diese sind härter und müssen ein Leben lang halten. Es gibt nämlich keine dritten Zähne. Deshalb ist es immer wichtig: Nach jeder Mahlzeit Zähne putzen, zwischendurch keine Süßigkeiten, schon gar nicht nach dem letzten Zähneputzen am Abend. Sonst haben Karies und Baktus die ganze Nacht Zeit, an den Zähnen zu sägen.

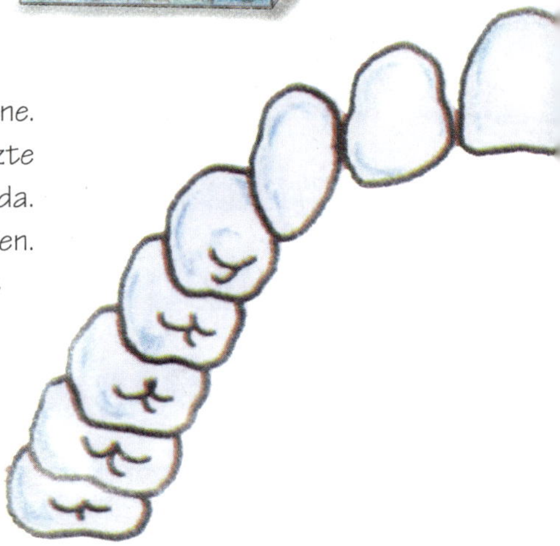

GEBISS
Alle Zähne zusammen nennt man das Gebiß. Insgesamt werden es mal 32.

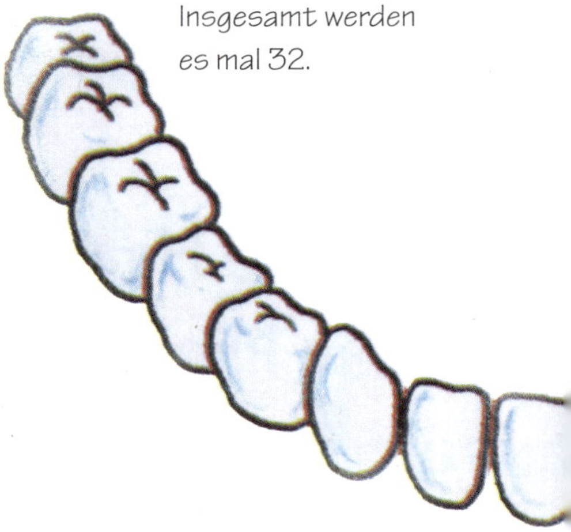

1

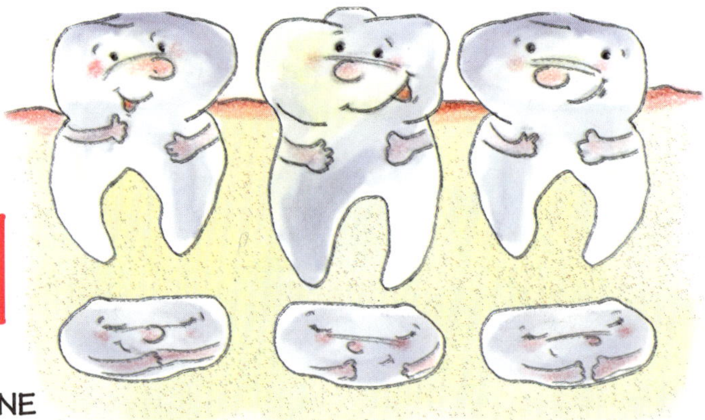

MILCHZÄHNE
Diese Zähne kommen in der Zeit, in der du noch viel Milch trinkst. Wenn du dich gesund ernährst, fühlen sie sich wohl.

2

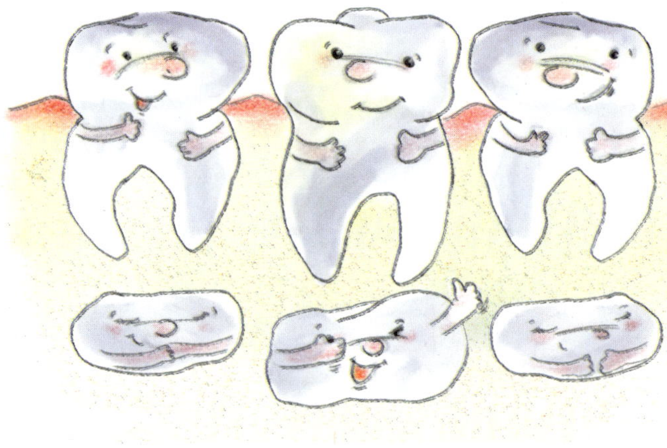

ZWEITE ZÄHNE
Unter den Milchzähnen wachsen langsam die zweiten Zähne.

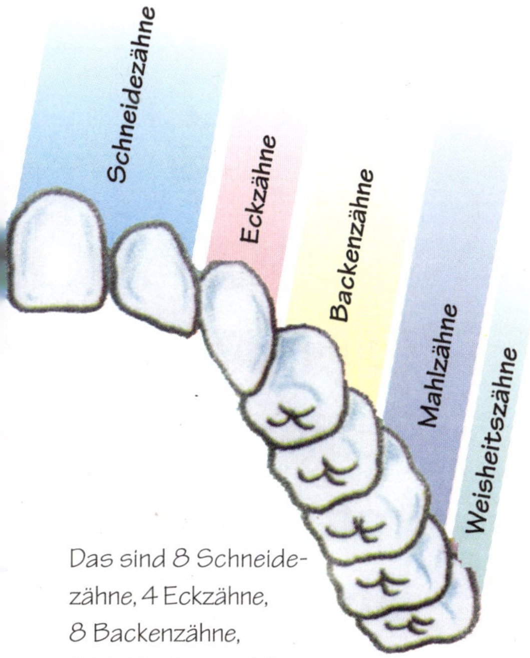

Das sind 8 Schneidezähne, 4 Eckzähne, 8 Backenzähne, 8 Mahlzähne und 4 Weisheitszähne.

5

Hier sitzt er jetzt genau an der Stelle, an der vorher der Milchzahn war. Du siehst auch: noch ein dritter Zahn kommt nicht nach!

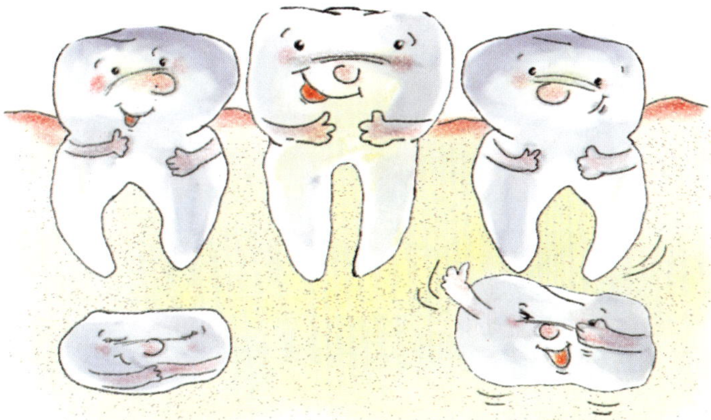

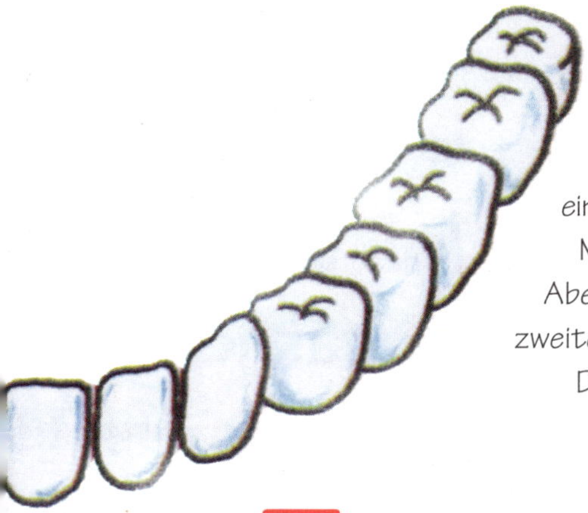

4

Zuerst entsteht eine Lücke, wenn der Milchzahn weg ist. Aber bald kommt der zweite Zahn nach oben. Das tut nicht weh.

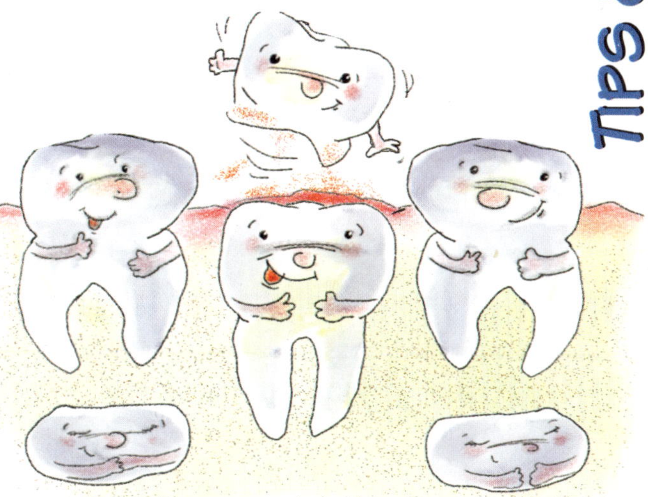

3

ZAHNWECHSEL

Mit 5 oder 6 Jahren sind die zweiten Zähne so stark, daß sie die MIlchzähne nach oben herausschubsen.

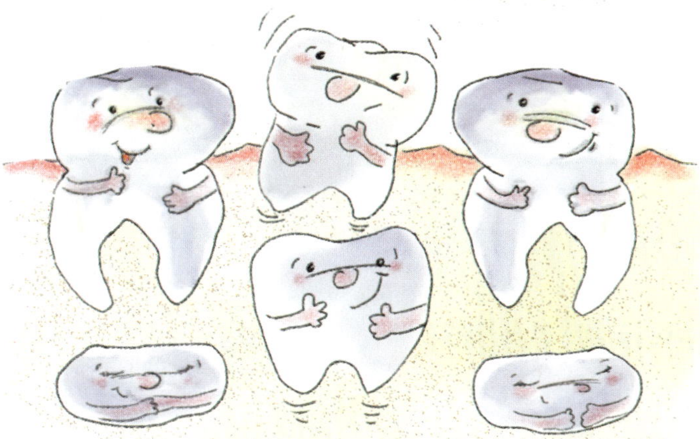

SPIEL & SPASS

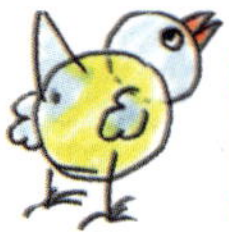

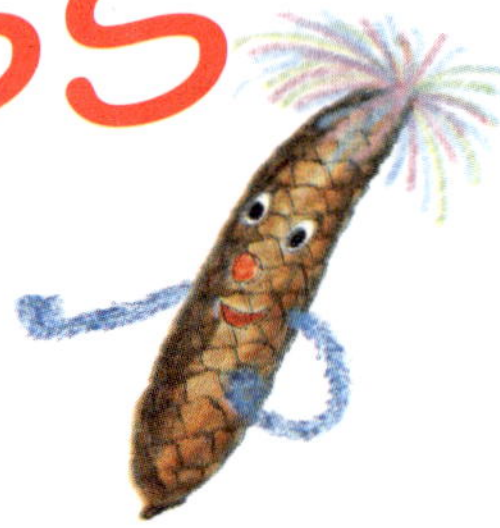

Rund um das Krankenbett

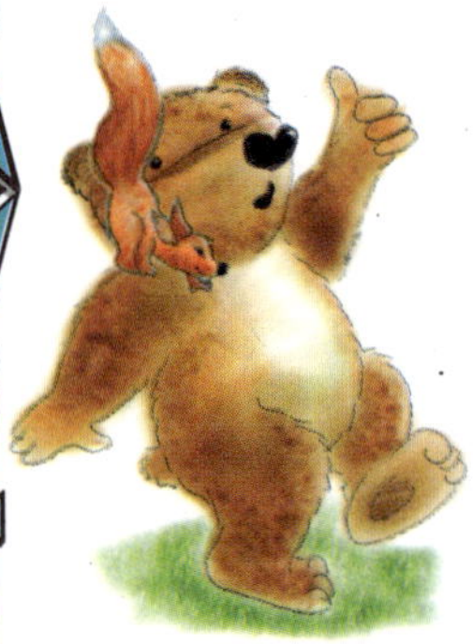

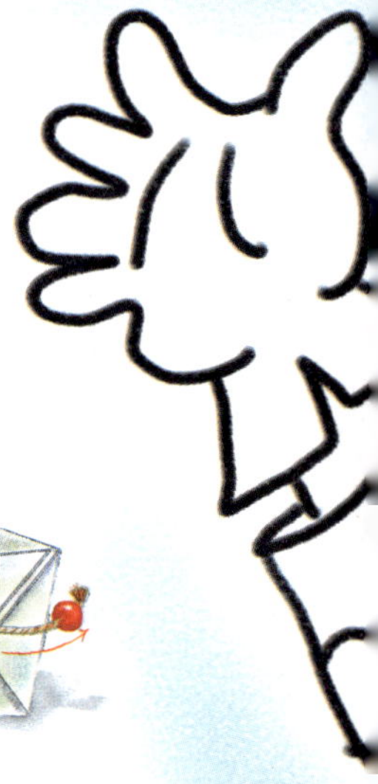

Auf den folgenden Seiten finden Sie ein buntes Programm aus lustigen Spielen für große und kleine Kinder, Geschichten zum Erzählen oder Vorlesen, Phantasiereisen, um den Heilungsprozeß zu unterstützen, Bastelideen gegen die Langeweile und Gebete und gute Wünsche für Ihr krankes Kind, damit es bald wieder gesund wird.

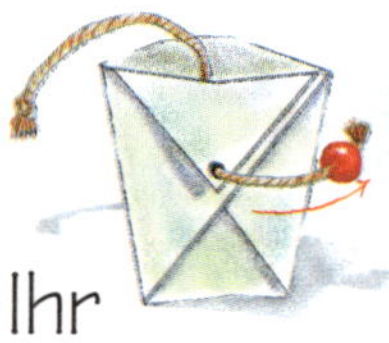

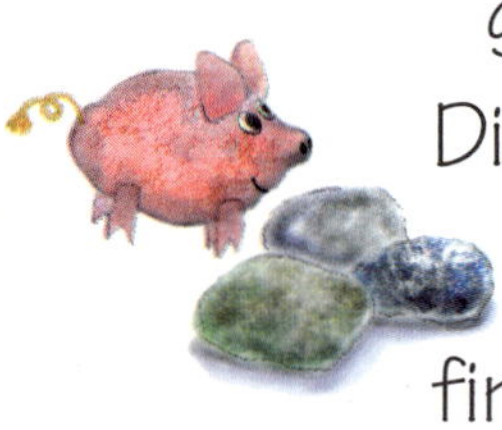

Die Anleitung für die Phantasiereisen finden Sie auf den Seiten 42/43.

LACHEN IST DIE BESTE MEDIZIN

Das ist nicht nur ein altes Sprichwort, es stimmt auch. Lachen fördert bei kranken Kindern die Entspannung, es läßt Schmerzen und Ängste leichter werden und vergehen. Erzählen Sie also ruhig Witze, albern Sie mit Ihrem Kind herum und spielen Sie mit ihm. Oder malen Sie sich eine rote Nase und spielen Sie den Clown, den dummen Augustin oder die flotte Lotte, die zum Beispiel überall verzweifelt in der Wohnung nach der Krankheit sucht und sie nicht finden kann. Die Rolle des Clowns kann übrigens gut auch der Vater übernehmen!!!

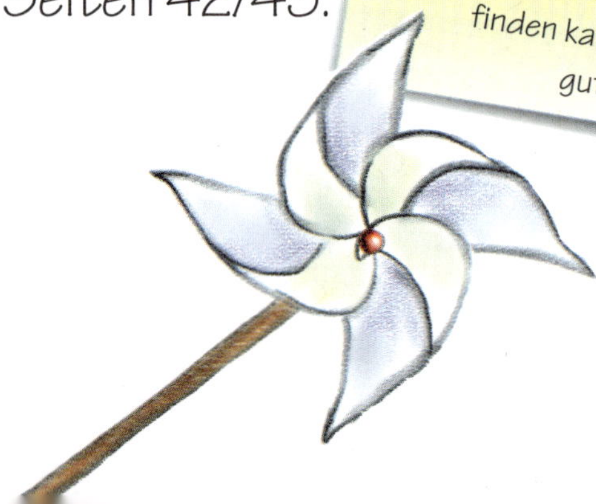

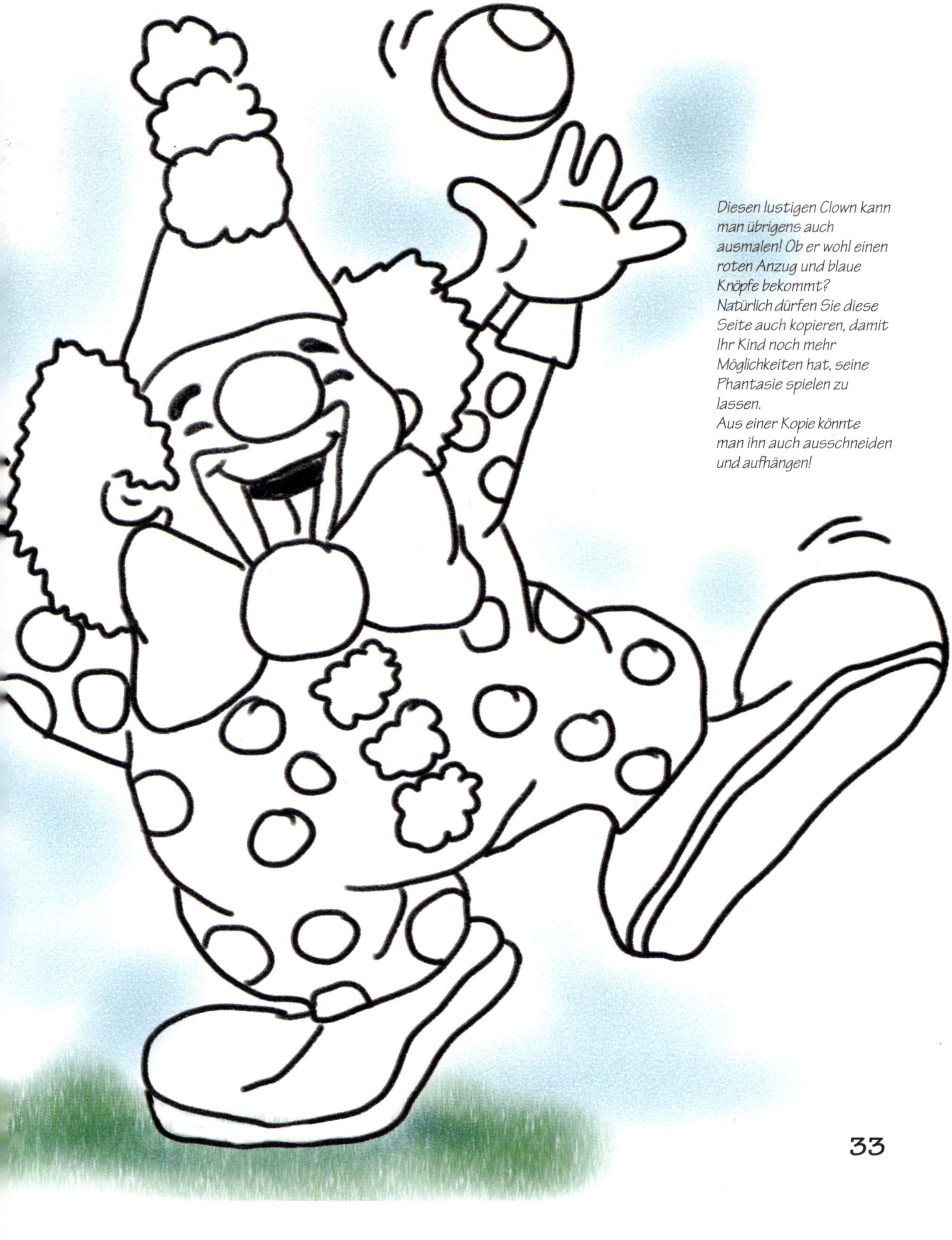

Diesen lustigen Clown kann man übrigens auch ausmalen! Ob er wohl einen roten Anzug und blaue Knöpfe bekommt? Natürlich dürfen Sie diese Seite auch kopieren, damit Ihr Kind noch mehr Möglichkeiten hat, seine Phantasie spielen zu lassen.
Aus einer Kopie könnte man ihn auch ausschneiden und aufhängen!

Spiele für die Allerkleinsten

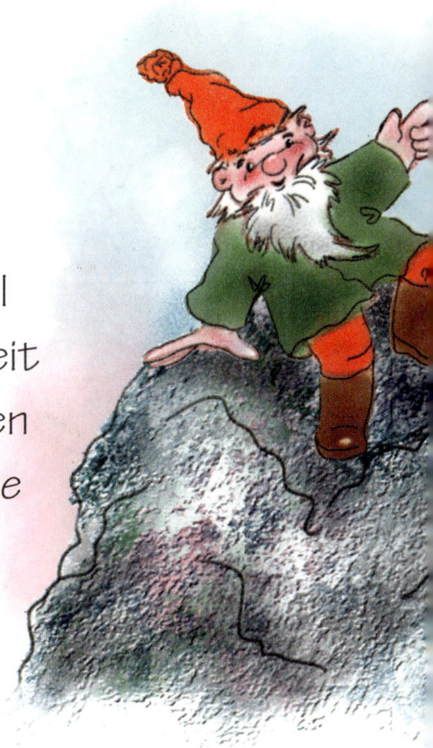

Während sich ältere Kinder schon einmal mit Spielzeug gut selbst von der Krankheit ablenken können, ist es für die ganz Kleinen besonders schwer. Da helfen Fingerspiele zum Vormachen und Mitmachen.

Mit beiden Händen

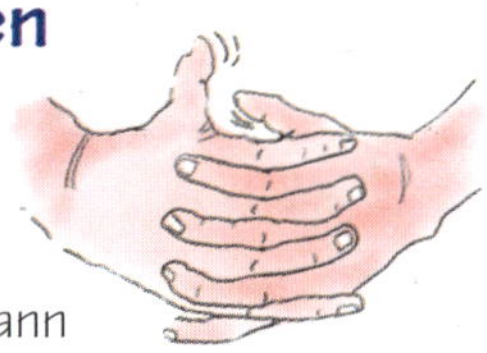

Himpelchen und Pimpelchen,
saßen auf einem Berg,
Pimpelchen war ein Heinzelmann
und Himpelchen ein Zwerg.
Sie blieben lange oben sitzen
und wackelten mit ihren Zipfelmützen.
Doch nach siebenundzwanzig Wochen
sind sie in den Berg gekrochen
Da schlafen sie in guter Ruh,
drum sei ganz still und höre zu!

Anleitung:
Beide Hände werden rund ineinander gefaltet. Die Daumen liegen obenauf und sind die Zwerge, die mit den Köpfen wackeln. Schließlich verschwinden beide in der Höhlung der Hände. Man legt die ganze Handhöhle an das Ohr des Kindes und schnarcht dazu.

Der Kaufladen

„Grüß Gott!" „Grüß Gott!"
„Was wollen Sie?"
„Zucker und Kaffee!"
„Das hab ich nicht,
das hab ich nicht"
„Ade!" „Ade!" – „Ade!"

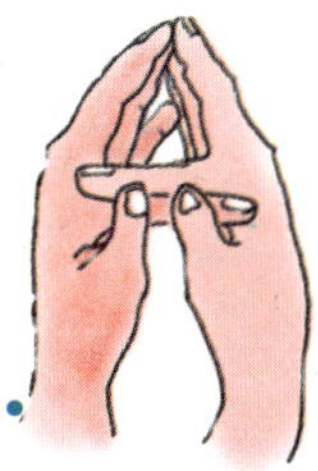

Anleitung:
Mittel- und Ringfinger beider Hände werden an den Fingerspitzen zusammengelegt. Die Zeigefinger liegen waagrecht davor, dicht nebeneinander als Ladentheke, der kleine Finger ist die Verkäuferin und guckt über die Ladentheke, die beiden Daumen sind die Kunden.

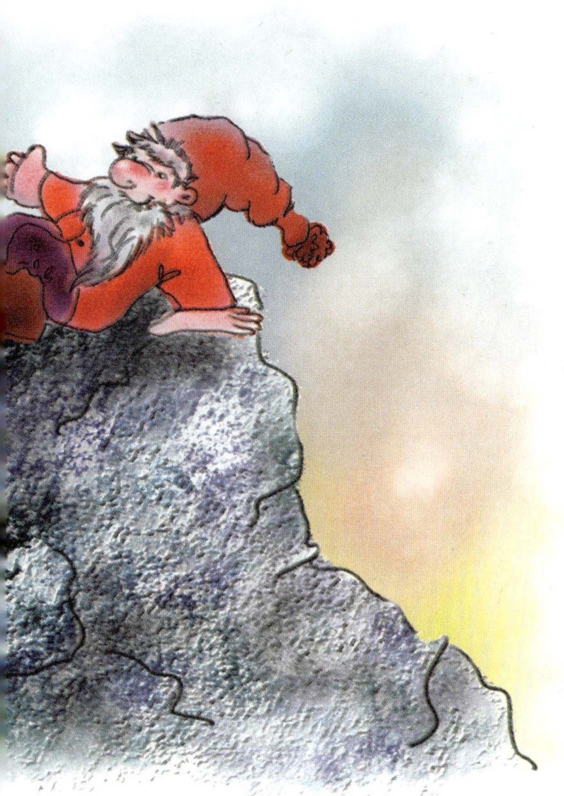

Das Ohrläppchen als Türklingel

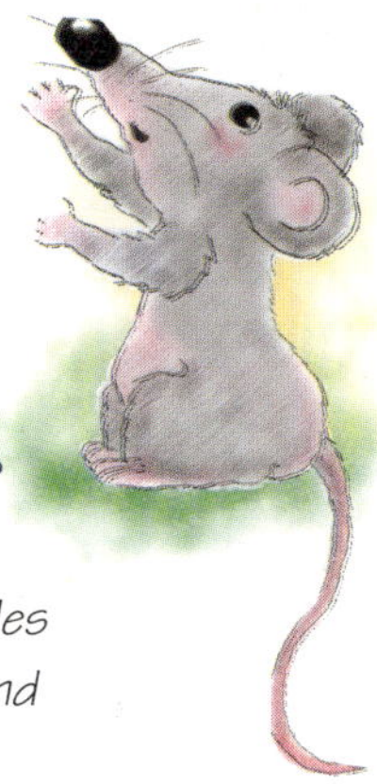

Da kommt die Maus!
Da kommt die Maus!
Klingelingeling!
Ist der Herr zu Haus?

Anleitung:
Mit der Hand den Arm des Kindes hinaufkrabbeln und bei Klingelingeling am Ohrläppchen zupfen.

Die fünf Finger

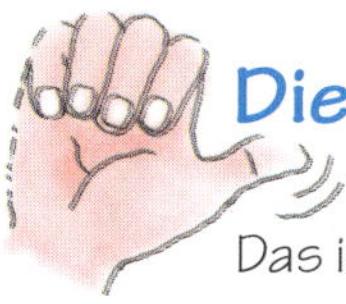

Das ist der Daumen,
der schüttelt die Pflaumen,
der liest sie auf,
der bringt sie nach Haus,
und der Allerkleinste
ißt sie alle alleine auf!

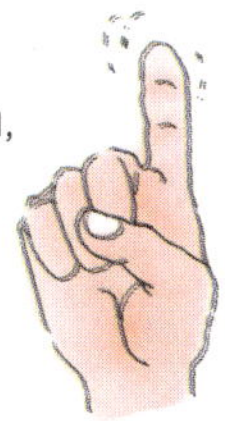

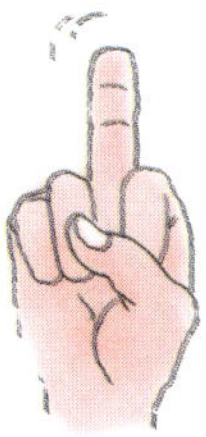

Der ist ins Wasser gefallen,
der hat ihn wieder herausgeholt,
der hat ihn ins Bett gelegt,
der hat ihn zugedeckt,
und der kleine Schelm
hat ihn wieder aufgeweckt!

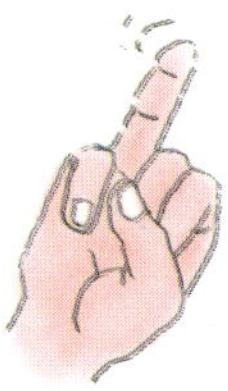

Anleitung:
Bei jeder Zeile einen Finger vorzeigen

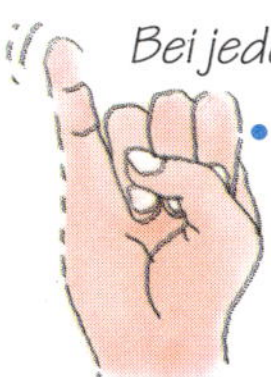

Die Handfläche

Da hast 'nen Taler!
Geh auf den Markt,
Kauf dir 'ne Kuh,
Kälbchen dazu.
Kälbchen hat ein Schwänzchen,
Didel-didel-dänzchen!

Anleitung:
Das Handinnere mit jeder Zeile streicheln, zum Schluß kitzeln.

Zum Schluß

Zippel, zappel, Fingerlein,
wollen gar nicht stille sein,
zappeln hin und zappeln her,
geben keine Ruhe mehr.
Fingerlein, jetzt aber still,
weil ich euch was sagen will:
noch mal hin und noch mal her,
dann gibt's kein Gezappel mehr!

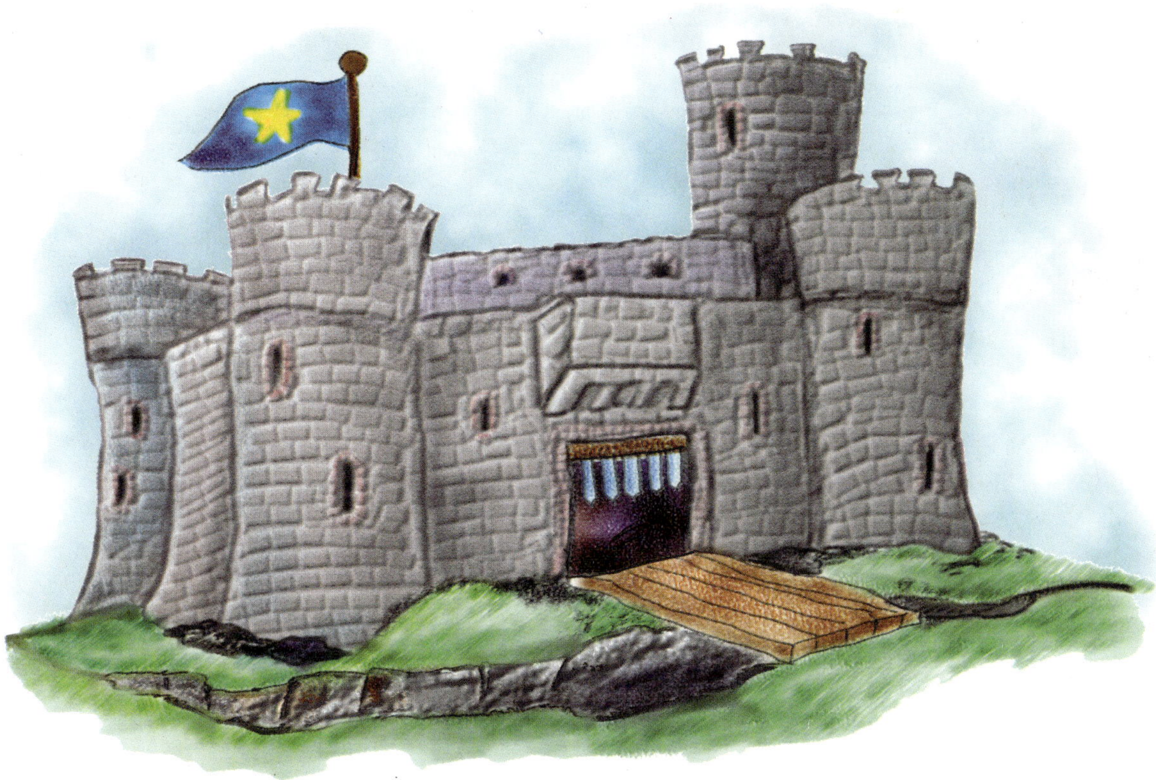

Ritter Schnupfennase

In der Burg war die Aufregung groß. Auch Robert hatte den Tag lange herbeigesehnt. Heute endlich sollte das große Ritterturnier stattfinden. Zwar hatten seine Brüder gesagt, daß er auch dieses Jahr noch nicht teilnehmen dürfte, aber eigentlich fand Robert das nicht fair.
„Du bist noch zu klein", hatten seine Brüder gesagt, „du paßt ja noch nicht einmal in die Rüstung!"
Und ohne Rüstung konnte man nicht mitmachen, das sah Robert schon ein. Aber er konnte doch auch nichts dafür, daß er zwar schon alt genug, aber noch nicht groß genug war.
Jedesmal, wenn er wieder die Rüstung probierte, hoffte er so sehr, endlich hineinzupassen, und jedesmal wieder machten sich seine Brüder einen Spaß daraus zu fragen: „Hej, da ist ein Gespenst! Die Rüstung läuft von alleine! Wo will die denn mit dem kleinen Robert hin?"

Aber für dieses Mal hatte Robert sich etwas einfallen lassen. Dieses Mal würde er nicht wieder zu Hause sitzen bleiben und zusehen, wie die anderen ohne ihn zum Turnierplatz gingen.

Heute aber, als der große Tag endlich gekommen war, hatte Robert auch noch einen dicken Schnupfen. Seine Nase war rot geschwollen, und immer wieder mußte er heftig niesen. Deshalb hatte man ihn auch gleich entdeckt, als er sich klammheimlich im Stall versteckt hatte, um unbemerkt in einem der Wagen mitzufahren, die zum Turnier reisten.
Ohne auf das Bitten und Betteln von Robert zu hören, hatte ihn der Stallmeister wieder in die Burg zurückgebracht. Dort hatte ihm seine Mutter übers Haar gestrichen und gesagt: „Armer Robert, nächstes Jahr bist du bestimmt groß genug, daß du mitgehen kannst. Aber mit dem dicken Schnupfen solltest du sowieso besser zu Hause bleiben. Jetzt geh in die Küche und laß dir einen Keks geben."

Robert sah seine Mutter an und ging. „In die Küche gehen – einen Keks geben", brummelte er vor sich hin. Er war doch schließlich kein Kind mehr, auch wenn seine Mutter das immer noch nicht gemerkt hatte.
Und während sich seine Brüder und sein Vater auf den Weg zum Turnier machten, ging er in den großen Waffensaal hinauf, in dem die Rüstungen standen. Schnell fand er die eine, die für ihn bestimmt war.

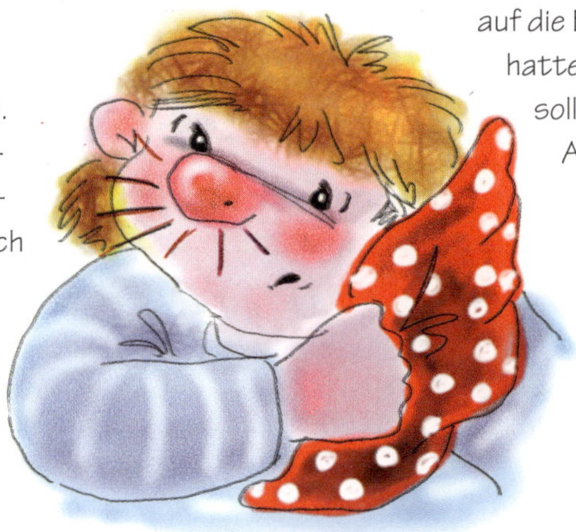

Und wieder einmal stand er davor und blickte sie sehnsüchtig an. Dann kletterte er auf seinen Lieblingsplatz vor dem offenen Burgfenster und sah hinaus. Gerade noch konnte er erkennen, wie sich die großen Turnierpferde von der Burg entfernten.

Gedankenverloren träumte er ein bißchen vor sich hin, da sah er auf einmal etwas, das ihn aufschrecken ließ.
Eine Staubwolke näherte sich mit großer Geschwindigkeit der Burg. Was konnte das sein?
Je näher die Staubwolke kam, desto eher konnte er darin einige Ritter entdecken. Sie trugen die blutroten Fahnen des fürchterlichen Burgherren Virulent, und sie kamen immer schneller und immer näher. Bald war klar, daß sie es auf die Burg abgesehen hatten, in der er lebte. Was sollte er jetzt bloß tun? Ausgerechnet heute waren der Vater und die Brüder und überhaupt alle Ritter der Burg nicht da.

SPIEL & SPASS

Nur er ganz alleine war nicht zum Turnier geritten, sondern zu Hause auf der Burg geblieben. Aber wie sollte ausgerechnet er ganz alleine die Mutter und die Schwestern gegen die bösen Ritter beschützen?

Eines war Robert klar, ohne Rüstung hatte er nicht die geringste Chance gegen die roten Ritter. Entschlossen ging er daher zu seiner Rüstung und kletterte hinein, so schnell er konnte. Auf einmal hörte er seine Schwestern und seine Mutter schreien. Sie liefen durch den großen Saal, in dem Robert sich in seiner Rüstung versteckt hatte, um sich weiter oben im Burgturm einzuschließen. „Ich bin hier, ich werde euch retten", versuchte Robert ihnen nachzurufen, aber weil er dabei flüsterte, hörten sie ihn nicht.

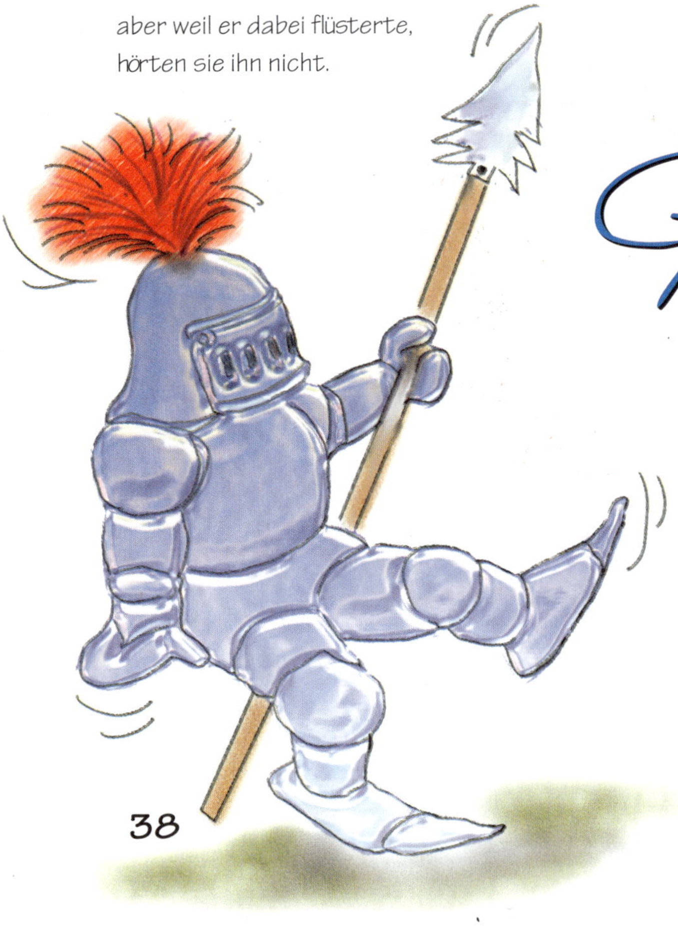

Dann machte sich Robert auf den Weg nach draußen. Immer wieder stolperte er und wäre beinahe über seine eigenen Füße gefallen. Mühsam versuchte er, die Treppe hinunter in den Burghof zu gehen, ohne wie eine Konservenbüchse alle Stufen hinunterzukollern.
Auf einmal tauchte ein Stockwerk tiefer unten in der Halle die Horde der grausamen roten Ritter auf. Sie hatten es also schon bis in die Burg geschafft und waren direkt auf dem Weg zum Burgturm.
Das mußte Robert auf alle Fälle verhindern. Schnell blieb er stehen, lehnte sich mit seiner Rüstung ein bißchen gegen die Wand und machte sich bereit, das große schwere Schwert zu ziehen. Er konnte zwar aus der Rüstung nicht hinaussehen, aber eines stand fest: Er würde sich nicht unterkriegen lassen und sein Schwert gegen alles und jedes schwingen, das an ihm vorbei hinauf in den Burgturm wollte.

Gerade griff er zum Schwert, da spürte er es. Ausgerechnet jetzt fing seine Nase an zu jucken. Ausgerechnet jetzt, wo die roten Ritter immer näher kamen und er doch das Schwert ziehen mußte. Wenn er jetzt niesen würde, würden sie gleich entdecken, daß in der großen Rüstung nur ein erkälteter Junge steckte, und dann würden sie ihn sicher...

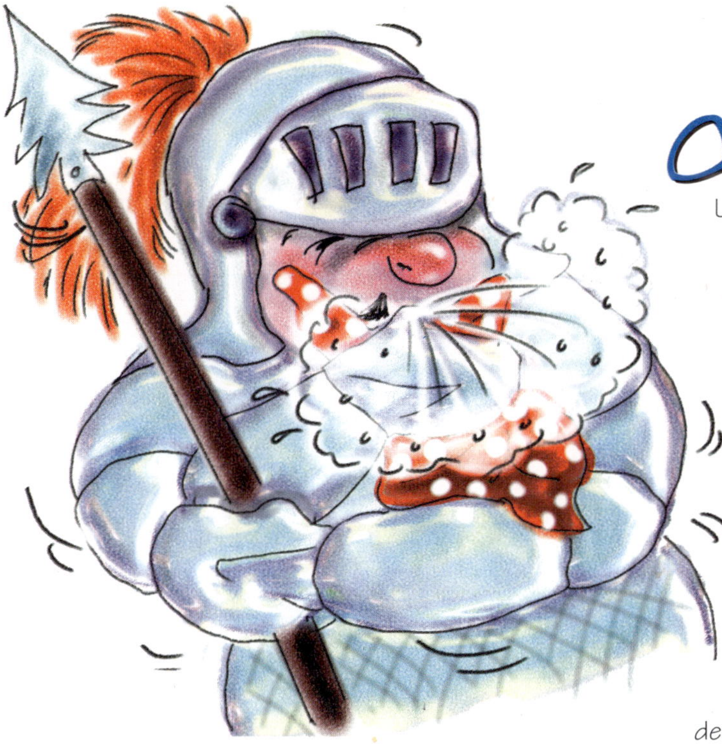

Hatschiii!!!! Hatschiiii!!!! Hatschiiiiii!!!! machte er. Dabei klappte sein Visier wieder einmal herunter, so daß er nicht sehen konnte, was mit den roten Rittern passierte.

Doch die erschraken fürchterlich. Was für ein schreckliches Ungeheuer trieb dort oben sein Unwesen und brüllte eine dreimalige Warnung? Robert konnte nicht ahnen, daß durch die Rüstung das Niesen viel viel lauter und viel viel drohender geklungen hatte. Und als er jetzt auch noch sein Taschentuch zückte und kräftig hineinschnaubte, da war es mit der Fassung der roten Ritter vorbei. In wilder Panik rannten und stolperten sie in den Burghof. Dort warfen sie sich auf ihre Pferde und jagten durch das Tor hinaus.

Lange noch hörten sie das dröhnende Gebell des Ungeheuers, das doch nur ein schrecklicher Hustenanfall von Robert war. Der steckte immer noch in seiner Rüstung an die Wand gelehnt und ahnte gar nicht, was sich da draußen abgespielt hatte. Gerade hatte er sein Schwert aus der Scheide gezogen und klappte sein Visier hoch, um zu sehen, wo die Ritter waren, da war auch schon alles vorbei. „Hoch lebe Ritter Schnupfennase!" riefen alle, die in der Burg geblieben waren. „Er hat uns ganz allein vor den roten Rittern gerettet!" erzählten sie, als sein Vater und die Brüder heimkehrten. Und Robert zu Ehren wurde ein großes Fest gefeiert.

Bei den roten Rittern erzählte man sich allerdings noch Jahre später, daß die Burg, auf der Robert lebte, von einem schrecklichen Zauberwesen beschützt wurde, das unbesiegbar war...

So hatte der kleine Robert als Ritter Schnupfennase die roten Ritter ganz alleine besiegt, und sein Schnupfen war danach – wie durch ein Wunder – auch verschwunden.

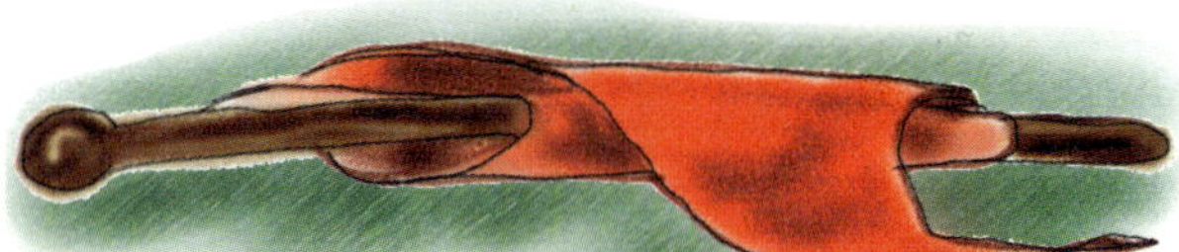

Pinnwand – für einen Gesundheitsbaum, eine Autowerkstatt oder...

An dieser Pinnwand können die Besucher kleine Nachrichten hinterlassen, oder Sie hängen einen Gesundheitsbaum daran auf.

MATERIAL FÜR DIE PINNWAND
großer Karton aus Wellpappe (aus dem Supermarkt), scharfes Messer evtl. etwas Farbe und Pinsel, buntes Tesaband, Reißzwecken, Nagel und Hammer

Die Pinnwand

Mit dem Messer schneiden Sie eine rechteckige Fläche aus dem Karton. Dazu muß man evtl. eine Ecke des Kartons durchschneiden und dann die Faltklappen entfernen.

Der übrigbleibende Karton muß nicht riesig sein, aber DINA4 oder besser DINA3 oder sogar DINA2 sollte er schon haben.

Wenn er sehr bunt bedruckt ist und die Rückseite nicht sehr ansehnlich, kann man den Karton auch noch mit Pinsel und Farbe grundieren.

Dazu eignet sich Plakafarbe, aber auch irgendeine andere, möglichst lösungsmittelfreie Farbe.

Wenn die Farbe getrocknet ist, klebt man den Rand mit dem bunten Tesaband ab (siehe Zeichnung unten).

Jetzt kann man die Pinnwand mit einem Hammer an die Wand nageln. Ein paar Reißzwecken an den Rand stecken – und schon können die Besucher kommen.

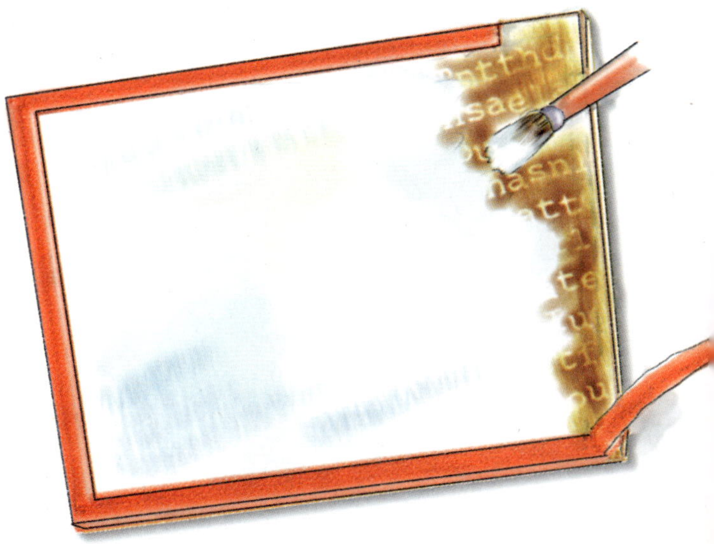

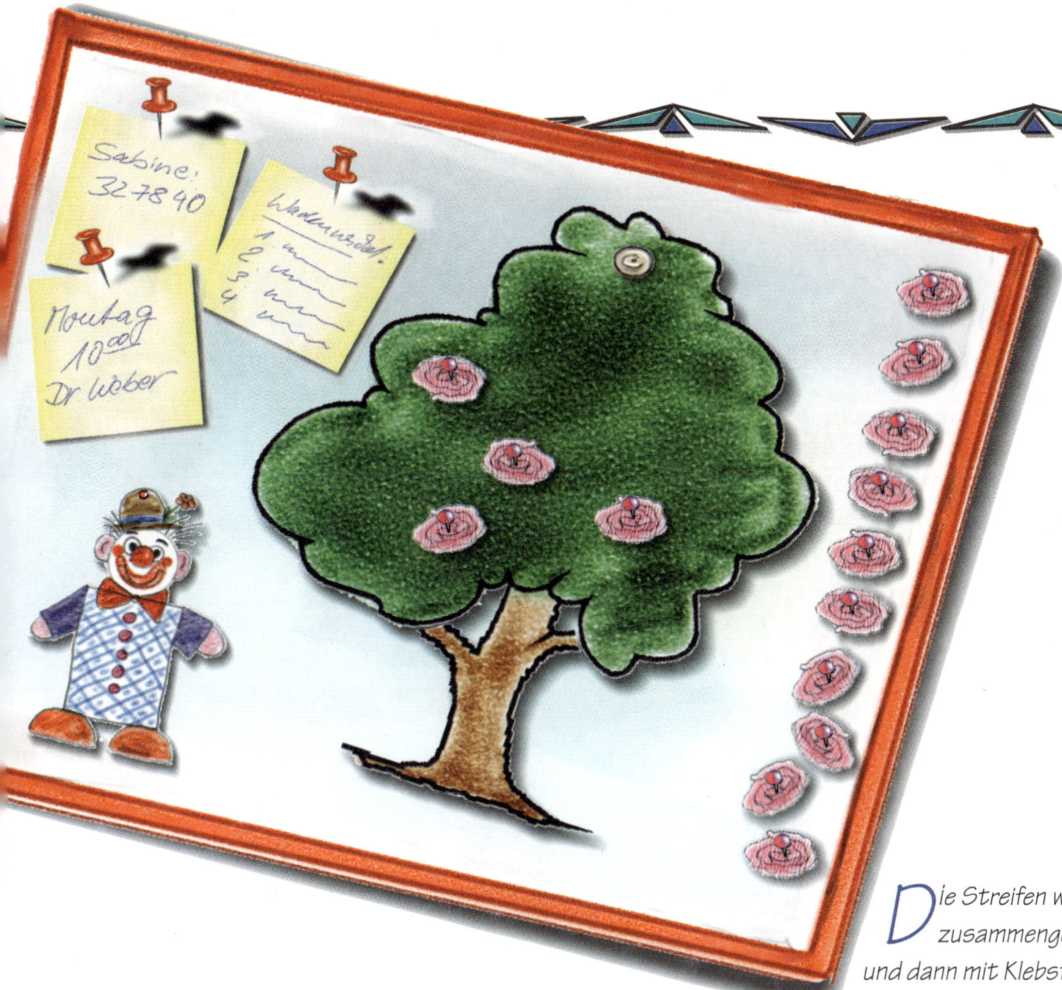

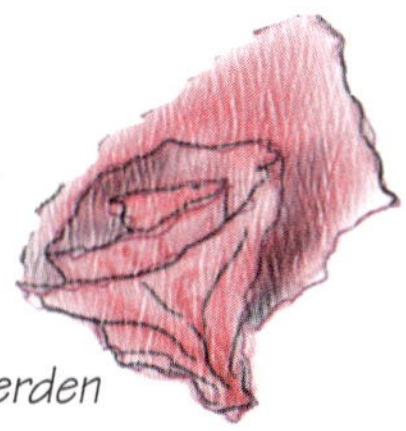

Die Streifen werden zusammengeschoben und dann mit Klebstoff oder einem Stück Tesafilm zusammengehalten.

Der Gesundheitsbaum

Von der Vorlagenseite (S. 198/199) pausen Sie Baumstamm und Krone jeweils auf ein einzelnes Stück Papier und kopieren die Vorlagen mit dem Kopierer auf die gewünschte Größe. Dann schneiden Sie aus dem Tonpapier die beiden Teile (Stamm und Krone) aus und pinnen Sie mit Reißzwecken auf die Pinnwand.

Aus dem rosafarbenen Kreppapier schneiden Sie etwa 10 – 30 Streifen von ca. 10 cm Länge und 3 cm Breite.

MATERIAL FÜR DEN GESUNDHEITS-BAUM

braunes und grünes Tonpapier, rosafarbenes Kreppapier, Klebstoff oder Tesafilm

Diese Blüten kommen an den Rand der Pinnwand und werden als Zeichen des Gesundwerdens für jede Tasse Lindenblütentee oder jeden Krankheitstag an den Baum gehängt.

Wenn der ganze Baum vollhängt, ist das Kind bestimmt gesund.

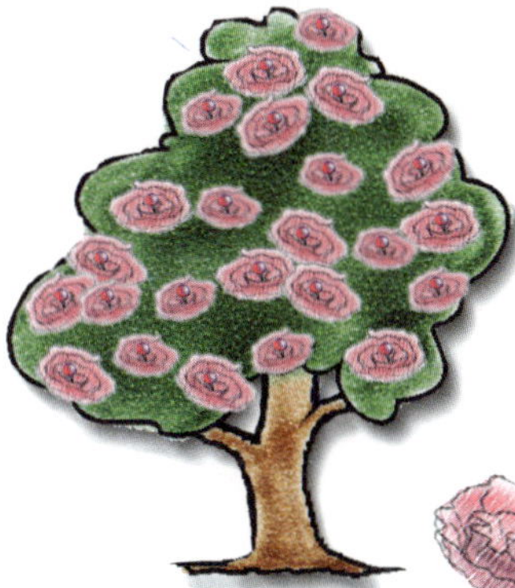

Einführung für alle Phantasiereisen

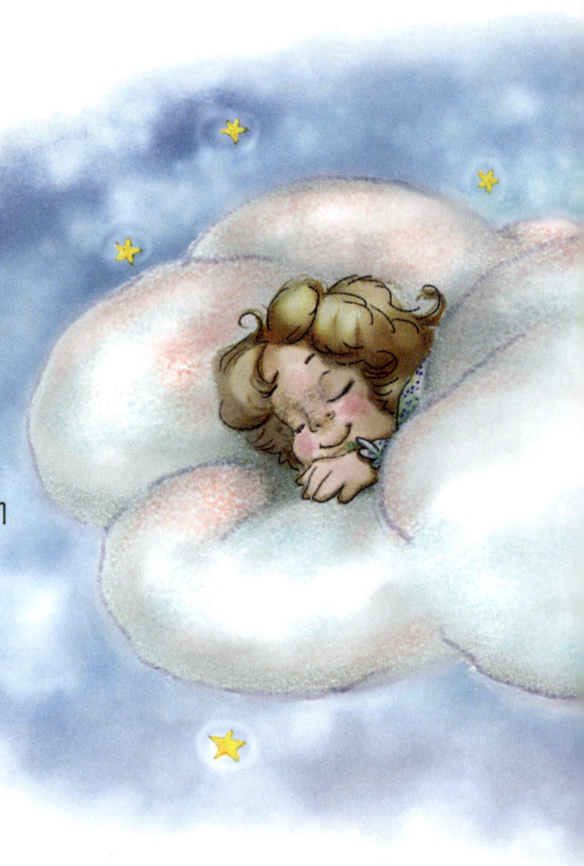

Damit die Phantasiereisen für Sie und Ihr Kind zu einem schönen Erlebnis werden, sollten Sie diese Zeilen vorab lesen.

Liebe Eltern,

eine Phantasiereise ist eine Reise, die Ihr Kind in seiner Phantasie unternimmt, während Sie den Text langsam vorlesen.

Die langen Striche zwischen den einzelnden Textstellen bedeuten, daß Sie dort eine Pause machen sollten. Bitte versuchen Sie, möglichst langsam zu lesen, so daß Ihr Kind das, was Sie sagen, auch wirklich **nachmachen und nachspüren kann.**
Am besten ist es daher, daß Sie jeden Text erst einmal für sich alleine lesen, vielleicht auch **für sich selbst einmal ausprobieren.**

Bei den Reisen wird das Vorstellungsvermögen Ihres Kindes aktiviert, die Phantasie wird angeregt.

Man hat herausgefunden, daß die Aktivierung von **Phantasie und Kreativität eine positive Wirkung auf Körper, Seele und Geist** hat, so daß Sie Ihrem Kind mit einer solchen Reise nicht nur ein schönes Geschenk machen, bei dem es sich sicher wohl fühlen wird, sondern ihm auch helfen, schneller gesund zu werden.

Welche der Phantasiereisen Sie verwenden, können Sie ganz nach Lust und Laune entscheiden. Alle sind **für jede Art von Krankheit** verwendbar und werden immer dazu beitragen, daß es Ihrem Kind besser geht.
Unter den Geschichten gibt es solche, die vom Fliegen handeln, eine andere ist eine Reise ins Wasser. Wählen Sie keine

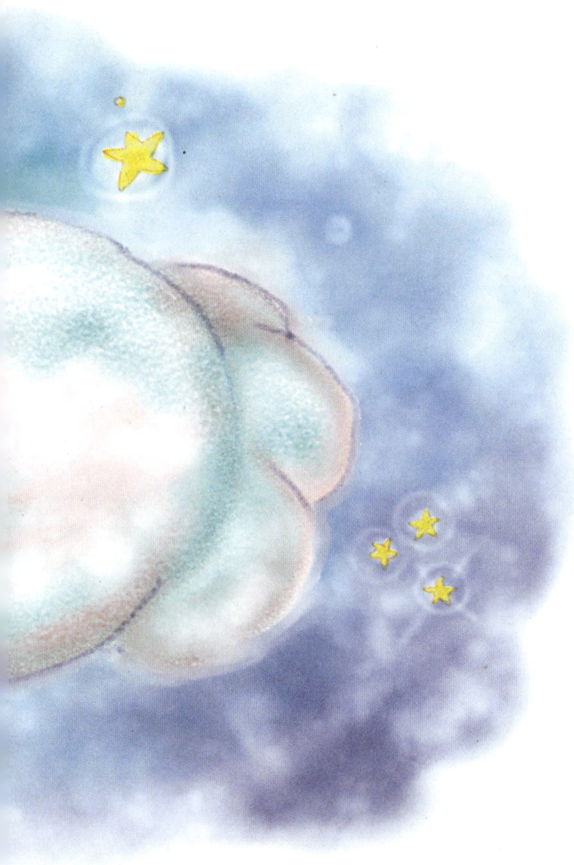

Geschichte aus, in der etwas vorkommt, von dem Sie wissen, daß Ihr Kind Angst davor hat. Wenn Ihr Kind zum Beispiel noch Angst vor dem Wasser hat, dann verwenden Sie eben die Phantasiereise ins Wasser nicht, sondern lieber eine andere.

Vielleicht beachten Sie auch, daß Sie nie mehr als **eine Reise pro Tag** machen sollten. Dies ganz einfach deshalb, damit sich Ihr Kind besser darauf konzentrieren kann und dem auch nachgehen und nachspüren kann, was da passiert.

Vor jeder Phantasiereise sorgen Sie dafür, daß Sie in der Zeit, die die Reise dauert (etwa 30 – 45 Min.) nicht gestört werden und **sorgen Sie für Ruhe**. Schalten Sie den Anrufbeantworter ein oder gehen Sie einfach nicht ans Telefon.
Sorgen Sie dafür, daß Sie mit Ihrem Kind wirklich ungestört sind.
Lassen Sie es sich dann so hinlegen, wie es ihm bequem ist: auf das Bett, auf ein Sofa oder auf den Boden **unter eine weiche, warme Decke gekuschelt**.
Machen auch Sie es sich bequem, so daß Sie die ganze Zeit gut und bequem sitzen können. Und dann beginnen Sie mit dem Vorlesen einer dieser Geschichten.
Wundern Sie sich nicht, wenn Ihr Kind während oder nach der Reise sehr verträumt oder auch vielleicht ein bißchen abwesend wirkt oder sogar einschläft.
Das liegt am **sehr tiefen Entspannungszustand**, den Sie durch das Vorlesen der Texte erreichen und zeigt nur, daß sich Ihr Kind schon sehr gut darauf einlassen kann. Sie dürfen, müssen aber Ihr Kind nicht aufwecken, es wird nach kurzer Zeit ganz von alleine wieder wach werden.

Für 2–3jährige Kinder sind die Phantasiereisen weniger gut geeignet, weil sie sich noch nicht so lange konzentrieren können.

Nun viel Spaß auf den Reisen!

ÜBRIGENS
können Sie die Reisen natürlich auch wiederholen!

Eine Phantasiereise gegen das Fieber

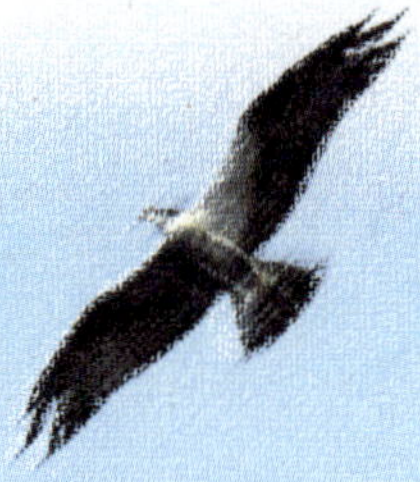

Bei dieser Reise dreht sich alles darum, daß sich der Körper möglichst kühl und leicht anfühlt. Sie können sie zusätzlich zu fiebersenkenden Maßnahmen mit Ihrem Kind unternehmen oder abends zum Einschlafen und zwischendurch.

Leg dich ganz bequem hin, so wie du dich am wohlsten fühlst, auf den Bauch oder auf den Rücken, vielleicht auch auf die Seite — kuschel deinen Kopf auf ein Kissen, wenn du magst, und deinen Körper in eine Decke — deck dich gut zu und genieße einfach den kleinen Ausflug, den wir jetzt zusammen machen werden.
Wenn du magst, mach die Augen zu, dann kannst du dich besser auf meine Stimme konzentrieren — und achte bitte einmal auf deinen Atem.

ACHTUNG:
Diese Geschichte sollten Sie Ihrem Kind nur erzählen, wenn es keine Angst vor dem Fliegen hat.

Bei jedem Einatmen weitet sich deine Nase ein bißchen und fühlt sich kühl an, und bei jedem Ausatmen entspannt sie sich wieder und wird ganz warm. Spür mal, wohin der Atem geht — wenn er durch deine Nase hereinkommt, geht er weiter bis zum Bauch, und fließt dann einfach wieder heraus.
Hör ihm einfach einmal zu, deinem Atem, und beobachte, was passiert. Das Atmen geht ganz von alleine — du kannst spüren, wie du einatmest und ausatmest — vielleicht fällt dir auch die kleine Pause auf — zwischen dem Einatmen — und dem Ausatmen und dem Einatmen — und dem Ausatmen.
Während du so deinen Atem beobachtest, kannst du fühlen, wie der Untergrund, das Bett oder das Sofa, auf dem du gerade liegst, dich trägt —

wie du gar nichts tun mußt, um deinen Körper zu halten — wie dein Körper getragen wird und du ganz leicht bist und einfach dort liegen und meiner Stimme folgen kannst — ganz leicht ist das. — Genauso leicht kannst du dir jetzt einmal vorstellen, wie es wäre, ein Adler zu sein.
Groß und stark sitzt du hoch oben irgendwo im Gebirge auf einem Felsen — um dich herum kannst du weit in die Ferne sehen — dort gibt es Berge, die in der kühlen frischen Luft ein wenig bläulich schimmern. —
Kühle und frische Luft atmest du ein und jedesmal, wenn du einatmest, spürst du, wie dein Kopf immer leichter und weiter wird — wie deine Brust immer weiter und breiter wird —bei jedem Einatmen noch ein bißchen weiter und breiter und kühler und leichter.—
Bis in deinen Bauch kannst du die frische kühle Luft spüren — auch er wird immer leichter und weiter—und breiter und kühler — sogar deine Beine können die kühle Luft spüren. —
Jetzt kommt auch noch ein Wind auf. Zuerst spürst du ihn nur ganz leicht an deinem Körper, —an deiner Haut, wie er sanft und kühl darüber streicht, so als würde jemand darüberblasen. — Dann wird der Wind immer stärker. Ganz leicht fühlst du dich. Du glaubst, du könntest einfach hineinspringen in den Wind, und er würde dich tragen. —
Und schließlich machst du das auch. — Du breitest deine Flügel ganz weit aus und läßt dich einfach hineinfallen in den Wind. — Überall an deiner Haut, unter deinen Flügeln, an deinem Körper spürst du die kühle frische Luft. Angenehm ist das, ganz leicht und einfach. —
Nach einer Weile siehst du unter dir ein grünes Tal mit einer Blumenwiese und einem funkelnden blauen See und kleinen, glitzernden Bächen. —
Dort möchtest du landen.
Langsam gleitest du — vom kühlen Wind getragen immer weiter, und schließlich tauchst du mit den Füßen in einen glitzernden, sprudelnden Bach. Das Wasser ist kühl. — Es kühlt deine Füße und deine Waden. Ins Gesicht bläst dir immer noch der kühle, frische Wind aus den Bergen. — Auch durch alle deine Federn fährt dieser kühle, frische Wind. — Dann fliegst du wieder hinauf, zu dem Felsen, von dem du losgeflogen bist. Du breitest deine Flügel aus und läßt dich von dem frischen Wind immer weiter emportragen, bis du sicher wieder landen kannst auf deinem Felsen. — Dann kannst du noch ein bißchen von der Ferne träumen und vom Fliegen durch die Lüfte — oder wieder die Augen aufmachen und zurückkommen, hier zu mir in das Zimmer.

Massagen für kranke Mäuslein

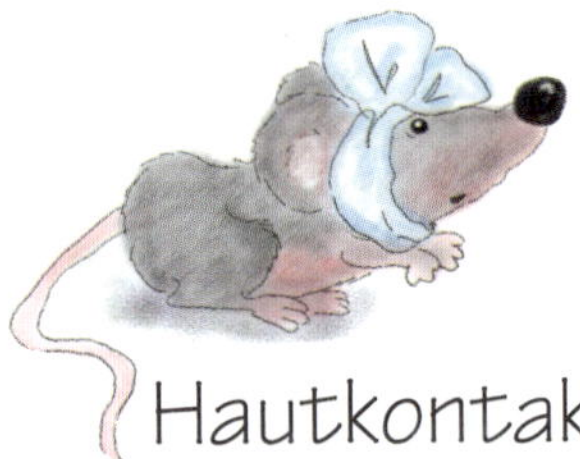

Hautkontakt und Kuscheln sind wichtig, vor allem, wenn Kinder krank sind. Aber was kann man noch tun, außer sie zu streicheln und zu trösten?

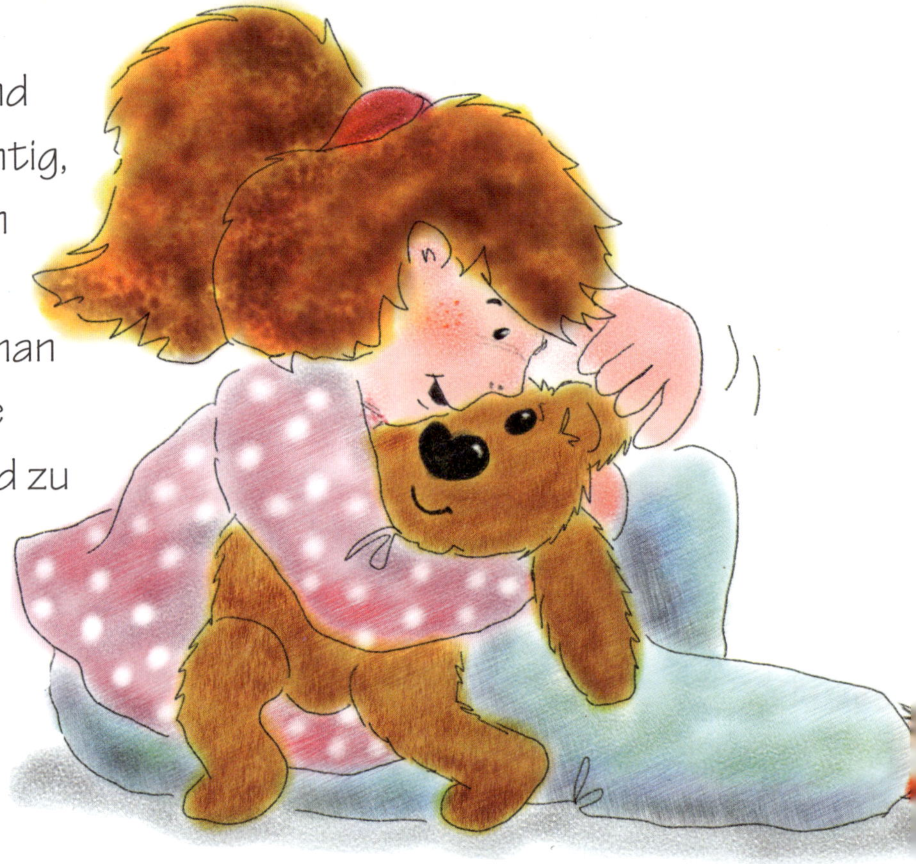

ZUTATEN FÜR DIE MASSAGEN

Zum Massieren bei Krankheiten ohne Ausschlag eignet sich besonders gut Mandelöl oder ein anderes Massageöl ohne Farb- und Parfümstoffe.

Diese Massagen tun Ihrem Kind dann besonders gut, wenn es im Bett liegen muß, aber es wird sich sicher auch darüber freuen, wenn es gesund ist.

Vor allem, wenn Kinder schon lange liegen müssen oder hohes Fieber haben, haben sie einen schmerzenden Rücken, schwere Beine oder Arme.

Oder sie verspannen sich, weil sie Angst haben, weil der Ausschlag juckt oder sie immer wieder husten müssen.

Massagen tun in allen diesen Fällen gut.

TIP
Wichtig beim Massieren:
Es soll gut
und keineswegs weh tun!
Folgen Sie dem,
was Ihr Kind sagt.
Sanfter Druck ist besser
als starker Druck.

TIP
Besonders gut ist es, wenn
Sie das Öl vor der Massage
etwas anwärmen. Dazu
können Sie die Flasche einige
Zeit in einen Becher mit
heißem Wasser stellen.

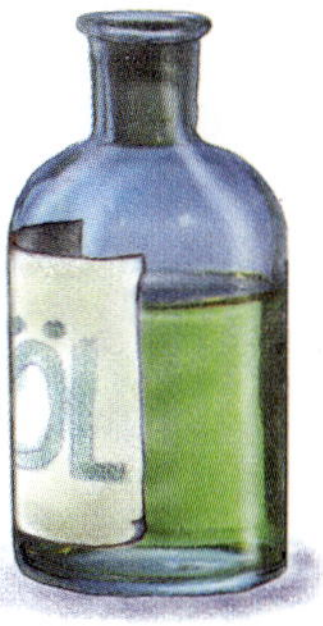

Rücken

Am besten legt sich das Kind zuerst auf den Bauch. Machen Sie den Rücken so weit es geht frei und geben Sie eine kleine Menge angewärmtes Öl auf Ihre Hand.

Verreiben Sie das Öl ein wenig zwischen Ihren Handflächen und streichen Sie dann sanft von der Stelle zwischen den Schulterblättern unterhalb des Nackens nach außen.

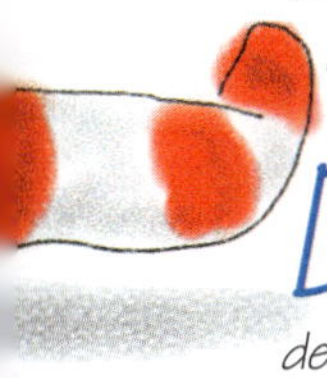

Danach streichen Sie von der gleichen Stelle aus neben der Wirbelsäule den Rücken entlang.

Schließlich können Sie auch noch an den beiden Körperseiten mit den Händen nach unten fahren. Nehmen Sie dazu die ganze Hand und machen Sie es nicht zu langsam, dann wird es auch nicht kitzeln.

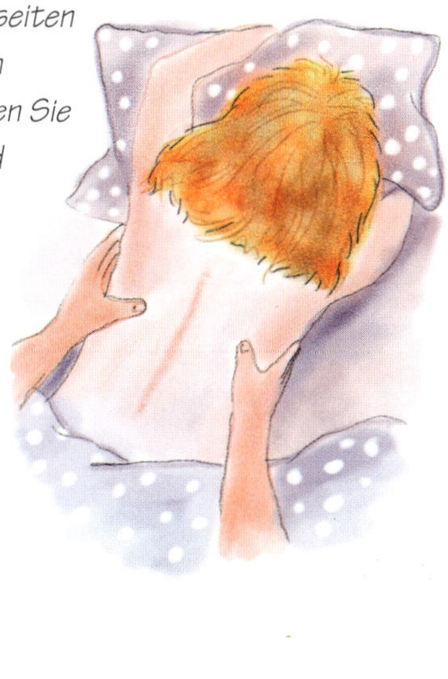

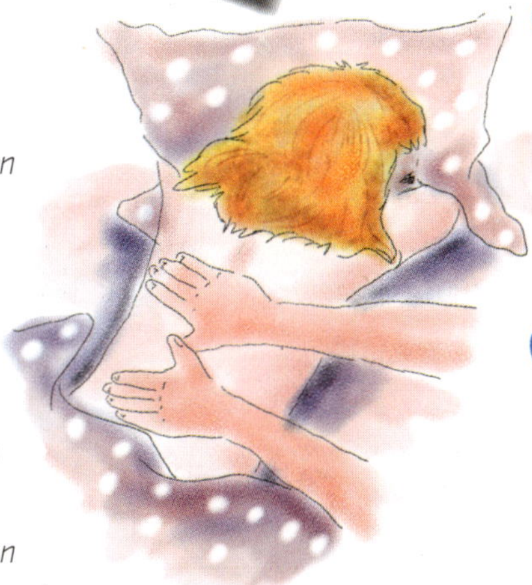

Nun können Sie die Hände nebeneinander auf eine Seite der Wirbelsäule legen und beim seitlichen Herunterfahren mit den Daumen den Muskelstrang von der Wirbelsäule wegdrücken. Auf der anderen Seite wiederholen.

Danach die Hände wieder nebeneinander an die Seite unter die Achsel legen und die Haut ein wenig zur Wirbelsäule hin ziehen. Auf der anderen Seite wiederholen.

(Fortsetzung nächste Seite)

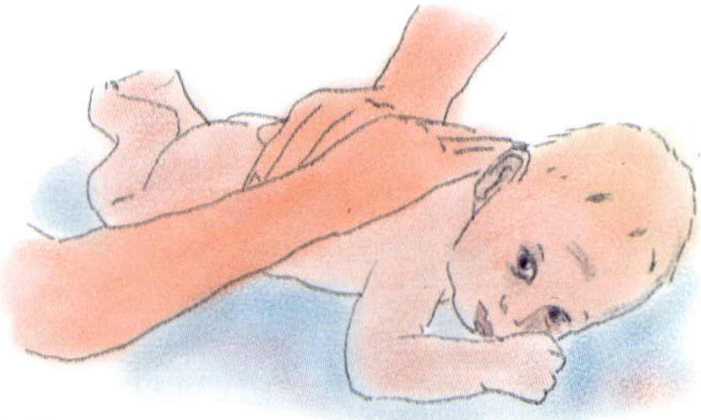

Zum Abschluß streichen Sie noch mehrmals wieder von oben den Rücken hinunter. Folgen Sie dabei ruhig Ihrem Gefühl und probieren Sie aus, was Ihrem Kind guttut.

Beachten Sie dabei:
Immer von oben (Kopf) nach unten (Beine) massieren, nie andersherum.

Decken Sie das Kind wieder zu, damit es nicht auskühlt.

TIP

Franzbranntwein wirkt kühlend. Unverdünnt sollten Sie ihn aber nur bei älteren Kindern verwenden. Für jüngere KInder verdünnen Sie ihn mit etwas Wasser.

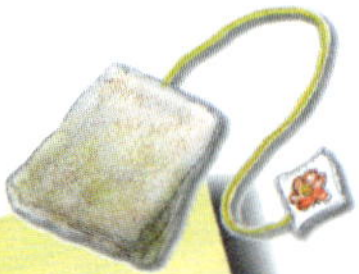

TIP

Bei Ausschlägen können Sie auch einfach mit Kamillentee oder ohne alles die Haut ein wenig massie- ren. Verwenden Sie aber gerade bei „blühenden" Ausschlägen kein Öl und keine alkoholhaltige Flüssigkeit.

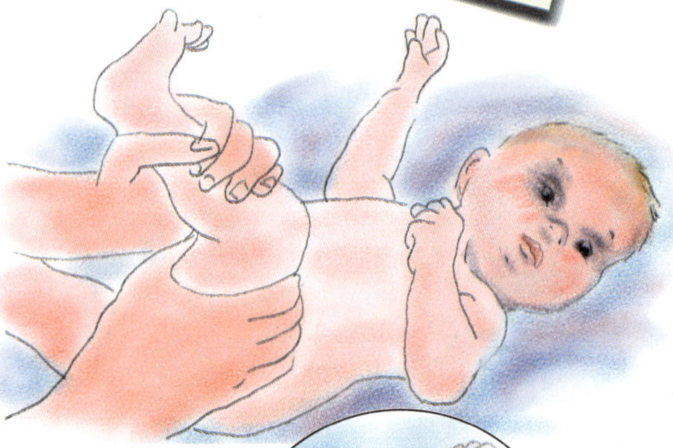

Arme und Beine

Jetzt sind Arme und Beine dran. Nehmen Sie jeden Arm in Ihre Hände und „wringen" Sie ihn oder streichen Sie einfach die Haut nach unten aus. Genauso machen Sie es mit den Beinen.

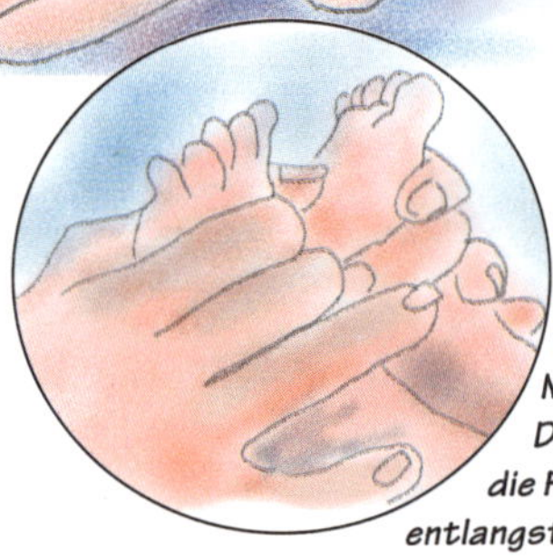

Mit dem Daumen die Fußsohle entlangstreifen.

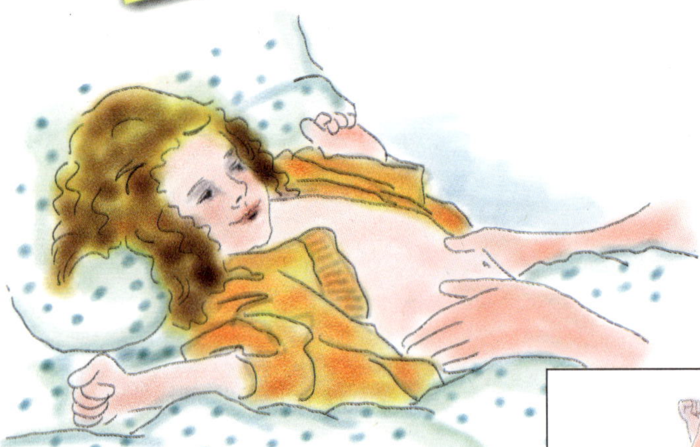

Bauch

Bauch und Brustbereich sind bei jedem Mensch besonders empfindlich. Sie werden nur von oben zur Seite und von oben nach unten ausgestrichen.

Der Bauch kann auch im Uhrzeigersinn noch ein wenig massiert werden, falls das Kind das mag.

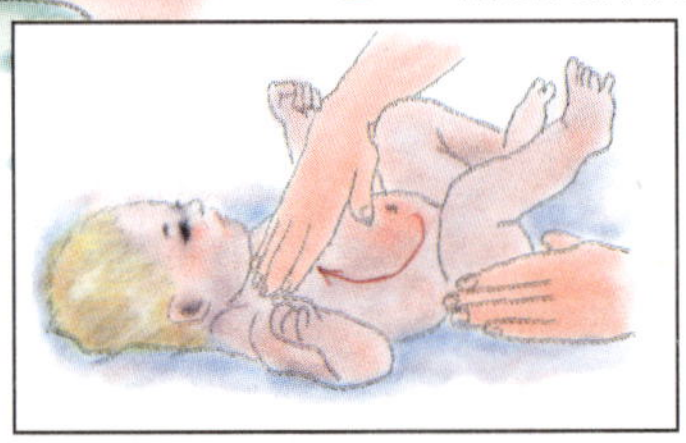

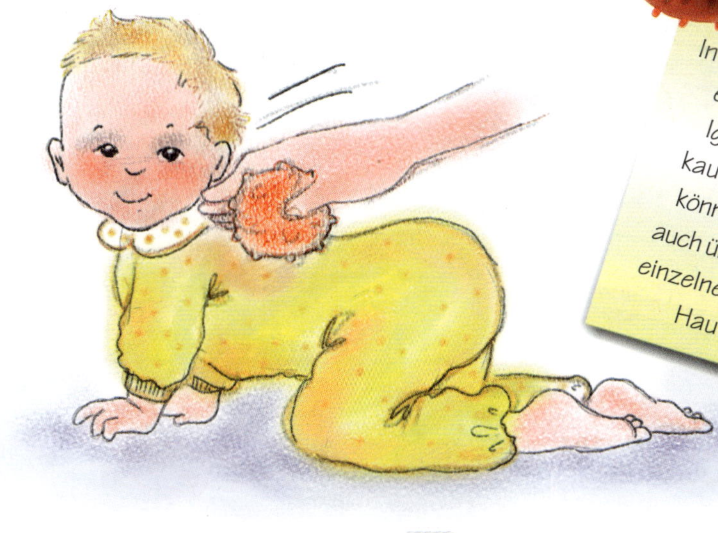

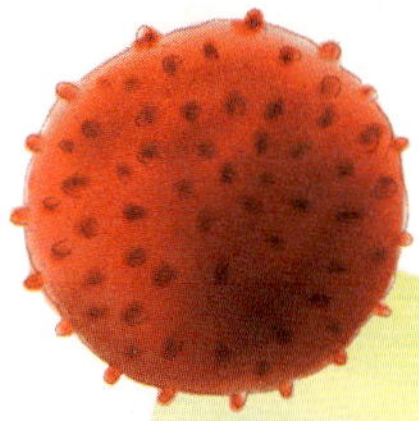

TIP
In Gesundheitshäusern gibt es für wenig Geld kleine Igelbälle aus Plastik zu kaufen. Mit diesen Bällen können Sie ganz einfach auch über der Kleidung die einzelnen Nervenzellen der Haut stimulieren.

Kopf

Legen Sie Ihre Hände von oben hinten auf das Gesicht, so daß Ihre Daumen nebeneinander auf der Nasenwurzel zu liegen kommen.

Streichen Sie mit sanftem Druck den Augenbrauen- und Stirnbereich nach außen.

Danach mit den Fingerspitzen von der Stirn aus in den Haarbereich und unter den Augen von der Nase weg zur Seite massieren. Keinen zu starken Druck ausüben!

Schließlich können Sie Ihre Hände noch unter den Kopf des Kindes legen und mit den Fingerspitzen vom Haaransatz im Nacken hinter den Ohren zum Kopfende hin streichen. Dabei nicht so fest aufdrücken, daß Sie an den Haaren ziehen.

Auch die Ohren mögen es, wenn sie ein wenig zwischen den Fingern gerieben werden.

Ein Kuß auf die Stirn als Abschluß Ihrer Behandlung kann nicht schaden.

Lassen Sie das Kind danach ruhen, dann wirkt die Massage doppelt entspannend. Und wenn Ihr Kind dabei eingeschlafen sein sollte – um so besser, denn Schlaf ist die beste Medizin!

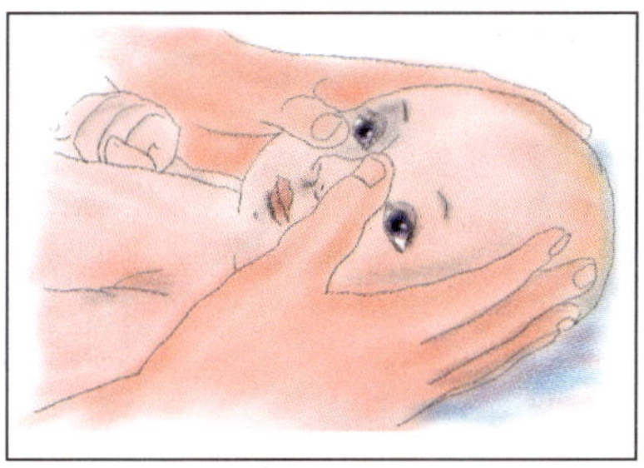

Nadrubel und die geheimnisvolle Arznei

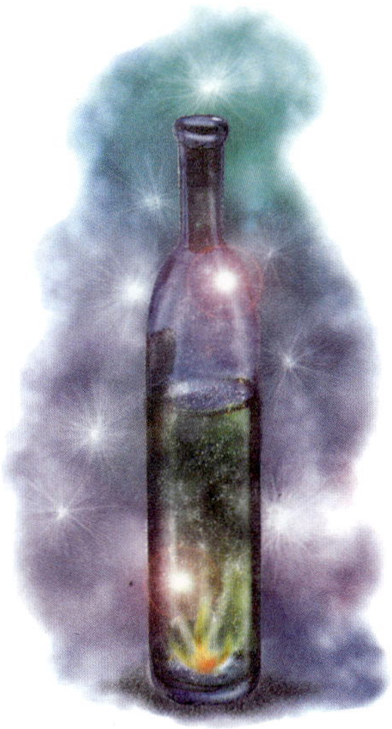

Bedächtig rührte Nadrubel in dem großen irdenen Topf, in dem es brodelte und blubberte. „Was brauche ich noch?" überlegte er, indem er den Kopf schieflegte, die Stirn in Falten warf und einen Finger an die Nase legte. „Ach ja, Zwurbelkraut und Glockenbeeren", murmelte er. Dann ging er zu seinem großen Vorratsregal, in dem er alle seine Wundermittel aufbewahrte. In Reih und Glied standen dort große und kleine Gläser, Büchsen und Schachteln. In jedem Behälter bewahrte er einen Teil einer Pflanze, einige Wurzeln oder Beeren, besondere Gräser oder ein Stück Rinde auf. Auch Flaschen gab es, die mit Korken fest verschlossen waren und geheimnisvolle Tinkturen enthielten.
Wunderliche Namen standen auf den Etiketten, und manche von ihnen waren schon so alt, daß man sie kaum mehr lesen konnte.

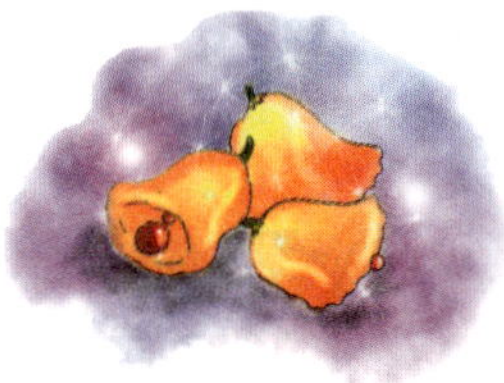

Aber Nadrubel wußte ganz genau, was er suchte. Schnell gab er ein wenig Zwurbelkraut und drei Glockenbeeren in den brodelnden Sud, rührte noch einmal um und füllte dann mit der großen Schöpfkelle mehrere Flaschen ab. „Gegen das Reißen", schrieb er in seiner zittrigen Handschrift mit schwarzer Tusche darauf.
Als er fertig war, öffnete er die Tür seines Häuschens und ging hinaus. Draußen war es schon Abend geworden. Zufrieden holte er tief Luft und freute sich auf den Abend. Er hatte viel gearbeitet heute, und jetzt war er müde.
Morgen wartete schon wieder viel Arbeit auf ihn, den Dorfapotheker. Tees mußten gemischt, Arzneien hergerichtet und Wurzeln ausgekocht werden.

Als er zum Dorf hinüberblickte – seine Hütte stand ein wenig abseits – schien alles wie immer. Es war Abendessenszeit, und alle waren damit beschäftigt, Feuer zu machen und die großen Töpfe mit der Abendsuppe darüberzuhängen.

„Hm, hm“, brummte er, dann ging er wieder zurück in seine Hütte, um sich ein Käsebrot zu machen. Nadrubel aß immer etwas anderes als die anderen Bewohner des Dorfes.
Er hatte gerade den Tisch gedeckt, da klopfte es an seiner Tür. „Nadrubel, Nadrubel, mach auf“, rief eine Stimme von draußen. Seufzend erhob sich Nadrubel und öffnete die Tür. Draußen stand der kleine Sibo. Er war furchtbar aufgeregt. „Nadrubel, schnell, du mußt kommen und helfen, meine Schwester Tika ist krank.“ „Jaja, ich komm ja schon“, brummte Nadrubel, holte seine Tasche, in der er die wichtigsten Kräuter und Säfte aufbewahrte, und kam heraus. „Ich hoffe, du erlaubst dir keinen Scherz mit mir“, sagte er, denn er hatte einen schrecklichen Hunger, und nun würde sein Käsebrot wahrscheinlich vertrocknen, bevor er es essen konnte.

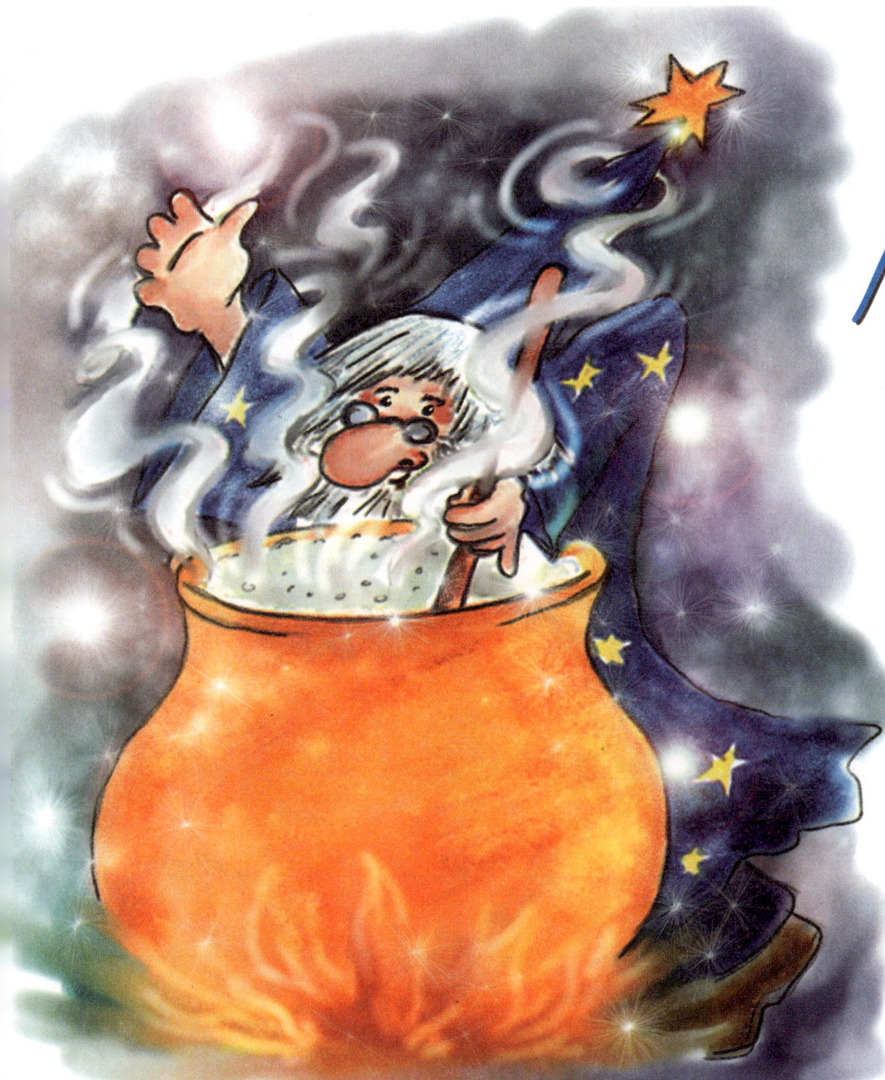

„Nein, nein, komm schnell!“ rief Sibo. Mit schlechtem Gewissen erinnerte er sich an das eine Mal, als sie sich mit dem alten Nadrubel einen Scherz erlaubt hatten. Sie hatten sich mit blauer Tinte angemalt und dann behauptet, von einer schrecklichen Krankheit befallen zu sein. Als Nadrubel herausfand, was wirklich mit ihnen los war, war er ziemlich wütend geworden.

Als Nadrubel die Hütte betrat, in der Sibo und Tika mit ihren Eltern lebten, brannte dort nur ein kleines Feuer in einer Ecke. Auf dem niedrigen Bett lag Tika und hatte ganz große glänzende Augen. Schnell fühlte Nadrubel ihr die Stirn. Sie war sehr heiß. Nun gut, das konnte auch von heißen Tüchern oder von zu viel Sonne herrühren. Dann sah er die vielen kleinen roten Punkte auf ihrem Gesicht. Wütend drehte er sich zu Sibo um. „Also wirklich!" schimpfte er. „Ich hätte euch für klüger gehalten. Das letzte Mal waren es blaue Punkte, diesmal sind es rote. Fällt euch denn nichts anderes ein, als den alten Nadrubel an der Nase herumzuführen?" Er stand auf und wollte gerade die Hütte verlassen, da hielt Sibo ihn fest. „Nein, Nadrubel, du mußt uns glauben, wir haben gar nichts gemacht. Du kannst es ja versuchen, die roten Punkte lassen sich nicht wegwischen, und sie sind überall! Und dann dieser grüne Punkt auf dem Bauch!"

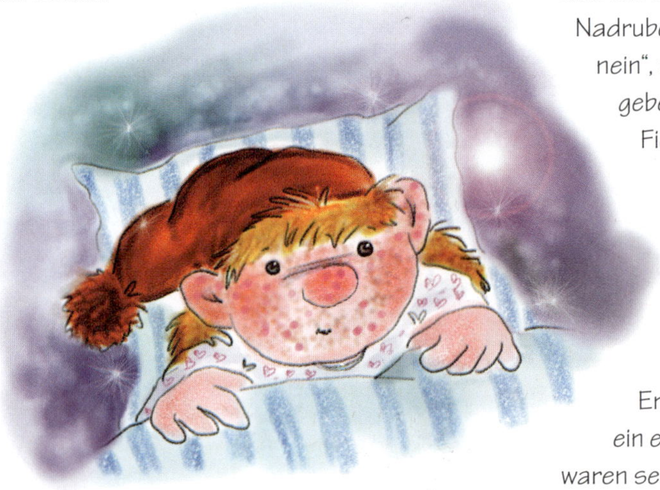

Irgendetwas in Sibos Stimme bewegte Nadrubel dazu, sich Tika noch einmal gründlich anzusehen. Sibo hatte recht, die kleine Tika war über und über mit den kleinen roten Punkten bedeckt. Außerdem schien sie wirklich Fieber zu haben. Sie sagte gar nichts und guckte ihn nur an mit ihren großen glänzenden Augen. „Aber wenn das kein Scherz ist, was ist es dann?" fragte er sich. Denn er hatte so etwas noch nie gesehen. Natürlich konnte er das nicht laut sagen. Was hätte Sibo nur von ihm gedacht, schließlich war er der Älteste im Dorf und außerdem Apotheker. Wenn er nicht wußte, was man dagegen tun konnte, dann wußte es niemand – außer...

Wo sind denn eigentlich eure Eltern?" fragte er dann beiläufig. „Die kommen erst morgen wieder, sie sind in der Stadt, Einkäufe machen", erklärte Sibo. „Was ist es denn, was Tika hat, ist es was Schlimmes?" fragte er dann.

Nadrubel schüttelte den Kopf. „Nein, nein", meinte er beruhigend, „ich gebe dir jetzt einen Tee gegen das Fieber, davon gibst du ihr dreimal am Tag eine Tasse. Morgen abend ist bestimmt alles vorbei." Aufmunternd kniff er Tika in die Backe, tätschelte ihre Hand und verließ dann die Hütte.

Erst als er draußen war, macht er ein ernstes Gesicht. Diese Flecken waren seltsam, die kannte er nicht.

Mit schnellen Schritten ging er nach Hause. Dort angekommen, würdigte er sein Käsebrot keines Blickes, sondern ging rasch zu einem kleinen Schrank, der mit einem großen Schloß versehen war. Mit einem Schlüssel, den er immer an seinem Gürtel aufbewahrte, schloß er auf und holte ein dickes altes Buch heraus. Eine dicke Staubschicht lag darauf, jahrelang hatte er schon nicht mehr darin geblättert. Es war das uralte Zauberarzneienbuch, das er von seinem Lehrer Aquitux geschenkt bekommen hatte, als er noch jung und bei ihm in die Lehre gegangen war. Hastig blätterte er die Seiten um, bis er die richtige Stelle fand. „Hm, rote Flecken, hm, Gesicht, hm, Fieber, hm“, brummelte er vor sich hin, während er mit dem Finger die Zeilen entlangfuhr und las. O je, war das am Ende die gefährliche Ombrillenkrankheit, die nur etwa alle zweihundert Jahre auftauchte? Und welches Medikament half dagegen? „Aha, aha, ja, das und das, hab ich, hm, ja“, brummte er, indem er die Liste in dem Buch mit seinem Vorratsschrank verglich – aber was war das?

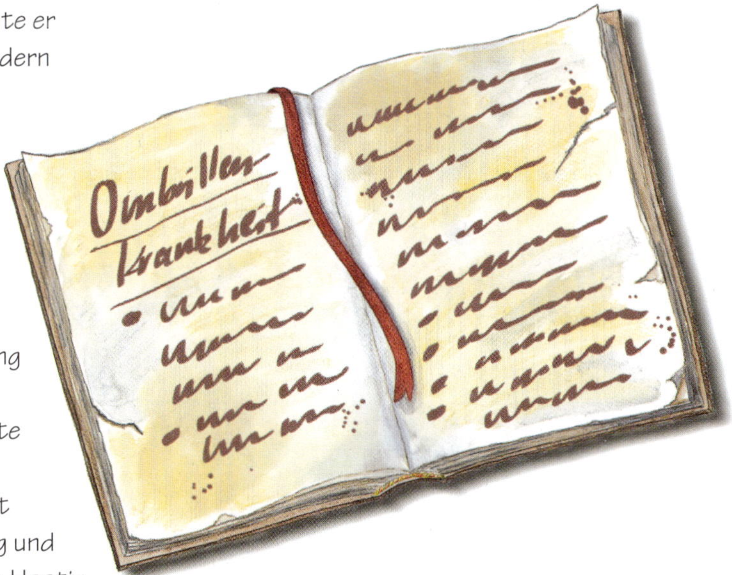

Gegen den gefährlichen grünen Punkt auf dem Bauch half nur „eine ordentliche Portion Knuddeln mit einer Prise Kuscheln und einem dicken Kuß auf die Stirn“. Was konnte das nur sein? Wieder ging Nadrubel zu seinem großen Regal und suchte: „Kurbelzwax und Kitzelspäne hab ich, Kinkerlitzchen und Knorbelhorbel, aber Knuddeln?“ Das ließ sich nirgendwo in seinem ganzen Regal finden. Auch Kuscheln gab es unter seinen ganzen Arzneien nicht. Sicherheitshalber sah er auch noch einmal in seinem Geheimversteck nach. Aber auch hier war nichts zu finden.
Sorgenvoll ließ er sich schließlich an seinem Abendbrottisch nieder und aß sein Käsebrot. „Knuddeln und Kuscheln“ murmelte er, „was könnte das nur sein?“

Weißt du es?

Delphin-Mobile

Von Delphinen weiß man, daß sie ihre kranken Artgenossen nicht alleine lassen und sogar kranken Kindern helfen. Vielleicht können diese kleinen Delphine wenigstens trösten?

MATERIAL FÜR DAS DELPHINMOBILE

graues Tonpapier, Filzstift
Alufolie, evtl. blaue und grüne Folie von Weihnachten, evtl. blaues und grünes Laternenpapier, Klebstoff, 3 Peddigrohrstücke von je 35 cm Länge, Nähfaden

Delphinmobile

1 Die Peddigrohrstücke werden so aneinandergelegt und mit Nähfaden verbunden, daß ein Kreis von ca. 20 cm Durchmesser entsteht.

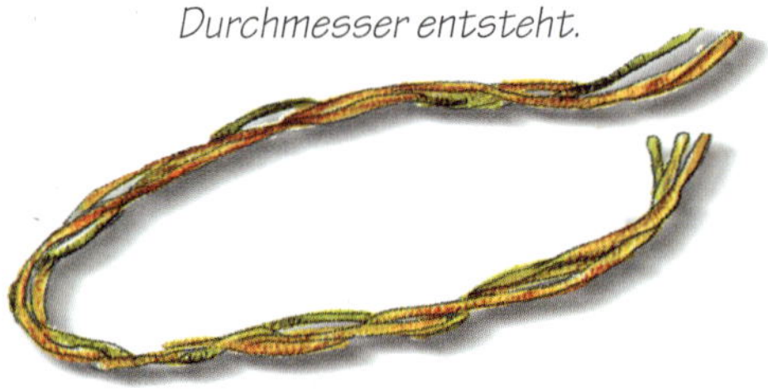

2 Von der Vorlagenseite 198 werden die Delphine auf das Tonpapier übertragen und ausgeschnitten. Für ein Mobile dieser Größe braucht man etwa 7 mittelgroße Delphine und einen größeren.

3 Mit dem Filzstift werden den Delphinen noch Augen, Mund und die seitlichen Flossen aufgemalt (siehe Vorlage).

4 Der Nähfaden wird durch die Nadel gezogen, und mit ihrer Hilfe wird jeder Delphin am Rücken mit einem Aufhängefaden versehen. Am besten bekommen alle Delphine, die an den Ring gehängt werden, unterschiedlich lange Aufhängefäden.

5 Der Delphin für die Mitte braucht einen besonders langen Faden. Die Fäden werden um den Peddigrohrring gelegt und dann festgeknotet, sodaß die sieben Delphine daran hängen.

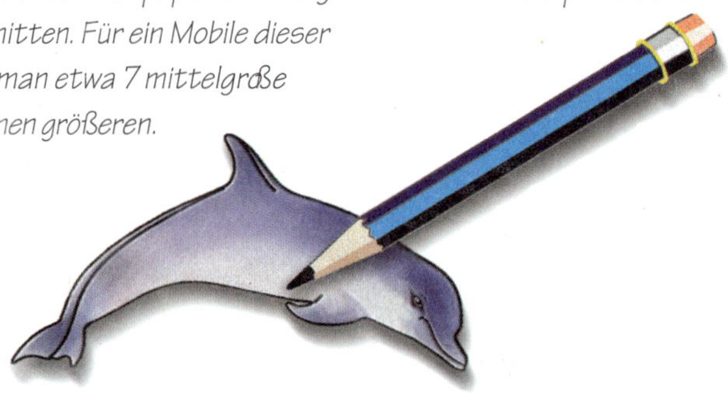

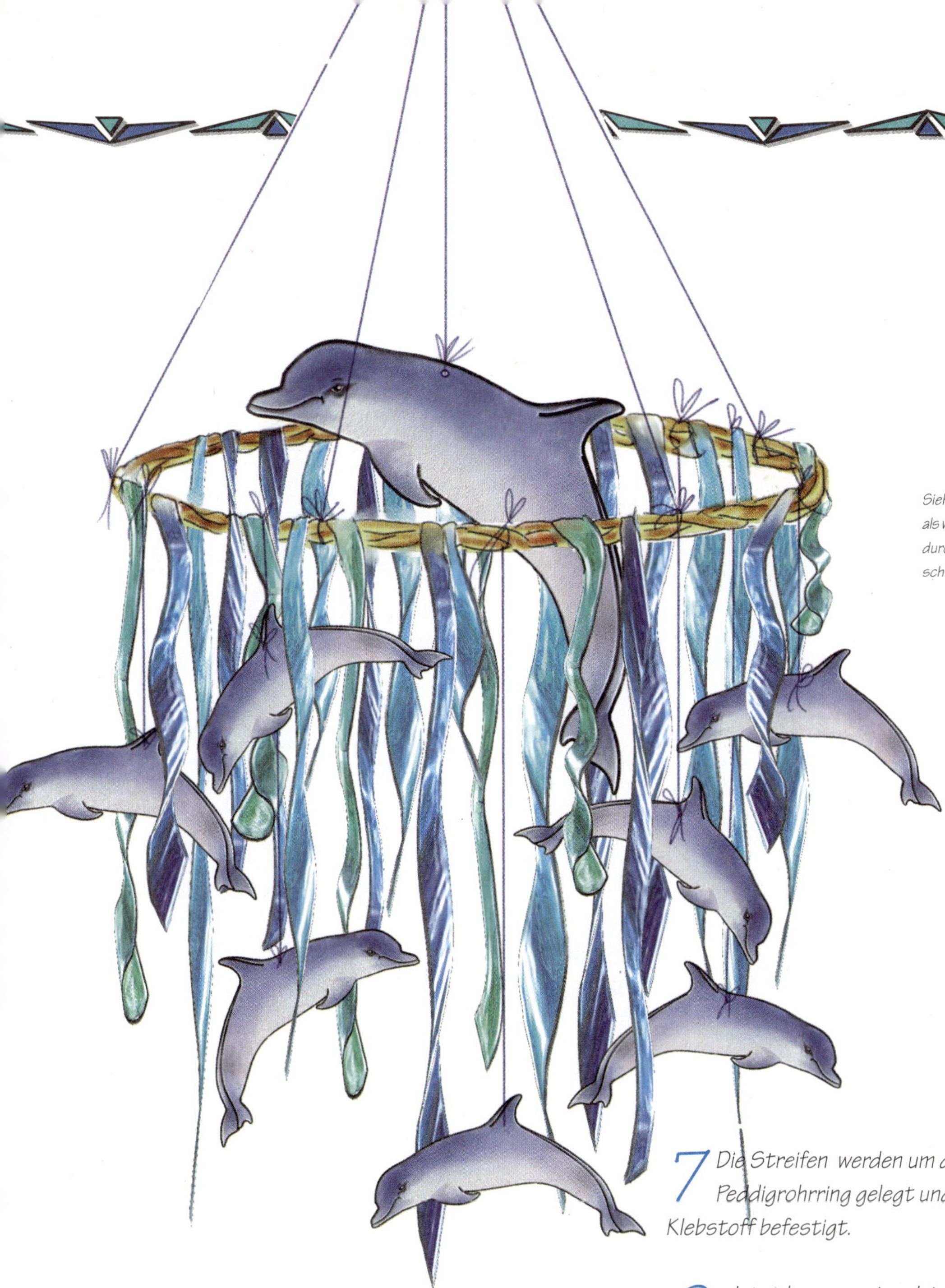

Sieht es nicht so aus, als würden die Delphine durch glitzerndes Meerwasser schwimmen?

6 Aus der Folie und dem Papier werden unterschiedlich lange Streifen geschnitten (mindestens 25 cm lang). Falls noch grüne oder blaue oder silberfarbene Glitzerfolie von Weihnachten übrig ist, wird diese verwendet, sonst kann sie durch Alufolie und grünes und blaues Laternenpapier ersetzt werden.

7 Die Streifen werden um den Peddigrohrring gelegt und mit dem Klebstoff befestigt.

8 Jetzt kommen vier gleich lange Zwirnfäden an den Ring, an dem dieser aufgehängt werden kann. Von oben hängen wir jetzt noch den letzten Delphin an einem Faden in die Mitte über den Ring. Das sieht so aus, als würde er aus dem Wasser springen.

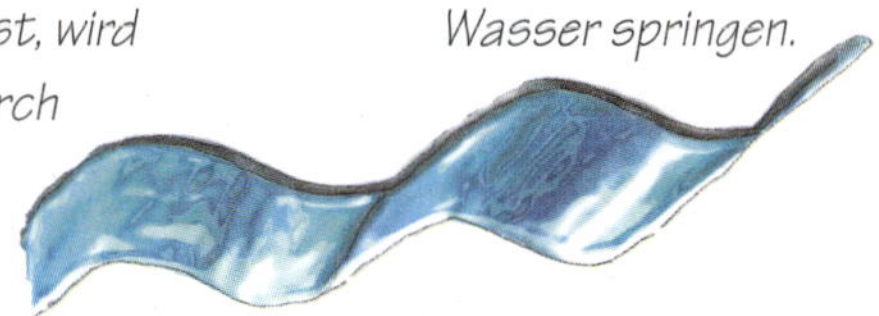

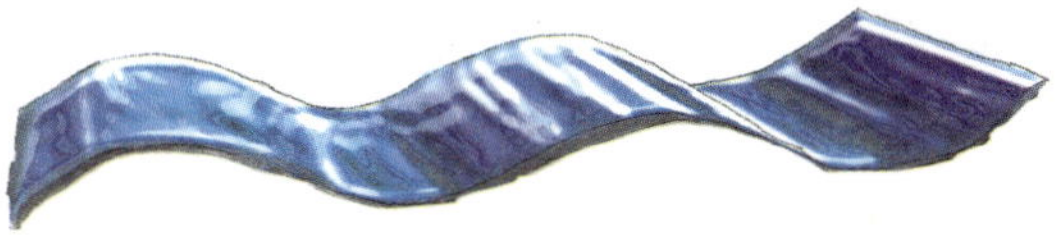

So malst du einen Clown

Probier es ruhig aus,
mit Schablonen geht es ganz einfach!

MATERIAL
Papier, Bleistift, Farbstifte, Filzstifte o.ä., evtl. runde (Münzen o.ä.) und viereckige Gegenstände (leere Streichholzschachtel)

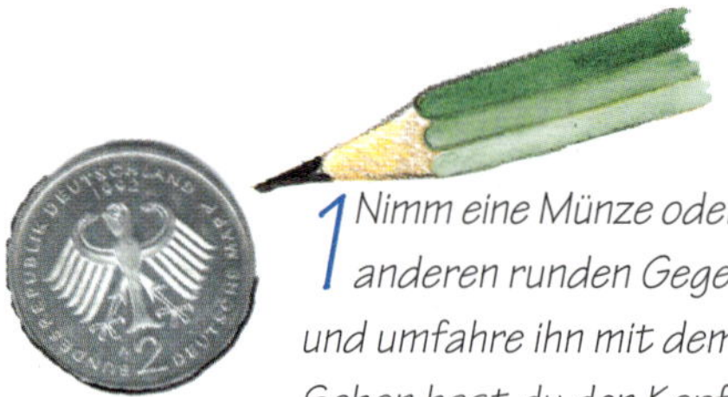

1 Nimm eine Münze oder einen anderen runden Gegenstand und umfahre ihn mit dem Stift. Schon hast du den Kopf...

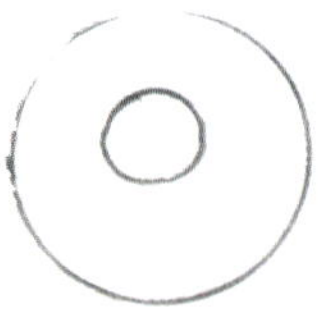

2 ... ein kleiner Kreis ergibt die Nase ...

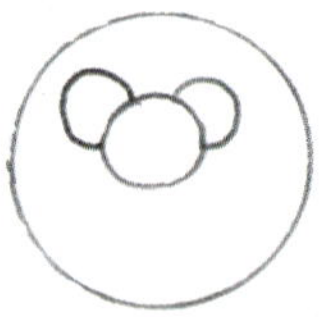

3 ... zwei noch kleinere Kreise die Augen ...

4 ... jetzt noch der Mund, und schon ist das Gesicht fertig!

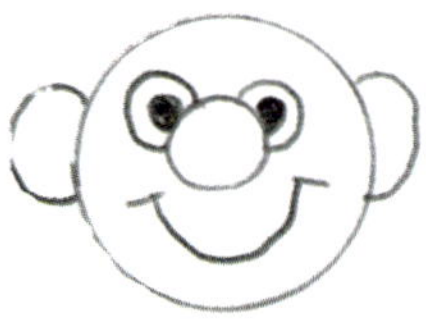

5 Jetzt noch zwei Henkel für die Ohren ...

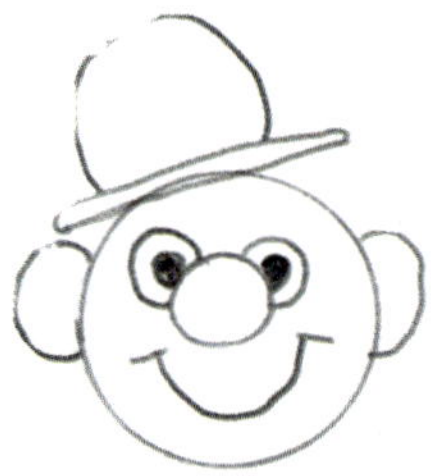

6 ... und dann bekommt er noch einen Hut ...

7 ...und Haare und ein Blümchen dran.

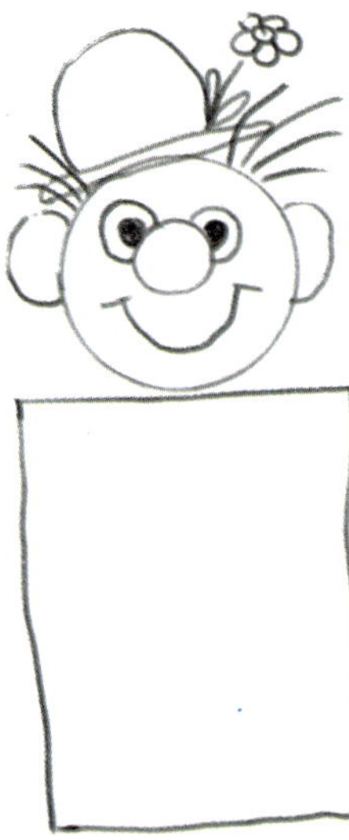

8 Jetzt malen wir ein Rechteck (evtl. mit Streichholzschachtel) für den Körper ...

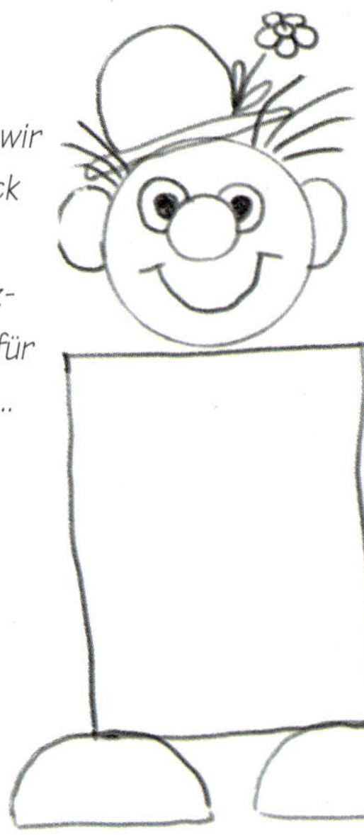

9 ... und unten dran zwei Halbkreise für die Schuhe.

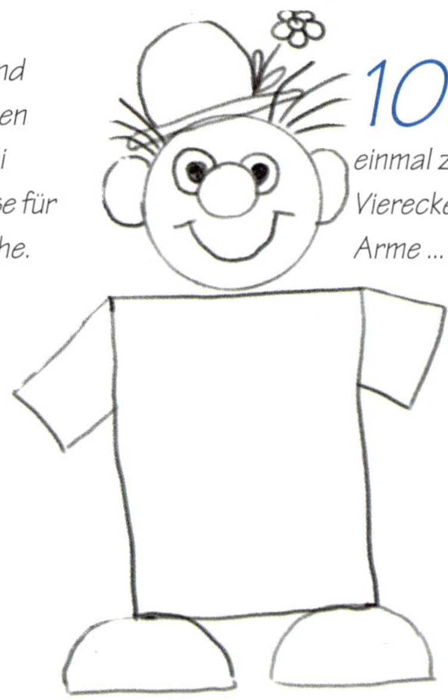

10 Oben noch einmal zwei Vierecke für die Arme ...

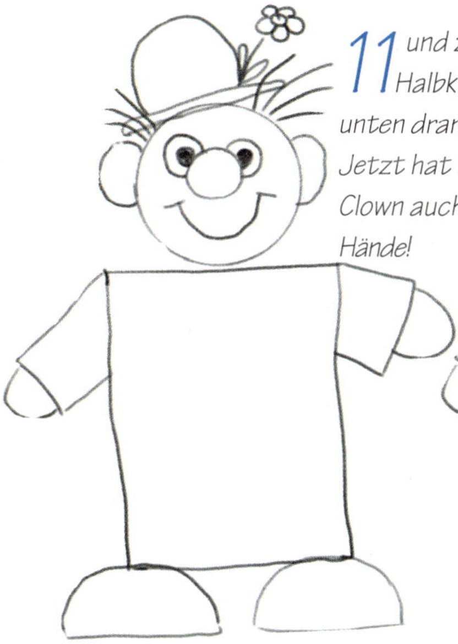

11 und zwei Halbkreise unten dran. Jetzt hat unser Clown auch Hände!

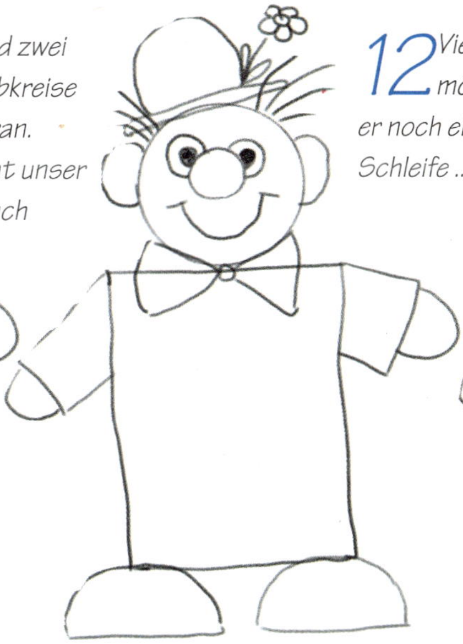

12 Vielleicht möchte er noch eine Schleife ...

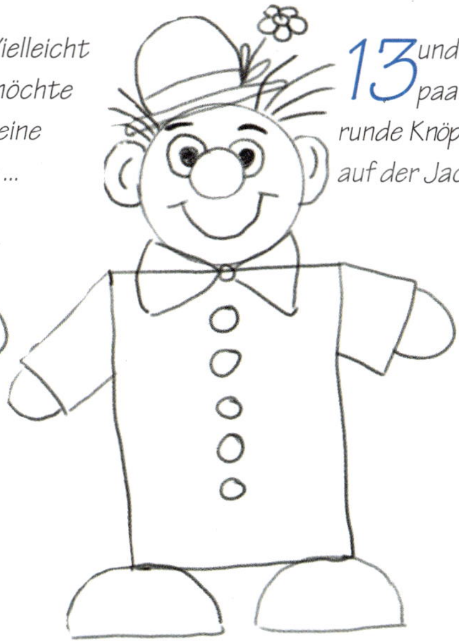

13 und ein paar runde Knöpfe auf der Jacke?

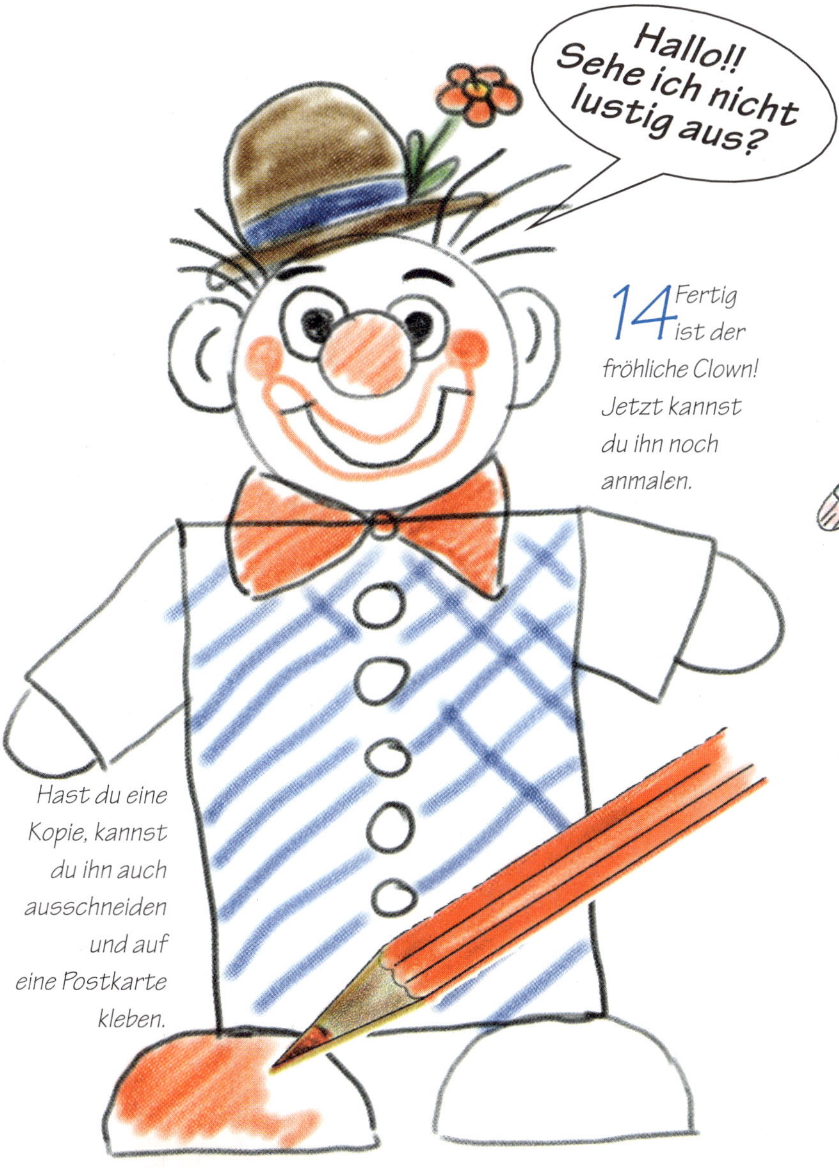

14 Fertig ist der fröhliche Clown! Jetzt kannst du ihn noch anmalen.

Hast du eine Kopie, kannst du ihn auch ausschneiden und auf eine Postkarte kleben.

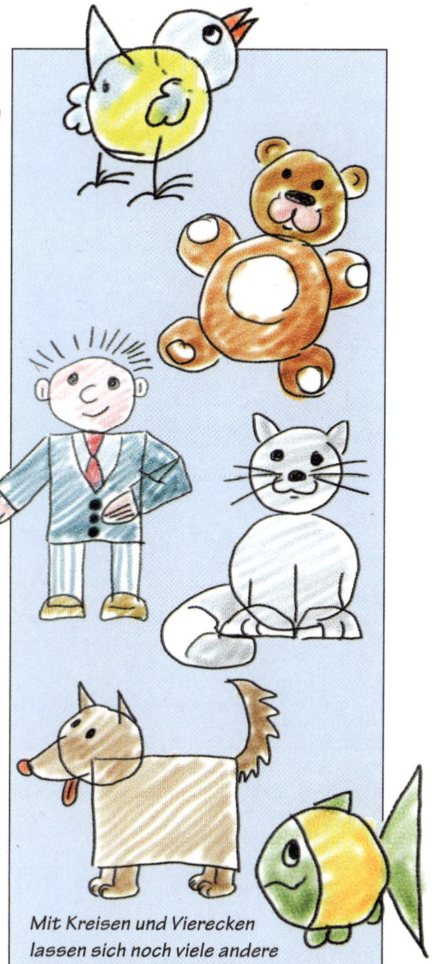

Mit Kreisen und Vierecken lassen sich noch viele andere Menschen und Tiere malen!

Denk- und Phantasiespiele

Wer kann den Zungenbrecher schneller sprechen?
Wer hat das bessere Gedächtnis?
Wer knackt die Rätsel schneller?
Auf dieser Seite ist alles zum Köpferauchen....

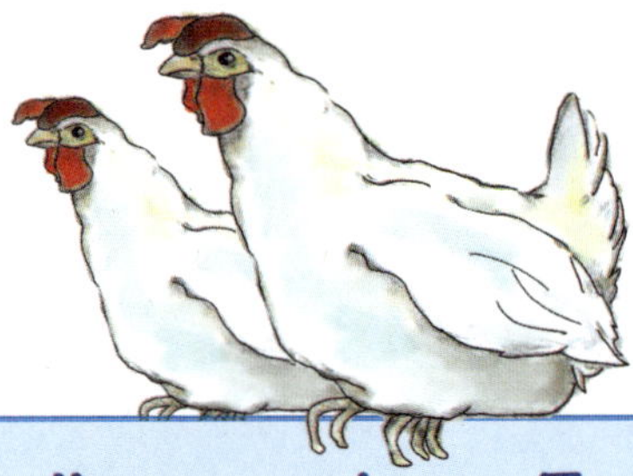

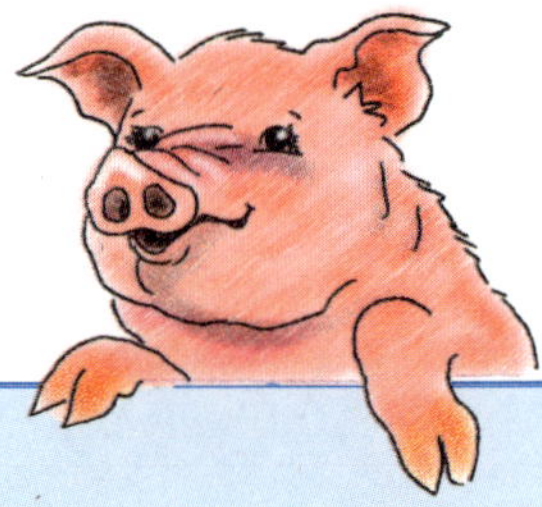

Schneller sprechen – Zungenbrecher

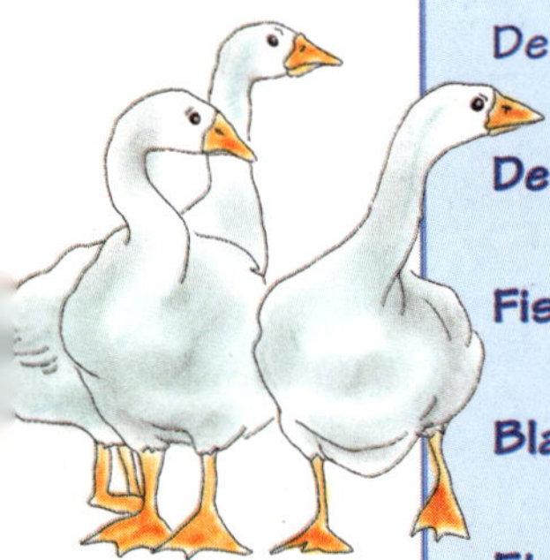

Der Kottbuser Postkutscher putzt den Kottbuser Postkutschkasten.

Der Metzger wetzt sein Metzgermesser, sein Metzgermesser wetzt der Metzger.

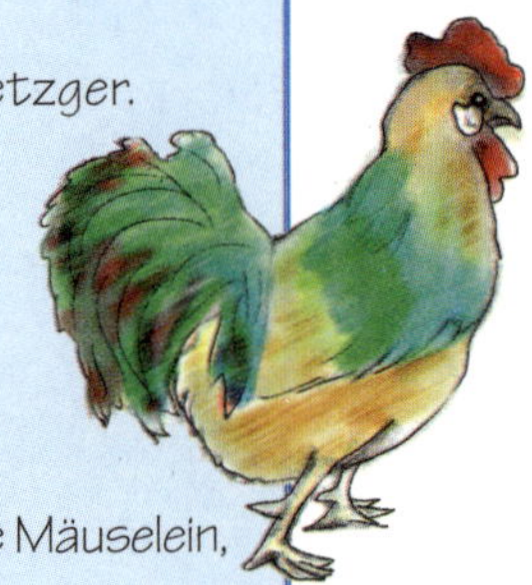

Fischers Fritz fischt frische Fische, frische Fische fischt Fischers Fritz.

Blaukraut bleibt Blaukraut und Brautkleid bleibt Brautkleid.

Ein Hahn, **zwei** Hühner, **drei** Gänse, **vier** Schweine, **fünf** Kühe, **sechs** milchweiße Mäuselein,
sieben wickelige, wackelige Waschweiber,
acht pickelige, packelige Paukenschläger,
neun regelrecht, rechtmäßig gebratene Rattenschwänze,
zehn konstantinopolitanische Schupftabaksdosenmachergesellenherbergsväter.

In Ulm und um Ulm und um Ulm herum.

Der Kellner hat's B'steck z'spät b'stellt!

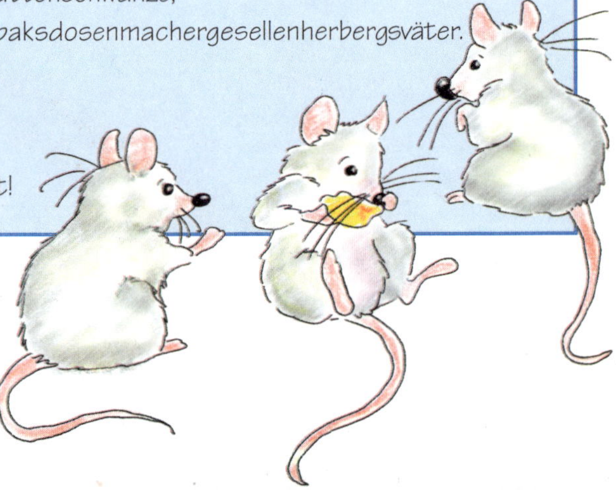

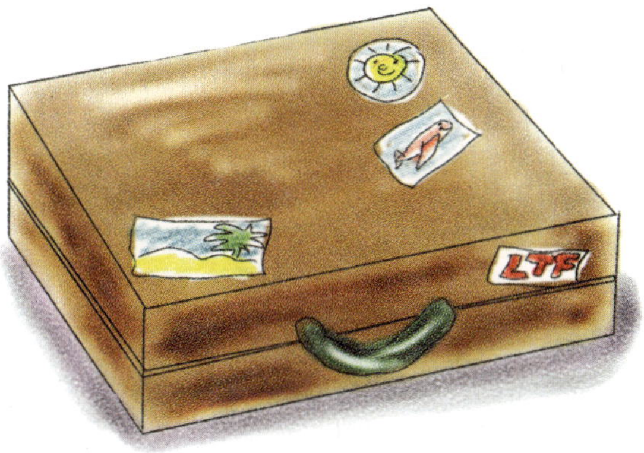

Ich packe einen Koffer

Einer fängt an und sagt: **Ich packe einen Koffer, und da kommt hinein:** eine blonde Puppe, eine gelbe Haarspange, ein blauer Overall. Die anderen müssen erraten, für wen der Koffer gepackt wird. In diesem Beispiel könnte es für die Tochter sein. Wer es zuerst errät, darf weitermachen.

Abwandlung: Wo geht die Reise hin? Z.B. man packt Schnorchel, Taucherbrille und Flossen ein, und die anderen müssen erraten, wohin man fährt (hier z.B. ans Meer).

Wer das Gedächtnis trainieren will, kann das Kofferpacken-Spiel auch anders spielen. Dann geht es abwechselnd oder immer der Reihe, je nach Anzahl der Mitspieler: Z.B.: **Ich fahre nach Amerika und nehme mit: einen Regenschirm.** Der nächste muß das wiederholen und einen Gegenstand anfügen. Also z.B.: **Ich fahre nach Amerika und nehme mit: einen Regenschirm und ein Feuerwehrauto.** Wer als erster einen Gegenstand aufzuzählen vergißt, hat verloren oder muß ein Pfand geben.

Ich sehe was, was du nicht siehst

Einer fängt an und sagt: **„Ich sehe was, was du nicht siehst, und das ist rot."** Damit meint er z.B. das Feuerwehrauto in der Kinderzimmerecke. Der oder die anderen müssen erraten, an welchen Gegenstand der andere gedacht hat. Wer in diesem Fall das Feuerwehrauto als erstes errät, darf die nächste Rätselfrage stellen.

Hier noch ein paar Rätsel:

Die Rätselauflösungen kannst du lesen, wenn du die Seite vor einen Spiegel hältst.

Ich hab ein Loch
und mach ein Loch
und schlüpf auch selbst
durch dieses Loch

Nähnadel

Zwei Eingänge hat das Haus,
und wenn man mit den Füßen heraus ist,
ist man erst richtig drin!

Hose

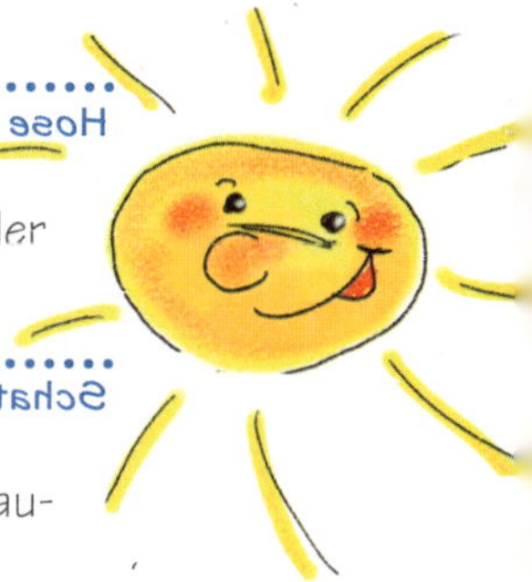

Was kann unter freiem Himmel von der
Sonne nicht beschienen werden?

Schatten

Es gehört mir, aber die anderen gebrauchen es mehr als ich.

Mein Name

Immer ist es nah,
niemals ist da,
Wenn du denkst,
du seist daran,
nimmt es andere Namen an.

morgen

Phantasiereise ins Wasser

Diese Phantasiereise führt ins Wasser, in einen kühlen See oder ein kühles Meer – gerade richtig, um den fieberheißen Körper zu kühlen, aber nicht so kalt, daß man davor zurückschreckt.

Leg dich ganz bequem hin, so wie du dich am wohlsten fühlst, auf den Bauch oder auf den Rücken, vielleicht auch auf die Seite
— kuschel deinen Kopf auf ein Kissen, wenn du magst, und deinen Körper in eine Decke — deck dich gut zu und genieße einfach den kleinen Ausflug, den wir jetzt zusammen machen werden.
Wenn du magst, mach die Augen zu, dann kannst du dich besser auf meine Stimme konzentrieren — und achte bitte einmal auf deinen Atem. Bei jedem Einatmen weitet sich deine Nase ein bißchen und fühlt sich kühl an, und bei jedem Ausatmen entspannt sie sich wieder und wird ganz warm.

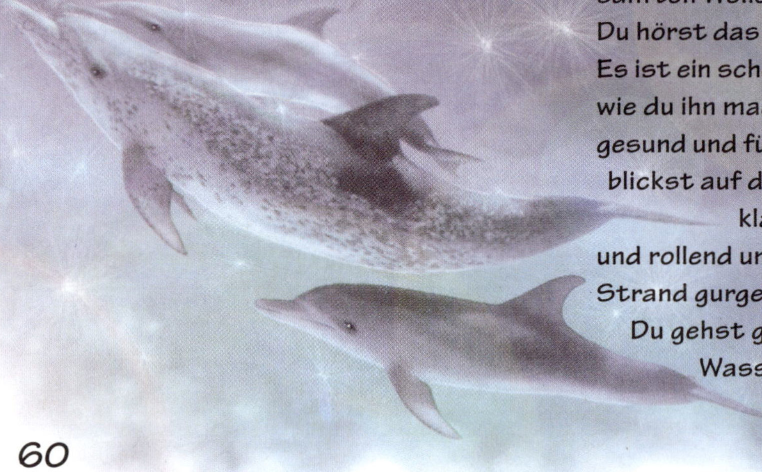

Spür mal, wohin der Atem geht — wenn er durch deine Nase hereinkommt, geht er weiter bis zum Bauch, und fließt dann einfach wieder heraus.
Hör ihm einfach einmal zu, deinem Atem, und beobachte, was passiert. Das Atmen geht ganz von alleine
— du kannst spüren, wie du einatmest und ausatmest — vielleicht fällt dir auch die kleine Pause auf — zwischen dem Einatmen — und dem Ausatmen und dem Einatmen — und dem Ausatmen.
Nun stell dir vor, du stehst am Rand, am Strand, am Ufer eines kleinen Sees oder in einer Meeresbucht — genauso, wie du es gerne hast — und du siehst, wie das Wasser in kleinen, sanften Wellen an den Strand rollt. Du hörst das Glucksen der Wellen. Es ist ein schöner, warmer Tag, wie du ihn magst, und du bist ganz gesund und fühlst dich wohl — und blickst auf dieses Wasser, das ganz klar ist und glucksend und rollend und plätschernd an den Strand gurgelt.
Du gehst ganz langsam auf das Wasser zu. Deine Zehen berühren das Wasser.

Du stellst fest, daß sich das Wasser sehr angenehm anfühlt. Es ist ein bißchen kühl, gerade richtig für deine Haut. — Und nun gehst du etwas weiter hinein.
Du genießt das Wasser, wie es deine Füße kühlt. Und wenn du hinunterguckst, kannst du deine Füße im Wasser sehen.
Wenn du magst, kannst du dich auch bücken und mit den Händen schon einmal das Wasser berühren.
Dann gehst du weiter hinein, ganz langsam. — Du siehst die kleinen runden Kieselsteine vor dir auf dem Boden und den Sand dazwischen.
Es ist ganz angenehm zu gehen, und du gehst noch ein Stückchen weiter, bis das Wasser an deine Knie kommt. — Und du fühlst, wie die kleinen Wellen an deine Waden schwappen und wie sie deine Haut kühlen, und das fühlt sich sehr angenehm an. — Und du gehst wieder ein Stückchen weiter, bis das Wasser deine Oberschenkel erreicht. —
Und nun merkst du schon, wie die Kühle des Wassers langsam deinen ganzen Körper durchdringt — angenehm ist es.
Deine Hände berühren jetzt auch schon die Wasseroberfläche, es fühlt sich gut an. — Und noch ein bißchen weiter hinein gehst du — jetzt berührt das Wasser deinen Unterkörper und berührt auch hier die Haut — es ist angenehm, genau richtig für dich, angenehm kühl, ganz weich.
Jetzt erreicht das Wasser auch deine Brust. —

Wenn Ihr Kind nicht schwimmen kann, lesen Sie hier weiter:

Du kannst dich ganz hineinsinken lassen in das Wasser, mit deinem ganzen Körper, denn das Wasser trägt dich auf wunderbare, angenehme Weise — kühlend und weich rund um dich herum, wellt es ganz sanft, und ein leichter Wind kühlt auch dein Gesicht.	*Du kannst an eine Stelle gehen, wo du dich ins Wasser setzen kannst — wie in eine Badewanne — dann spürst du das Wasser an deinem ganzen Körper — rund um dich herum wellt es ganz sanft, kühlend und weich, und ein leichter Wind kühlt auch dein Gesicht.*

Jetzt genieße es einfach noch ein bißchen — das kühle Wasser um dich herum, — und wenn du genug hast, dann laß deine Füße wieder auf den Boden sinken.
Spüre die Kieselsteine und den Sand unter deinen Füßen und komm wieder heraus. —
Am Strand liegt ein Handtuch für dich bereit, in das kannst du dich hineinkuscheln, wenn du jetzt müde geworden bist und ein bißchen schlafen willst.
Und wenn du wieder aufwachst, dann bin ich da, und du kannst mich rufen.

Phantasiereise gegen die Angst

Die Ängste von Kindern sind uns manchmal unverständlich, aber viele „eingebildete“ Bedrohungen sind für Kinder ganz real. Diese Reise will versuchen, Ihrem Kind die Fähigkeit zu vermitteln, mit seiner Angst besser umzugehen.

Leg dich ganz bequem hin, so wie du dich am wohlsten fühlst, auf den Bauch oder auf den Rücken, vielleicht auch auf die Seite — kuschel deinen Kopf auf ein Kissen, wenn du magst, und deinen Körper in eine Decke — deck dich gut zu und genieße einfach den kleinen Ausflug, den wir jetzt zusammen machen werden.
Wenn du magst, mach die Augen zu, dann kannst du dich besser auf meine Stimme konzentrieren — und achte bitte einmal auf deinen Atem.
Bei jedem Einatmen weitet sich deine Nase ein bißchen und fühlt sich kühl an, und bei jedem Ausatmen entspannt sie sich wieder und wird ganz warm.

Spür mal, wohin der Atem geht — wenn er durch deine Nase hereinkommt, geht er weiter bis zum Bauch, und fließt dann einfach wieder heraus.
Hör ihm einfach einmal zu, deinem Atem, und beobachte, was passiert.
Das Atmen geht ganz von alleine — du kannst spüren, wie du einatmest und ausatmest — vielleicht fällt dir auch die kleine Pause auf — zwischen dem Einatmen — und dem Ausatmen und dem Einatmen — und dem Ausatmen.
Nun stell dir vor, wie neben dir oder ein bißchen hinter dir — oder da, wo du es gerne hast — ein Engel steht. Es ist dein Engel, dein ganz persönlicher Schutzengel. Er ist immer für dich da, er bleibt auch immer bei dir — er kommt nicht nur ab und zu vorbei, sondern er ist immer an deiner Seite —

Vielleicht steht er ein bißchen hinter dir und hat dir die Hand auf die Schulter gelegt — oder er steht neben deinem Bett und breitet seine Arme über dir aus, so daß dir nichts passieren kann. — Du kannst dir das einfach wünschen, wie er denn dastehen soll, wo er sein soll, und da wird er auch sein. — Vielleicht hast du auch einen Namen für deinen Engel, vielleicht weißt du, wie er heißt — oder du gibst ihm einfach einen Namen. Von diesem Engel geht ein Band aus, und dieses Band führt zu dir, und ihr seid miteinander verbunden — und wo immer du hingehst, und wo immer du bist, ist immer auch dieser Schutzengel für dich da. — Und abends, wenn du im Bett liegst und es dir vielleicht nicht so gut geht, weil du Fieber hast oder weil du Angst hast, dann ist dieser Engel da — er kann dir seine kühle Hand auf die Stirn legen, — er kann unter deinem Bett nachsehen und dafür sorgen, daß da niemand und nichts ist, was dir Angst machen kann. — Er kann dort Wache halten, er kann seine Flügel über dir ausbreiten, daß auch von oben nichts kommen kann — er kann dich in (auf) die Arme nehmen, und dich tragen — er kann sich hinter dich stellen, daß von dort niemand kommen kann, an deine Seite oder auch vor dich. — Dieser Engel ist dein Beschützer, er ist immer bei dir, er beschützt dich immer. — Nur du weißt, wie dieser Engel aussieht, es ist ja dein Engel. — Du weißt, ob er groß ist wie ein Riese oder ganz klein. Ob er so groß ist wie du, oder so groß wie ich oder so groß wie jemand anderes, den du kennst. — Wie sieht er aus, was hat er an, was meinst du? — Von ihm geht ein Licht aus, das kannst du sehen — das kannst du auch mit geschlossenen Augen sehen — du kannst fühlen, daß es da ist. — Und wenn du jetzt so daliegst unter deiner Decke und deinen Kopf auf dem Kissen spürst, dann fühl mal, wo sich dein Schutzengel gerade befindet, denn auch jetzt ist er da. Irgendwo sitzt oder steht er — ganz in deiner Nähe, ganz nah bei dir, und sieht dir zu und paßt auf dich auf, wie du hier liegst und dich ausruhst und meiner Stimme zuhörst. — Und wenn du weißt, wo er ist, dann achte mal darauf, wie sich das anfühlt, — wie gut das ist, zu wissen, daß er da ist, für dich, immer, und wie sicher du dich fühlen kannst — wie geborgen und aufgehoben, voller Freude und Wohlgefühl. — Und wenn ich gleich aufstehe und hinausgehe, dann weißt du, daß du nicht allein bist — denn dein Schutzengel ist immer bei dir, er ist an deiner Seite, und ihr seid immer zusammen — du bist immer beschützt, und das kannst du fühlen.

Der Löwe Leopold

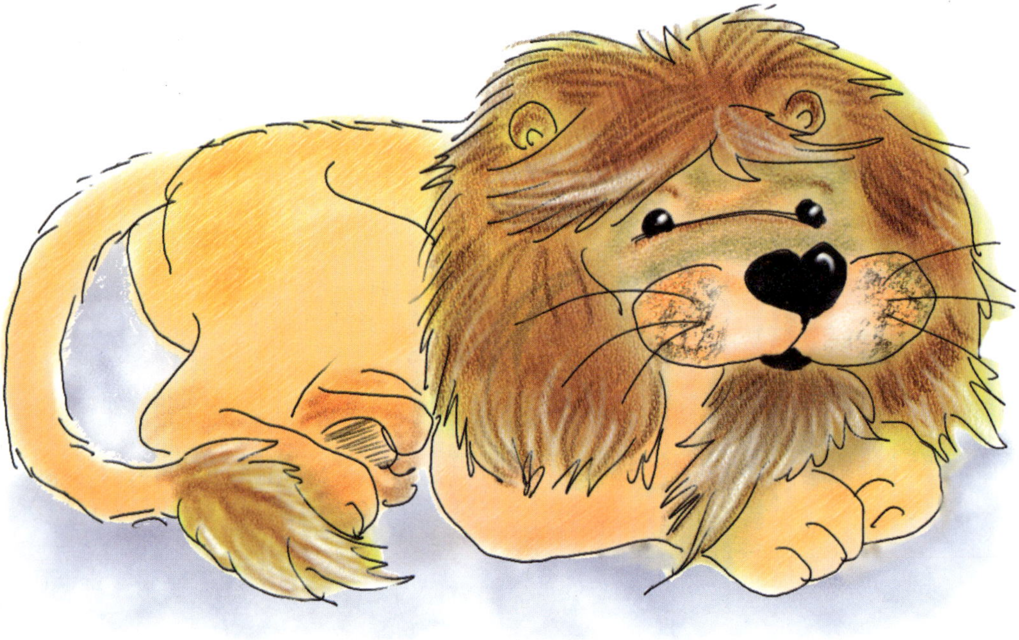

„Tja, Franz, da wirst du wohl mal schön im Bett bleiben müssen", sagt Dr. Huber, der Kinderarzt, und packt seine große schwarze Tasche. „Ist es denn was Ernstes?" fragt die Mutter besorgt.
„Scharlach. Das ist zwar nicht schlimm, aber im Bett bleiben sollte Franz trotzdem. Außerdem müssen Sie dafür sorgen, daß er erst einmal keinen Kontakt zu anderen Kindern hat, solange er noch ansteckend ist."

„In Ordnung, Herr Doktor, danke", sagt Frau Obermeier, die Mutter von Franz, und begleitet den Arzt hinaus.
„Mama, kann der Manfred mich heute nachmittag besuchen kommen?" fragt Franz. Schließlich ist Manfred sein bester Freund.
„Nein, Franz, von deinen Freunden darf dich erst einmal keiner besuchen. Sonst bekommen die auch noch Scharlach und müssen dann auch im Bett bleiben."
„Ja, aber allein ist es doch so langweilig!" jammert Franz.

„Ja, ich weiß, bist ein ganz armer Spatz", sagt die Mutter und streicht Franz übers Haar. „Soll ich dir heute mittag deinen Lieblingspudding kochen? Der mit der extraguten Schokoladensoße?"
Franz nickt, aber komischerweise hat er heute eigentlich gar keinen Appetit auf seinen Lieblingspudding. Ob das von dem dummen Scharlach kommt?

Jedenfalls ist es am Nachmittag ganz schön langweilig. Deshalb freut sich Franz umso mehr, als sein Vater am Abend nach Hause kommt. „Papa, Papa", ruft Franz, „hast du mir auch etwas mitgebracht?"
Der Vater lacht und legt ein großes rotes Paket auf das Bett von Franz.
„Ist das ein spannendes Computerspiel?" hofft Franz.
„Mach es auf", meint Herr Obermeier schmunzelnd. Aber als Franz endlich das letzte Papier entfernt hat, hat er einen großen Stofflöwen in der Hand.
Enttäuscht guckt Franz den Lö wen an.
„Danke, Papa", sagt er dann artig.
Aber eigentlich denkt er: „Was soll ich denn mit einem langweiligen Stofflöwen?"
Aber kaum hat sich die Tür hinter seinem Vater geschlossen, da hört er eine Stimme: „Langweiliger Stofflöwe, was? Erstens heiße ich Leopold, und zweitens bin ich nicht langweilig. Wer bist du überhaupt und warum liegst du im Bett und hast so komische rote Flecken im Gesicht?"

Verblüfft sieht Franz den Lö wen an. „Du kannst ja sprechen?"
„Klar", sagt Leopold, „aber sags nicht weiter."
„Ich habe Scharlach", erzählt Franz, „und da muß man alleine im Bett bleiben."
„Puh", schüttelt sich Leopold, „also, wenn ich kein Stofflöwe wäre, sondern richtig lebendig, dann würde ich, dann würde ich..."
Er überlegt. „Ja, jetzt weiß ich's, ich würde der Krankheit die Zähne zeigen", sagt er, „siehst du, so!"
Dabei reißt Leopold das Maul ganz weit auf, daß man alle Zähne sieht. „Und dann... und dann würde ich ganz schrecklich laut fauchen und alle meine Krallen zeigen und natürlich brüllen, so laut ich kann, ungefähr so: Krrraaoooo"

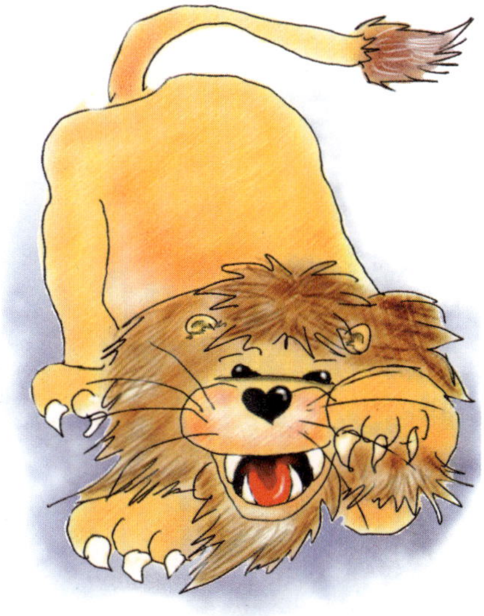

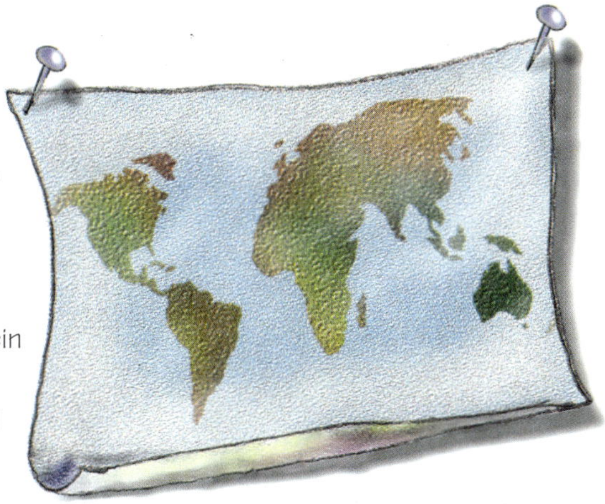

Franz kann Leopold gerade noch die Schnauze zuhalten, als seine Mutter hereinkommt und Franz einen heißen Tee bringt.
Aber seltsam, sobald die Tür aufgeht, sieht Leopold auf einmal nur noch wie ein ganz normales Stofftier aus. Erst als Franz wieder allein ist, beginnt Leopold sich wieder zu bewegen.
„Nein, nein, wenn du wirklich lebendig wärst", erklärt Franz, „dann wärst du gar nicht hier, dann würdest du nämlich in Afrika leben."
„Afrika?" fragte Leopold ungläubig. Franz nickte.
„Papperlapapp – Afrika! Wo soll denn das überhaupt sein? Woher willst du wissen, daß ich in Afrika leben würde, warst du vielleicht schon mal da?" fragt er dann.
Franz schüttelt den Kopf.
Dann kramt er aus der Zimmerecke eine Weltkarte hervor. „Schau", sagt er und zeigt Leopold, wo Afrika liegt.
„Ja, aber vielleicht würde ich ja auch in Australien leben oder in Amerika", meint Leopold, nachdem er die anderen Kontinente auf der Karte entdeckt hat.

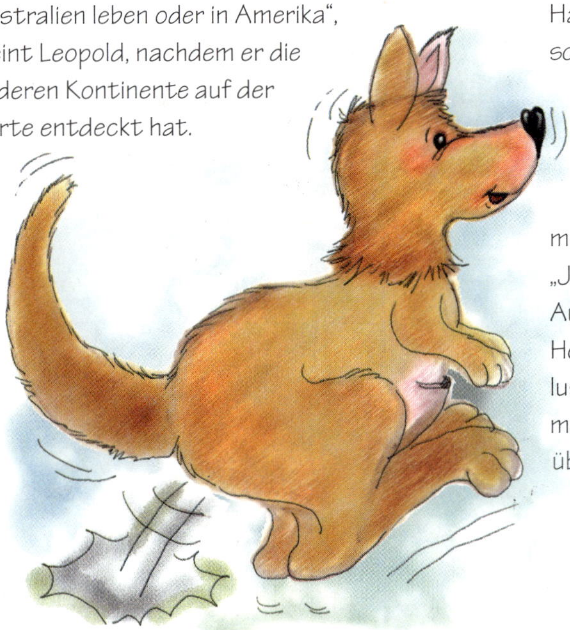

„Nein", lacht Franz, „in Australien leben doch Känguruhs. Das sind große Tiere, die ihre Jungen in einem Beutel vor dem Bauch tragen und ganz hoch und weit hüpfen können. Und in Amerika gibt es nur große Autos und Raketen. In Afrika gibt es Zebras, die haben schwarze und weiße Streifen."
„Zebras ? Du meinst, wie der Zebrastreifen draußen auf der Straße? Ja, den hab ich gesehen, als mich dein Vater nach Hause getragen hat. Gefallen mir nicht", schüttelt Leopold den Kopf.
„Und die Elefanten?" fragt Franz.
„Das sind riesengroße graue Tiere mit langen Rüsseln."
„Da gefallen mir die Känguruhs besser", meinte Leopold. Dann nickte er.
„Ja, ich glaube, ich würde doch in Australien leben, wenn ich lebendig wäre. Hopsende Känguruhs stelle ich mir lustig vor. Vielleicht könnte mich einfach mal eines in seinem Beutel mitnehmen?" überlegt er.

Franz schüttelt sich vor Lachen, als er sich vorstellt, wie Leopold aus dem Beutel eines Känguruhs herausschaut. Dann erzählt er Leopold von den Giraffen. „Die haben ganz lange Hälse, und der Kopf ist ganz am Ende, ungefähr so weit oben wie die Zimmerdecke“, sagt Franz und zeigt nach oben.

„Papperlapapp“, meint Leopold und gähnt so herzhaft, daß man wieder alle Zähne sieht. „So großeTiere gibt es doch gar nicht.“

„Doch“, sagt Franz. „Nein“, widerspricht Leopold. „Doch“, beharrt Franz.

„Nein“, sagt Leopold.

„Warte, ich hol meinen Vater, der wird es dir bestätigen“. sagt Franz. Als sein Vater hereinkommt, fragt er ihn: „Papa, Leopold will nicht glauben, daß Giraffen so groß sind wie das Zimmer hier, aber das stimmt doch, oder?“

„So ungefähr“, nickt der Vater, „aber wer ist Leopold?“

„Na, er“, sagt Franz und deutet auf Leopold, aber der sieht nur aus wie ein normaler Stofflöwe.

In der Küche sagt der Vater zur Mutter: „Ich glaube, der Junge phantasiert im Fieber. Armer Franz.“

„Deine Eltern können mich nicht so sehen wie du“, erklärt Leopold. „Das ist und bleibt unser geheimes Geheimnis, okay?“

„Okay, okay“, sagt Franz.

Am nächsten Morgen geht es munter weiter. „Sag mal“, meint Leopold, „könnten in Afrika denn nicht auch Bären leben?“

„Warum denn Bären?“ fragt Franz erstaunt.

„Ja, weil, weil – wenn ich lebendig wäre, also so richtig lebendig, dann würde ich glaube ich, gerne vielleicht mit einem Bären oder vielleicht sogar mit einer Bärin zusammenleben. Das stelle ich mir knuffig vor.“ Dabei guckt Leopold auf die Bärendame Annegret, die auf der Kommode sitzt.

„Aha“, lacht Franz, „ du hast dich verliebt, hm? Aber nein, in Afrika leben leider keine Bären.“

„Schade“, meint Leopold.

Als kurze Zeit später die Mutter wieder hereinkommt und fragt: „Na, sollen wir zusammen etwas spielen, damit dir nicht so langweilig ist?“ sagt Franz: „Langweilig? Mir ist nicht langweilig!

Ich habe doch Leopold!“

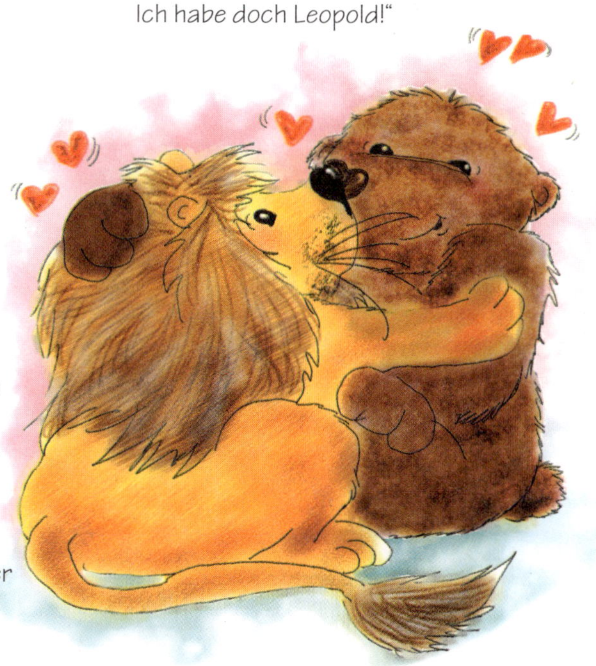

Basteln und Spielen – alles aus Papier

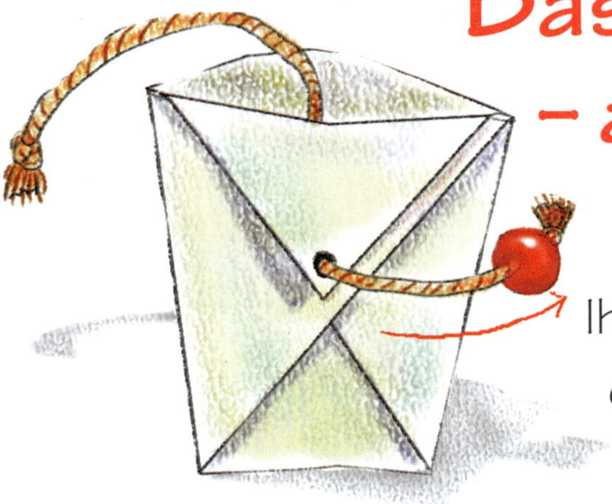

Perle mit Faden so weit herausziehen, daß innen nur noch der Knoten ist.

Für diese Basteleien braucht Ihr Kind im Bett nur ein Tablett oder eine ähnlich große, feste Oberfläche, eine Schere, etwas Papier und andere Dinge, die Sie bestimmt zu Hause haben.

Geduldsspiel

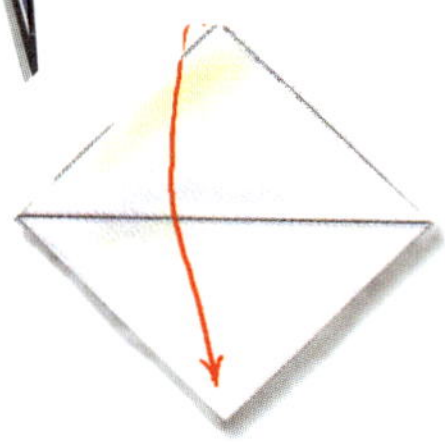

1 Ein quadratisches Stück Papier einmal diagonal falten.

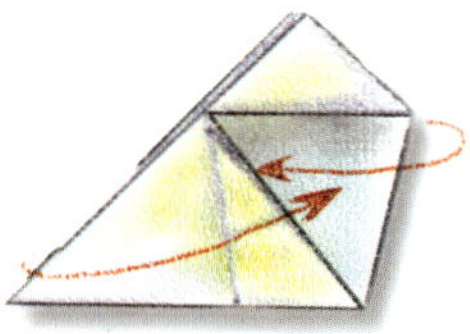

2 Zuerst eine spitze Ecke auf die eine Seite falten, dann die zweite auf die andere (siehe Zeichnung).

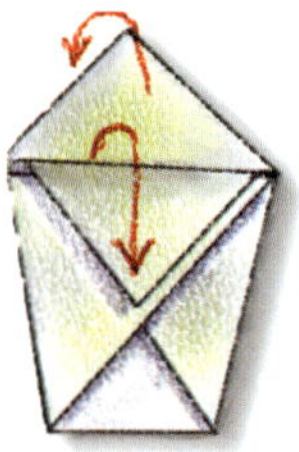

3 Jetzt die beiden oberen Spitzen nach außen und unten falten.
In einen Faden einen dicken Knoten machen. Den Faden auf der Vorderseite des Bechers von innen mit einer Nadel durch alle Papierschichten stechen und so hindurchziehen, daß er innen durch den Knoten gehalten wird.

MATERIAL FÜR DAS GEDULDSSPIEL

quadratisches Stück Papier, Faden, ca. 20 cm, Perle oder kleiner Knopf

4 Am anderen Ende des Fadens wird ein kleiner Knopf oder eine Perle befestigt. Der Faden sollte insgesamt etwa 20 cm lang sein (siehe oben).

5 Den Becher an den Außenkanten etwas zusammendrücken. Mit diesem geöffneten Becher versucht man nun, die Perle zu „fangen".

Windrädchen

MATERIAL FÜR DAS WINDRAD

quadratisches Stück Papier, Perle oder Korkenscheibe, Holzstöckchen, Stecknadel oder dünner Nagel

1 Die beiden gegenüberliegenden Ecken des Papierbogens so aufeinanderlegen, daß zwei Diagonalbrüche entstehen, dann wieder entfalten.

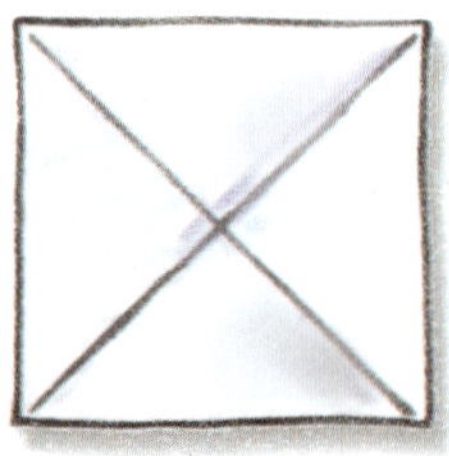

TIP

Aus einem rechteckigen Stück Papier wird ganz einfach ein quadratisches: Nehmen Sie die Ecke der kürzeren Seite und falten Sie sie diagonal zur gegenüberliegenden Kante. Schneiden Sie den überstehenden Papierstreifen ab.

MATERIAL FÜR DEN FLIEGER

länglich-rechteckiges Stück Papier, das zugleich fest und elastisch sein sollte (z.B. festes Schreibpapier)

Flieger

1 Das Blatt in der Mitte der Länge nach falten und wieder glattstreichen.

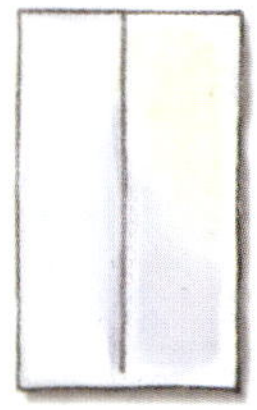

2 Beide Ecken einer kürzeren Seite zum Mittelbruch falten.

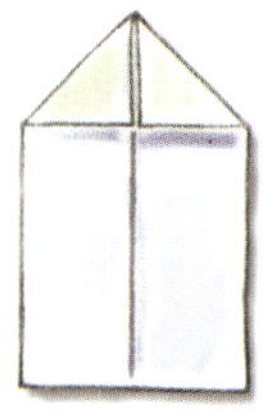

So sieht der fertige Flieger aus.

3 Die so neu entstandenen Papierkanten erneut zum Mittelbruch hin falten.

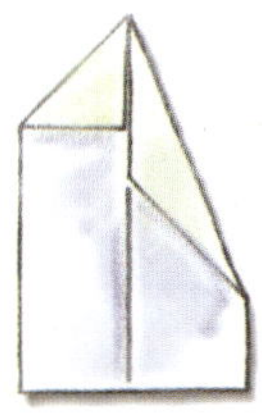

4 Die auf diese Weise wiederum neu entstandenen Kanten nochmals zum Mittelbruch hin falten.

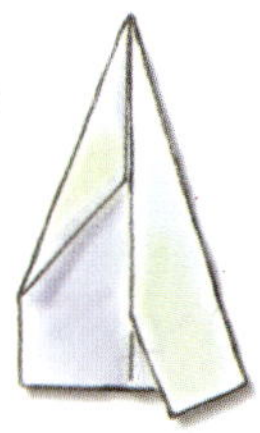

5 Das Gebilde umdrehen, auf der Rückseite die beiden Außenkanten aufeinanderlegen und festdrücken. (siehe oben)

6 Man faßt die Mittelfalte zwischen Daumen und Zeigefinger, die Flügel stehen jetzt waagrecht ab. Den Flieger in die Luft werfen.

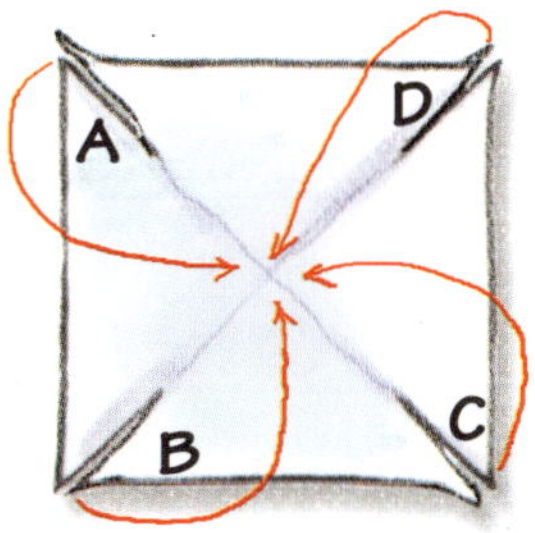

2 Entlang dieser Brüche von jeder Ecke aus zur Mitte hin gleich weit einschneiden (etwa die halbe Strecke).

3 Die Spitzen A, B, C, D der Reihe nach in die Mitte biegen, dort festhalten und mit der Nadel durchbohren. Diese dringt durch die Mitte des Windrädchens, nimmt die Holzperle auf und wird so fest wie möglich in das obere Ende des Stöckchens gespießt. Durch die Holzperle schleift das Papier nicht am Stöckchen.

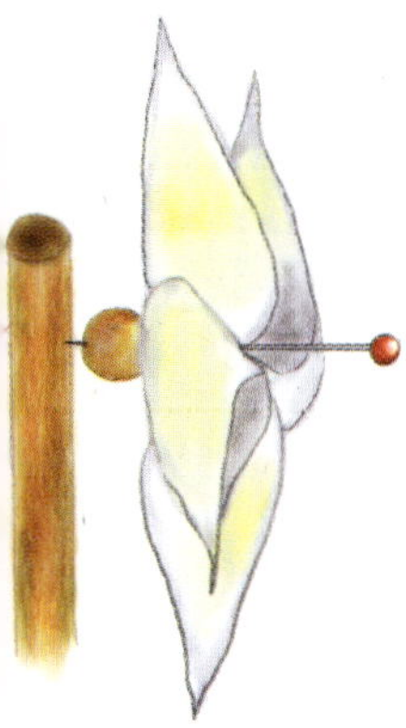

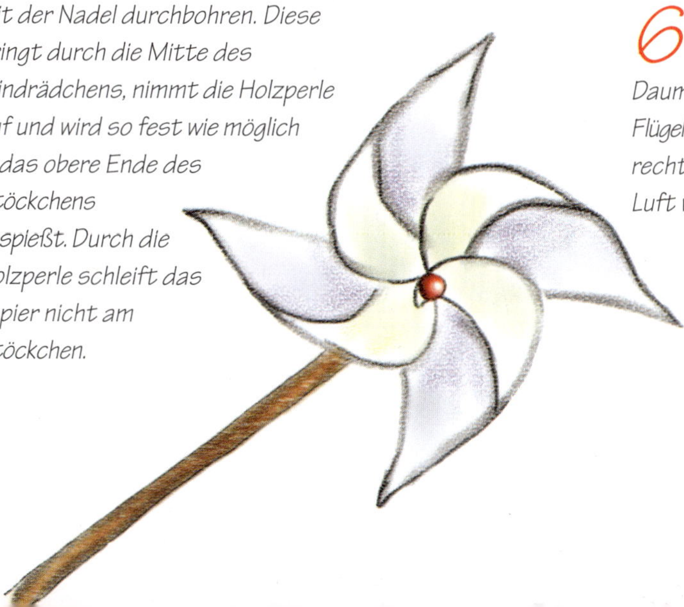

Diese Seiten dürfen Sie kopieren!

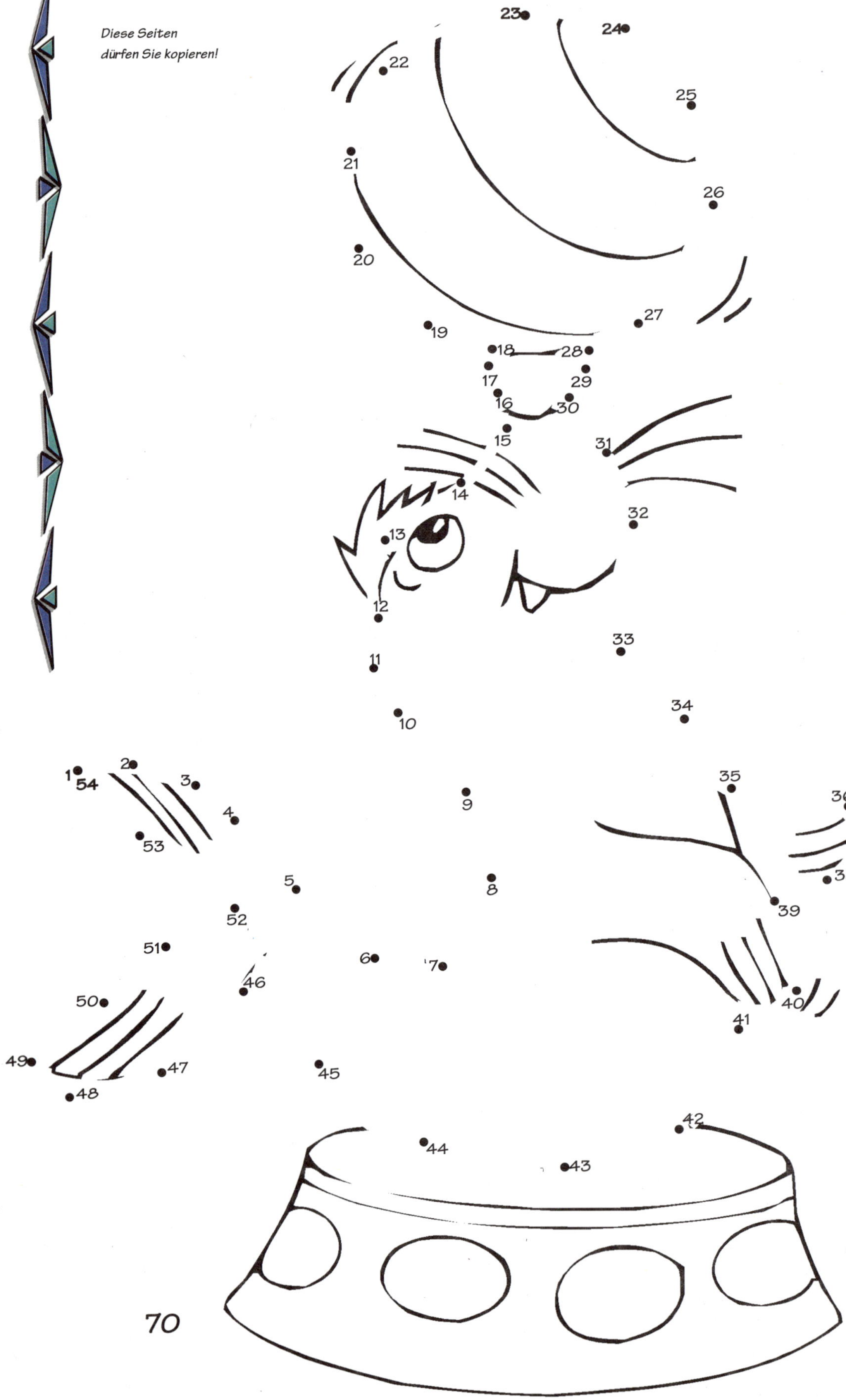

MATERIAL
Bleistift und Filzstifte oder Farbstifte oder Wachsmalkreiden oder Wasserfarben

Malen nach Zahlen

Wenn du auf jeder Seite alle Zahlen der Reihe nach mit einem Bleistift verbindest, entstehen lustige Tiere. Danach kannst du sie ganz bunt ausmalen.

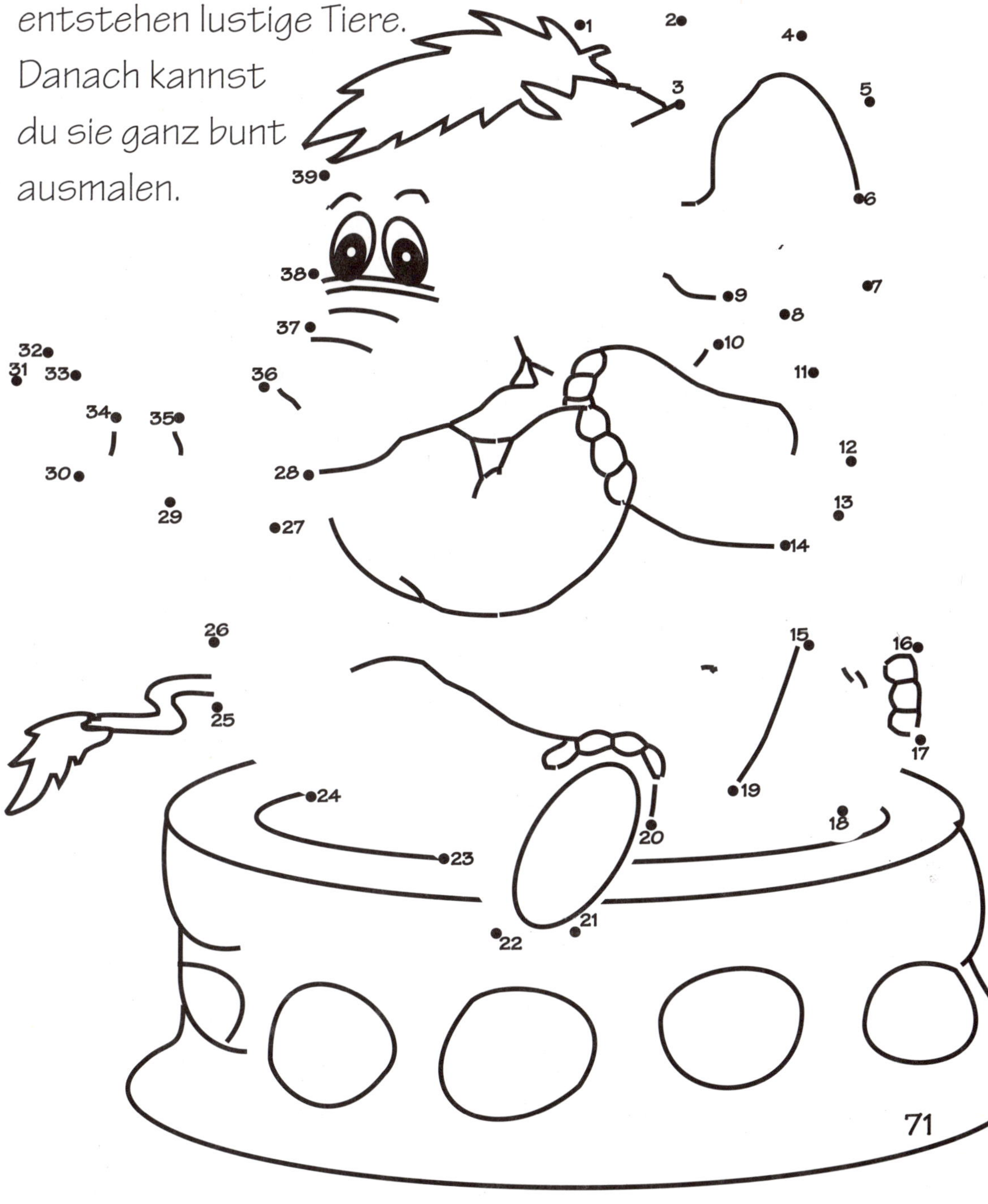

Von der Mumie zum zappelnden Maikäfer

Diese Übung regt den Kreislauf an und bringt ein allgemeines Wohlgefühl. Das ist vor allem dann wichtig, wenn das Kind schon einige Tage im Bett gelegen ist und bald aufstehen soll.

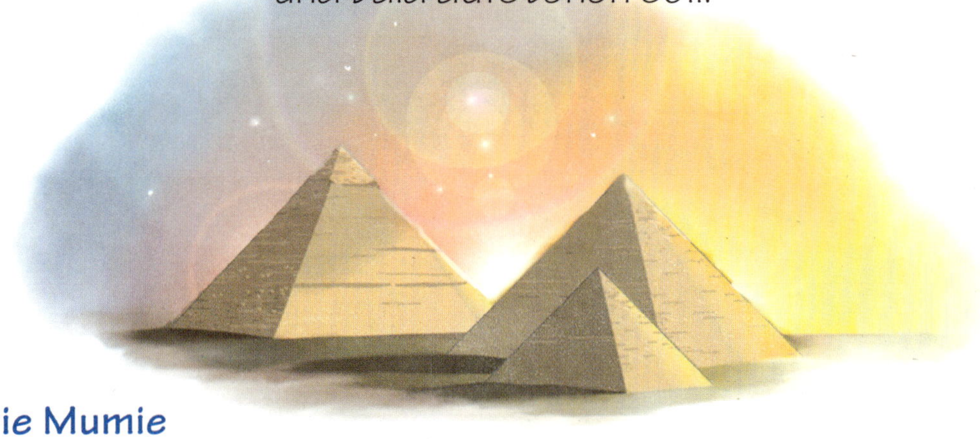

Die Mumie

- Stell dir vor, du bist eine **Mumie** im fernen Ägypten. Du liegst ganz still im Bett, zugedeckt, die **Augen geschlossen**, und jetzt erwachst du zum Leben!

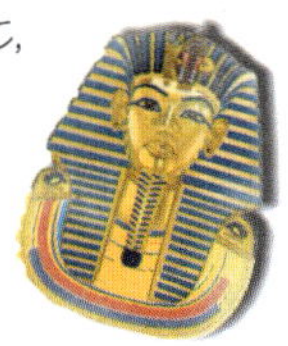

- Zuerst machst du die **Augen** auf. Dann rollst du mit den Augen. Erst guckst du **geradeaus**, dann nach **oben**, nach **links**, nach **unten**, nach **rechts**. Noch einmal – dann andersherum.

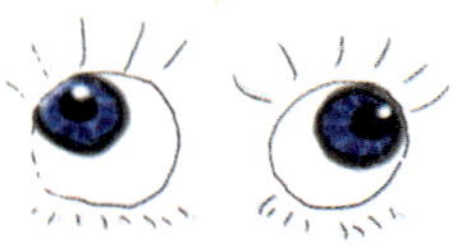

- Jetzt schneide ein paar **Grimassen**.

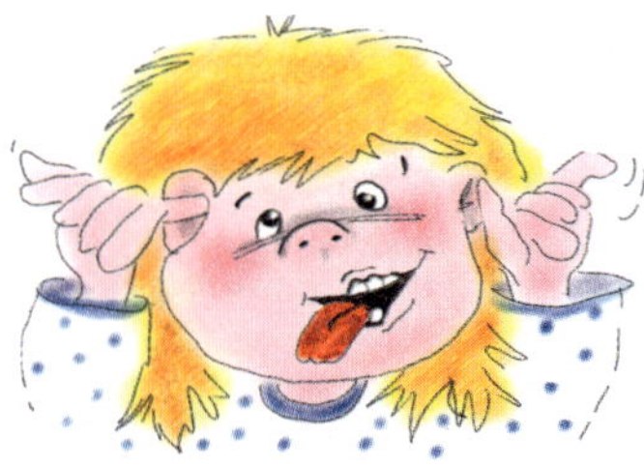

- Jetzt wackele mit den **Ohren**.
- Jetzt wackele mit den **Zehen** deines **linken Fußes**.
- Jetzt mit den Zehen deines **rechten Fußes**.
- Jetzt bewege die **Finger** deiner linken Hand, dann die deiner rechten Hand.
- Bewege den linken **Fuß im Knöchel**. Kreise mit dem Fuß.

TIP
Lesen Sie Ihrem Kind die Übungen langsam vor, dann kann es eine nach der anderen mitmachen. Achten Sie darauf, daß es die Reihenfolge genau einhält!

- Bewege die **rechte Hand im Handgelenk,** kreise mit der Hand.

- Bewege den rechten **Fuß im Knöchel,** kreise mit dem Fuß.

- Bewege die **linke Hand im Handgelenk,** kreise mit der Hand.

- Hebe den **linken Fuß hoch** und kreise mit dem ganzen **Unterschenkel**.

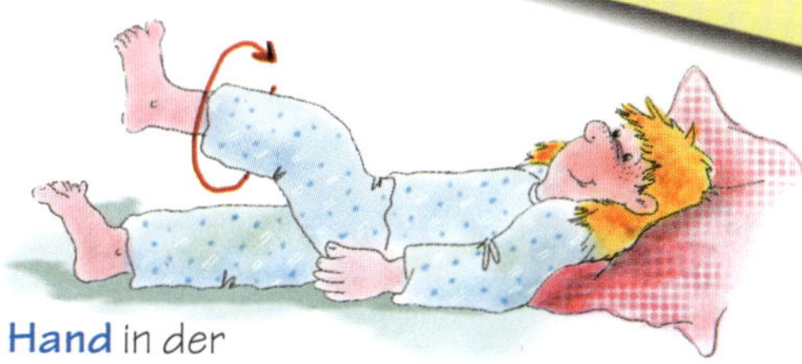

- Mach mit der **rechten Hand** in der Luft Kreise bis zum **Ellenbogen**.

- Hebe den **rechten Fuß** und kreise mit dem ganzen Unterschenkel.

- Mach mit der **linken Hand** in der Luft Kreise bis zum **Ellenbogen**.

- Jetzt kreise mit dem **linken Bein** bis zur **Hüfte**.

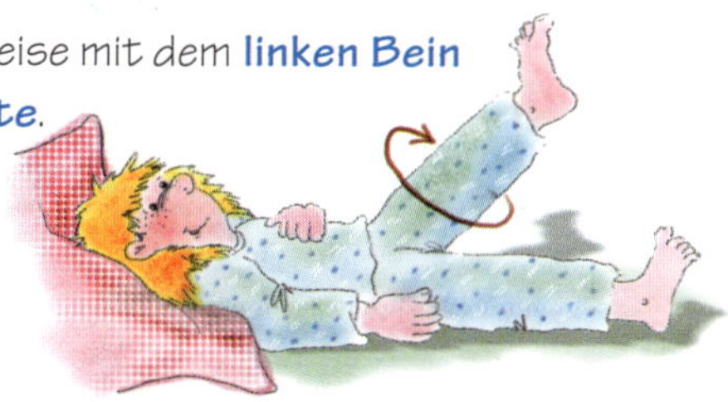

- Jetzt schwingt der rechte **Arm bis zur Schulter** im Kreis.

- Das **rechte Bein** bis zur **Hüfte** kreisen.

- Dann noch den **linken Arm** bis zur **Schulter** kreisen lassen.

- Jetzt fehlt uns noch der **Bauch**. Schau mal, wie weit du den nach **rechts** und **links** schieben kannst? Oder nach **oben** und **unten**?

- Jetzt ziehe einmal die **Beine** an und drücke die **Füße** langsam so fest in das Bett, daß sich dein **Unterkörper** langsam vom Bett in die Höhe hebt. Wenn nur noch die **Schultern** das Bett berühren, komm langsam wieder herunter.
Noch einmal.

- Jetzt kannst du einmal für einen kurzen Moment die Decke zur Mitte rutschen lassen und deine **Arme und Beine** in die Luft strecken.

- Zapple mit **Armen und Beinen** wie ein auf den Rücken gefallener

Maikäfer!

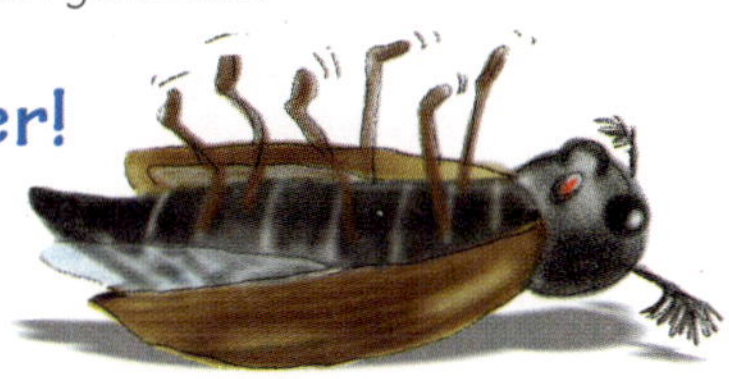

Lebendiger kannst du kaum mehr werden, und gesund bist du bestimmt auch bald wieder!

Jessicas Schutzengel

Schlafe, mein Kindlein, schlaf ein", summte der Schutzengel, als ob Jessica ihn hören könnte. Aber nach einer Weile verriet ihm ihr gleichmäßiger Atem, daß sie tatsächlich eingeschlafen war. Das war eine günstige Zeit für ihren Schutzengel, in den Himmel zu fliegen. Während er mit einem Auge die schlafende Jessica weiter bewachte, klopfte er an die Himmelspforte. Petrus öffnete ihm: „Ja, bitte?"
„Guten Abend", sagte Jessicas Schutzengel müde, „ich wollte ... ich brauche dringend Urlaub!"
„Urlaub?" fragte Petrus, als hätte er sich verhört.
„Ja, ich meine, wir könnten doch ... also wenn ich nur einmal kurz wegschauen dürfte? Sie würde sich bestimmt gleich etwas brechen, einen Arm vielleicht oder einen Fuß?" Petrus guckte den Schutzengel streng an.
„Gut, also dann einen Finger oder einen Zeh, oder sie könnte sich einen Bänderriß zuziehen?" bat der Schutzengel.
„Dann wäre sie für eine Weile außer Gefecht gesetzt, und dann würde sie nicht so herumtoben können oder vielleicht sogar im Bett liegen..."
„Kommt überhaupt nicht in Frage", sagte Petrus. „Du weißt, daß du deinen Schützling niemals aus den Augen lassen darfst."
„Ja ja, ich weiß", seufzte der Schutzengel, „oberstes Schutzengelgebot. Aber weißt du, Petrus, das ist manchmal gar nicht so einfach. Hast du Jessica schon einmal beim Spielen zugesehen? Ich weiß ja gar nicht mehr, wo ich zuerst hinspringen soll. Erst rast sie mit fliegenden Zöpfen auf ihrem Fahrrad zu ihrer Freundin, daß es nur so um die Ecke pfeift und ich hinspringen muß, damit sie nicht umkippt, dann muß ich kräftig mitbremsen, damit sie nicht auf die große Straße rollt, und am Schluß auch noch den Kopf halten, weil sie vor dem Haus ausrutscht und den Helm natürlich schon wieder abgesetzt hat. Wirklich, Petrus, ich brauche dringend Urlaub."
Petrus nickte:
„Ja, das klingt ziemlich anstrengend."

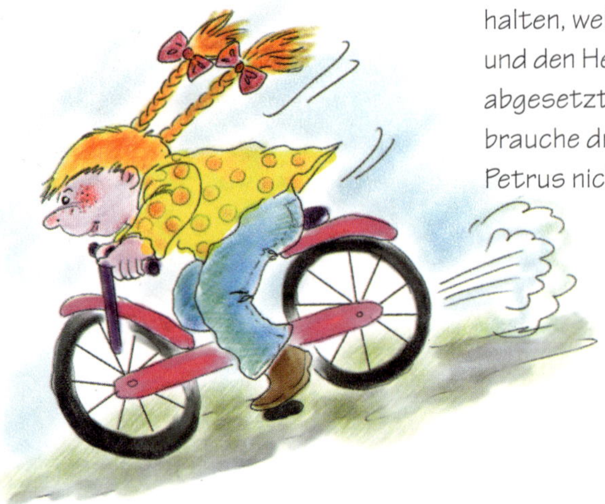

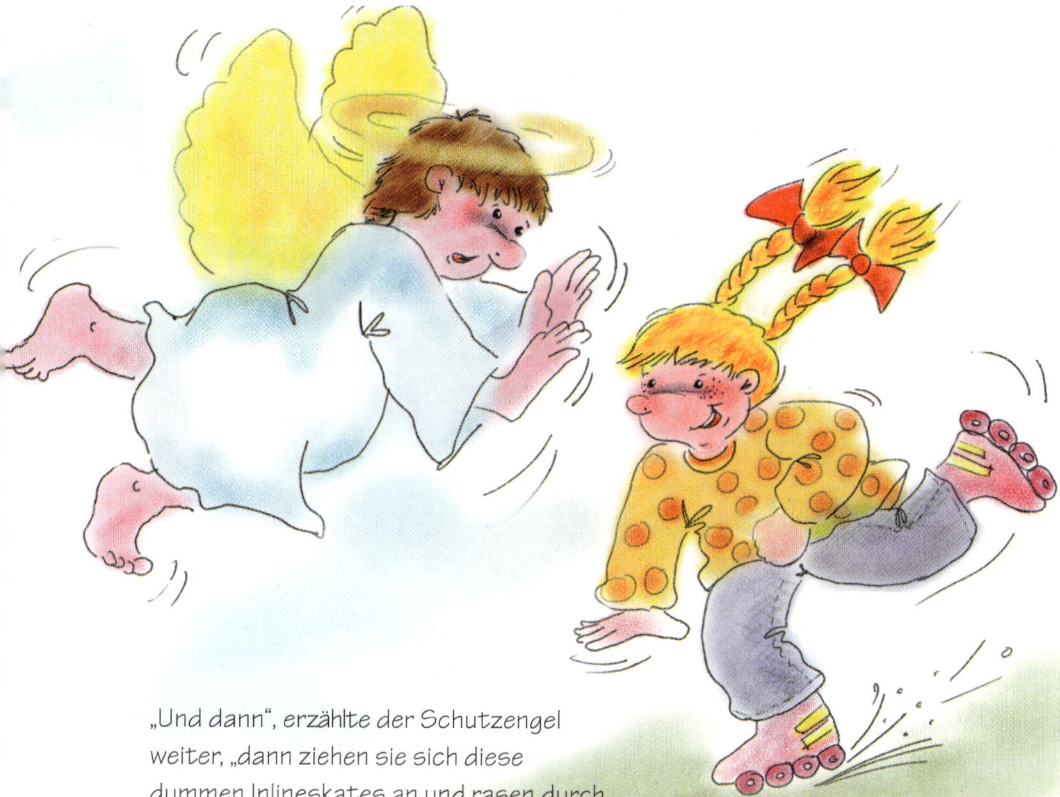

„Und dann“, erzählte der Schutzengel weiter, „dann ziehen sie sich diese dummen Inlineskates an und rasen durch die Gegend. Ständig muß ich sie vor Zusammenstößen mit Lampenpfosten, Fahrradfahrern, Autos und älteren Leuten beschützen. Von den Steinen, die sie übersieht, ganz zu schweigen. Soll ich dir auch noch erzählen, wie das ist, wenn sie auf einem Brückengeländer balanciert oder auf den höchsten Baum klettert?“
„Hör auf, hör auf“, sagte Petrus, „da werde ich ja schon vom Zuhören müde.
Ich werde einmal sehen, was sich machen läßt. Warte hier.“

Jessicas Schutzengel sah wieder einmal nach unten auf die Erde, aber Jessica lag immer noch friedlich in ihrem Bett.

Endlich kam Petrus wieder. Erwartungsvoll sah Jessicas Schutzengel ihn an. „Und?“ fragte er ungeduldig.
„Tja, wie ich es dir schon gesagt habe“, meinte Petrus, „wegschauen gilt nicht.“
Dem Schutzengel standen die Tränen in den Augen. „Aber ich bin doch so müde, ich möchte einfach nur schlafen, und ich brauche Urlaub, wirklich, ich ...“
„Nur ruhig Blut“, tröstete ihn Petrus. „Es gibt auch eine gute Nachricht. In Jessicas Schule gehen gerade die Röteln um, und wie es aussieht, wird Jessica sie auch bekommen. Da kannst du eh nichts dagegen machen.

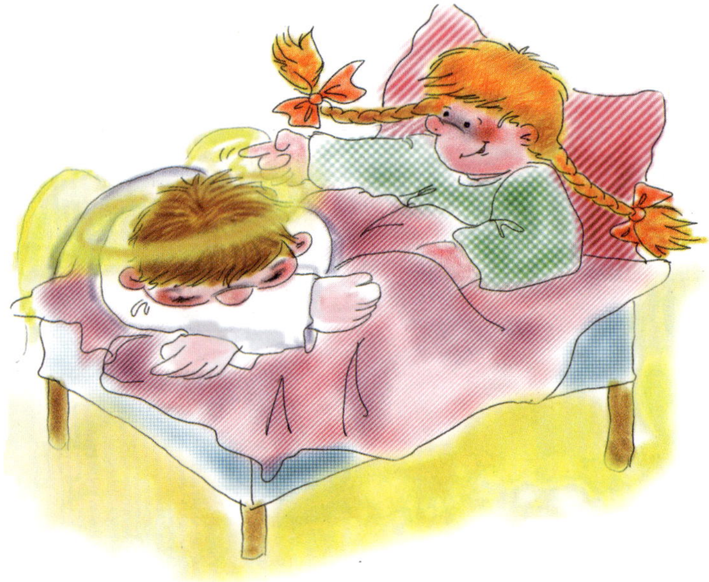

Dann muß sie zumindest mal ein paar Tage im Bett oder zu Hause bleiben, und du könntest dann vielleicht ein bißchen schlafen."
„Danke, danke!" rief der Schutzengel und machte, daß er wieder zurück auf die Erde kam, um noch ein paar Stunden an Jessicas Bett zu dösen. Zwar durfte ein Schutzengel natürlich nie wirklich tief schlafen, denn er mußte seinen Schützling ja auch während des Schlafens bewachen, aber so ein kleines bißchen Schlaf reichte den Schutzengeln schon.

Zwei Tage später war es so weit. Schon morgens konnte Jessicas Schutzengel ihre heiße Stirn fühlen, und als ihre Mutter das ebenfalls bemerkte, hieß es: „Jessica, du bleibst im Bett, zumindest heute."
„Heute?" fragte der Schutzengel, ohne daß ihn jemand hören konnte. „Was heißt denn hier heute? Mindestens drei Tage, das ist doch nicht zuviel verlangt? Hat denn hier niemand Mitleid mit einem Schutzengel?"
Leider bekam Jessicas Engel keine Antwort, denn es hörte ihm niemand zu.

Einige Stunden später, am Nachmittag, lag Jessicas Schutzengel mit dem Kopf auf dem Bett seines Schützlings und schlief. Vielleicht sogar ein bißchen fester, als er eigentlich sollte, aber natürlich nur ganz kurz. Da wachte Jessica auf.
„Mmh", stöhnte sie und bewegte sich unruhig, „was liegt denn da auf meinem Knie?"
Mühsam öffnete sie die Augen. Sie staunte nicht schlecht, als sie eine weiße Gestalt neben ihrem Bett sitzen sah, den Kopf auf ihr Knie gebettet. Anscheinend schlief der Kerl auch noch.
„Hey, du da! Aufwachen", rief sie in ihrer schnoddrigen Art, die sie sich angewöhnt hatte, damit man sie ernstnahm und nicht immer wie ein Kind behandelte.

Der Schutzengel zuckte zusammen. „Aufwachen? Jetzt schon, warum denn? Ist etwas passiert?"
„Nö", meinte Jessica, „aber mich würde schon interessieren, was du hier machst."
„Ich bin dein Schutzengel, äh", sagte der Schutzengel noch ganz verschlafen, „aber warum kannst du mich denn sehen?"
„Das weiß ich doch nicht!" meinte Jessica miesepetrig.
„Na gut, ist ja auch egal", sagte der Schutzengel, „aber wo du mich jetzt schon einmal hören kannst. Ich habe eine Bitte an dich: Kannst du denn nicht ein kleines bißchen vorsichtiger sein? Ich meine, ich habe so viel damit zu tun, dich immer irgendwo zu retten, daß ich jetzt nur noch schlafen möchte und wirklich urlaubsreif bin. Aber für Schutzengel gibt es keinen Urlaub, also..." Wieder einmal gähnte er herzhaft.
„Aber ich habe dich doch gar nicht gerufen?" fragte Jessica. Langsam war sie neugierig geworden. „Ich dachte, ihr kommt immer nur, wenn man euch ruft?"
„Und wer glaubst du, hat dir den richtigen Schubs gegeben, neulich, als du auf dem Brückengeländer warst, und fast ins Wasser gefallen wärst?"
„Das warst du?" fragte Jessica ungläubig. „Ich dachte, ich hatte einfach Glück."
„Glück." Der Schutzengel schüttelte den Kopf. „Wenn du dich in Gefahr begibst, dann gibt es kein Glück. Entweder dein Schutzengel ist schnell genug oder..."
„Oder ich brech mir ein Bein wie Felix oder einen Arm wie Kevin, meinst du?"
„Genau, langsam verstehst du, was ich meine", nickte der Schutzengel und gähnte wieder.

Hm, vielleicht sollte ich dann in Zukunft wirklich ein bißchen besser aufpassen, ein kleines bißchen zumindest." Langsam bekam Jessica Mitleid mit ihrem Schutzengel.
„Jetzt schlaf erst einmal", meinte sie schließlich, „heute und morgen bleibe ich auf jeden Fall im Bett, da kann mir ja nicht so viel passieren, und in Zukunft werde ich ein bißchen vorsichtiger sein."
„Danke, das ist lieb von dir", meinte der Schutzengel müde und war auch schon eingeschlafen.

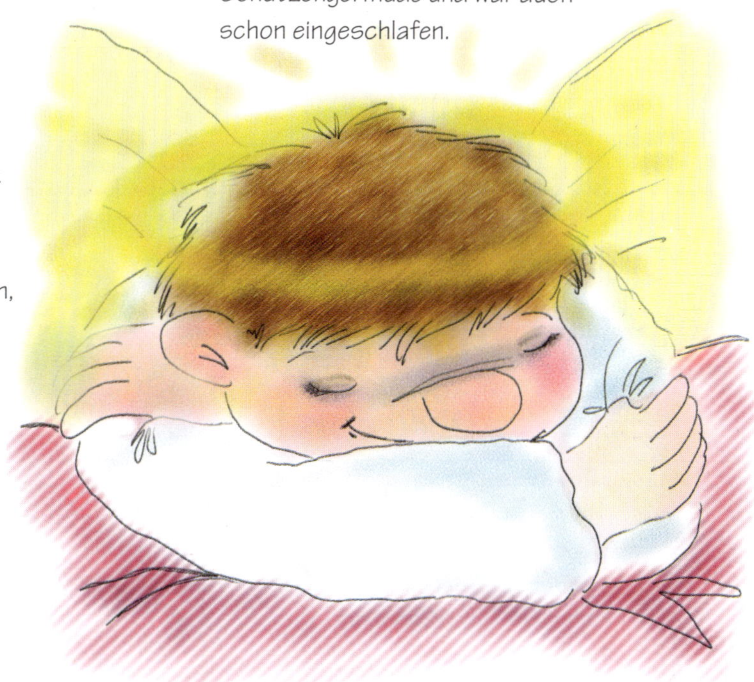

Ein Dschungel zum Ausmalen

Diese Seiten dürfen Sie kopieren!

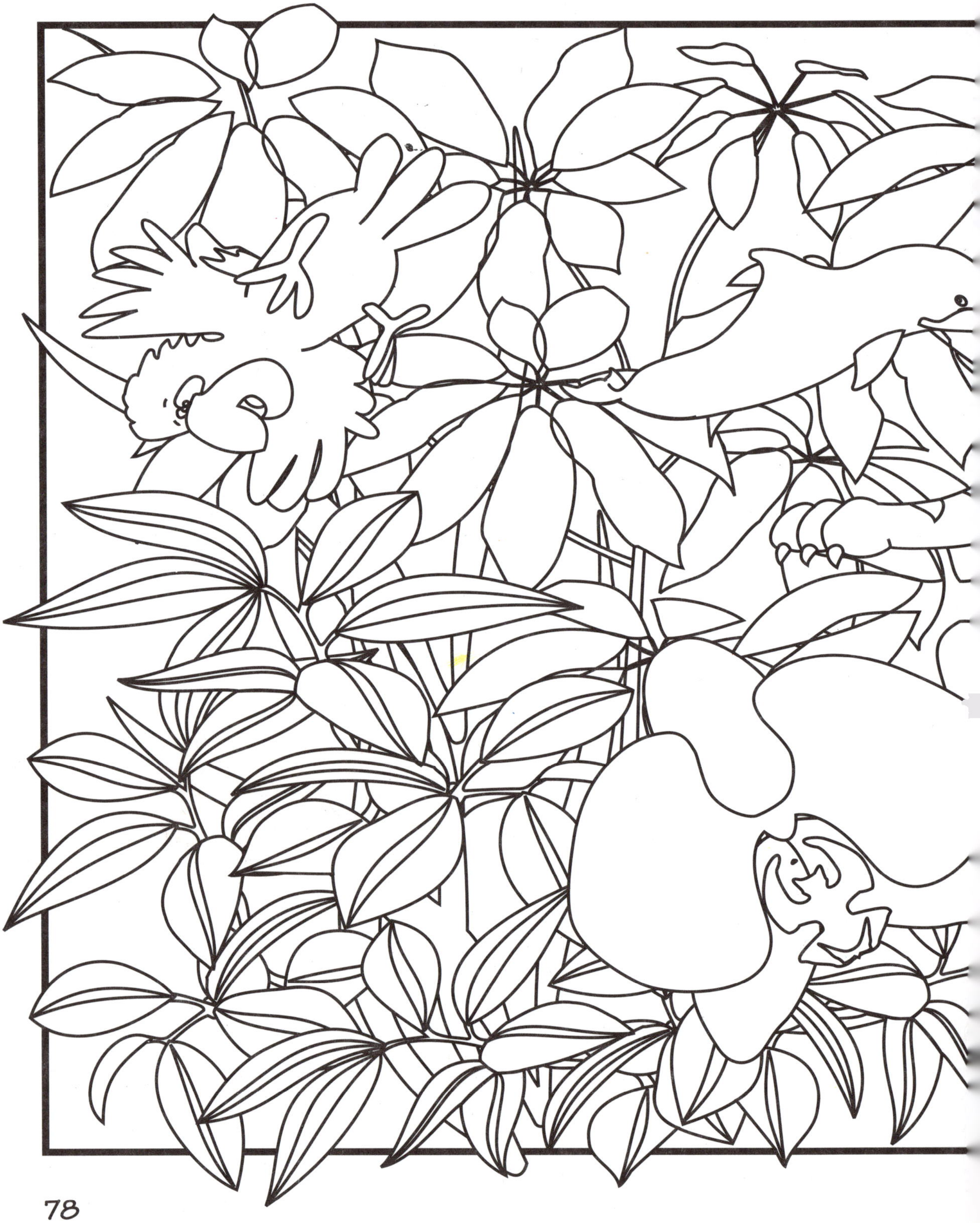

In diesem üppigen Dschungel haben sich 6 Tiere versteckt.
Kannst du sie sehen?

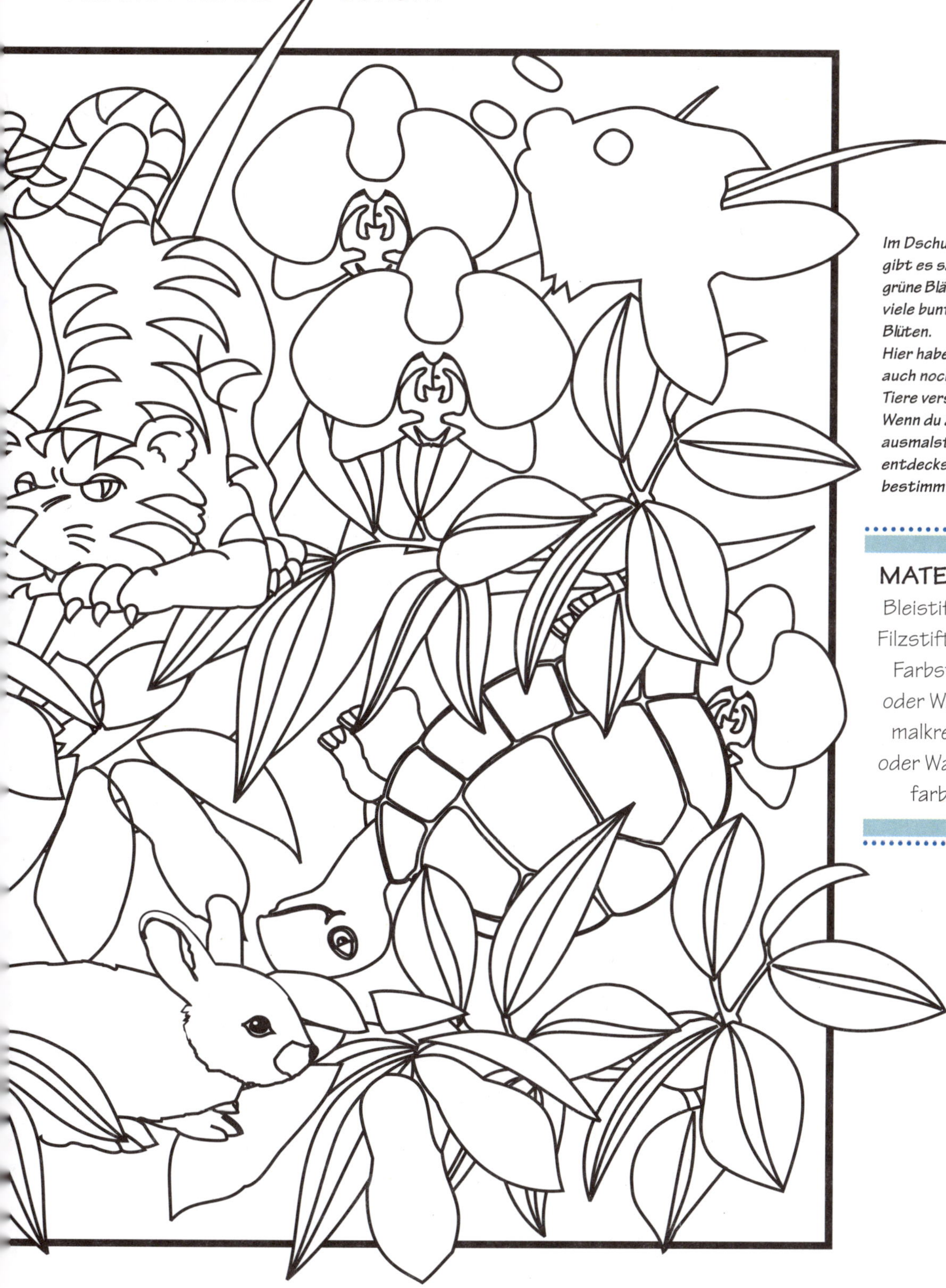

Im Dschungel gibt es saftig grüne Blätter und viele bunte Blüten. Hier haben sich auch noch viele Tiere versteckt. Wenn du alles ausmalst, entdeckst du sie bestimmt!

MATERIAL

Bleistift und Filzstifte oder Farbstifte oder Wachsmalkreiden oder Wasserfarben

Diese Übungen und Spiele sind für Kinder gedacht, die bald wieder gesund sind oder zu viel Energie haben, um noch weiter still im Bett zu liegen.

Bewegung für kleine Zappelphilippe oder -philippinen

Schneller-höher-weiter

Setz dich im Bett auf. Nimm einen kleinen Ball in die Hand, den du gerade gut festhalten und fangen kannst. Jetzt wirf ihn in die andere Hand und fang ihn wieder. Das kannst du jetzt immer schneller machen oder den Ball immer höher werfen oder die Hände immer weiter auseinandernehmen.

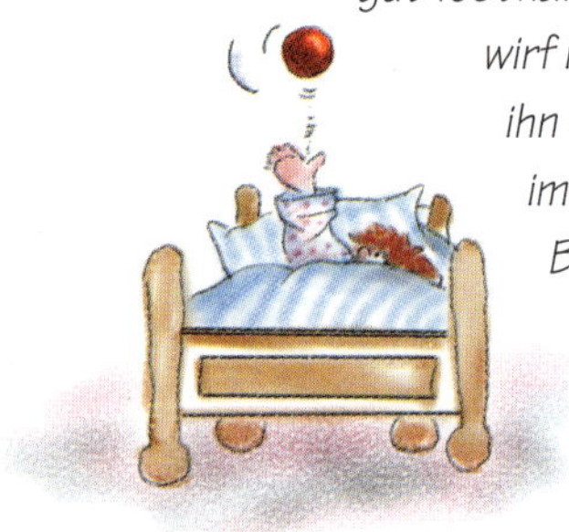

(Hier sollte noch jemand im Raum sein, der den Ball wieder aufhebt, sollte er zu Boden fallen, außer es stehen mehrere Bälle zur Verfügung. Außerdem kann das Spiel ganz schön aufregend sein!)

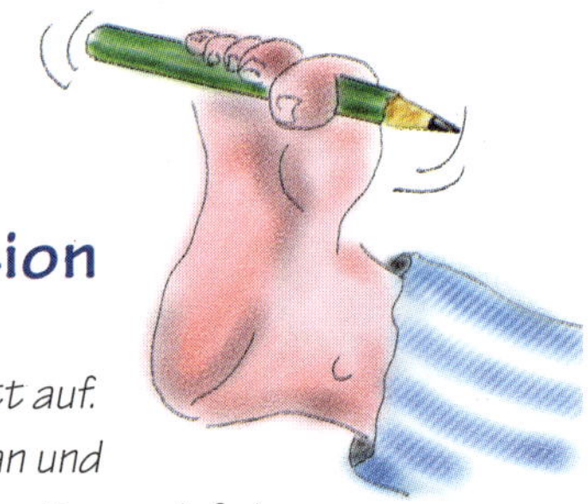

Konzentration

Setz dich im Bett auf. Ziehe ein Bein an und schiebe die Decke so weit weg, daß du deinen Fuß sehen kannst. Lege einen Stift auf das Bett und versuche, ihn mit den Zehen aufzuheben. Wenn du es geschafft hast, lege den Stift etwas weiter von dir weg und versuche es noch einmal. Wie weit kann der Stift weg sein? Kannst du es mit deinem anderen Fuß besser?

Widerstände

Dieses Spiel kannst du im Liegen oder im Sitzen machen. Stelle dir vor, um dich herum sind überall ganz enge Wände. Aber diese Wände kannst du mit der flachen Hand wegschieben, wenn du dich ganz doll anstrengst und es ganz langsam machst. Versuch es mal. Nach oben, zur Seite, nach vorne und nach hinten (oder unten). Merkst du, wie es um dich herum auf einmal wieder viel weiter wird?

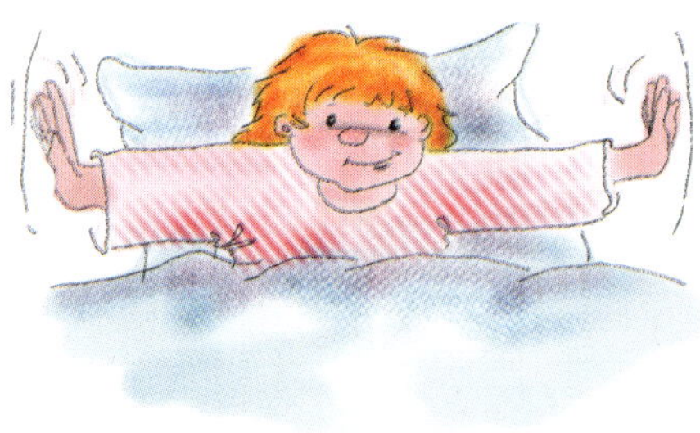

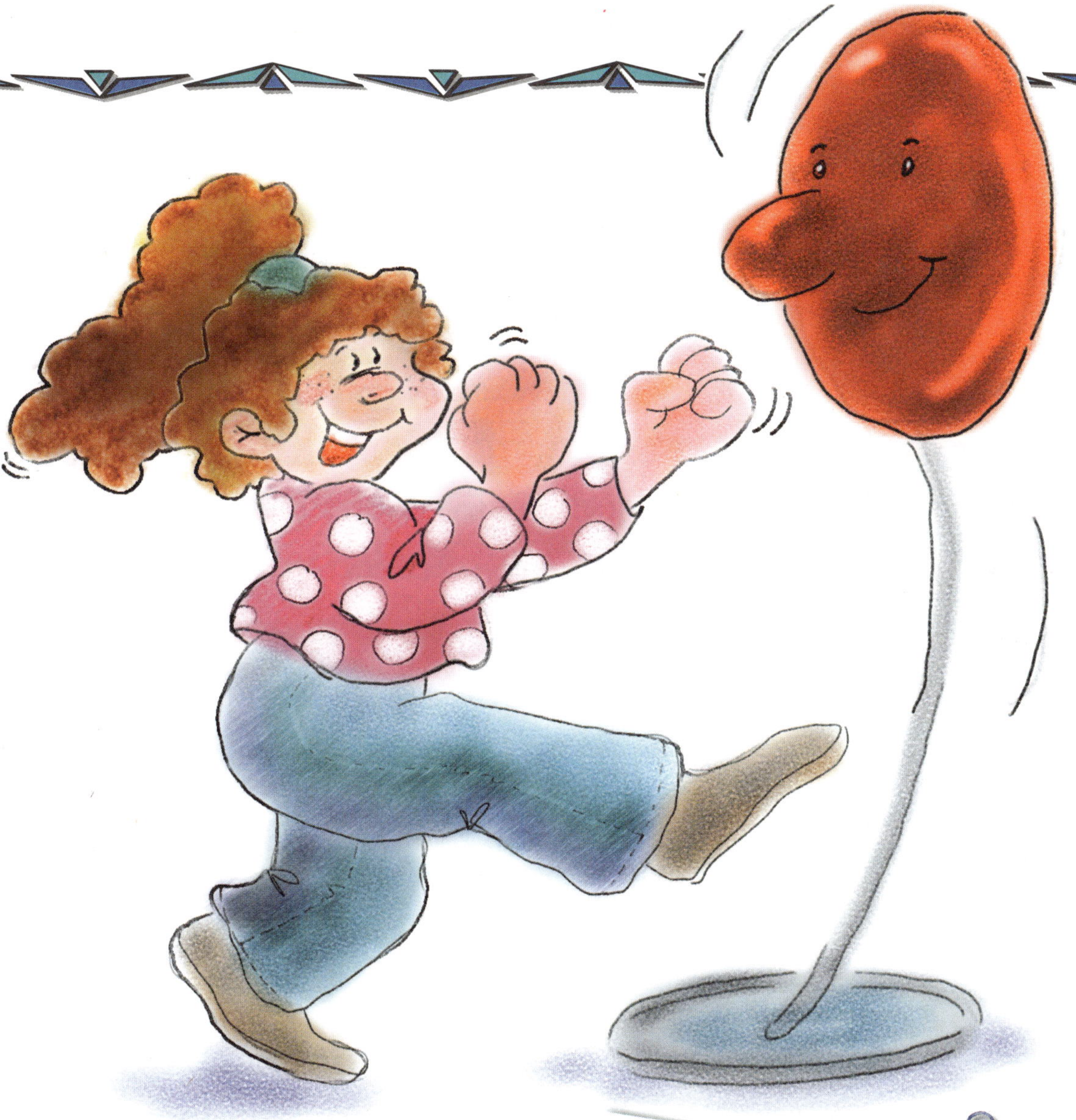

Wut

Siehe den TIP rechts. Erst einmal hilft aber auch folgende Übung: Halten Sie Ihrem Kind Ihre geöffneten Hände hin und lassen Sie es hineinboxen. Aber nur in die Hände – das ist die Regel. Keine Angst, das tut nicht weh und hilft auch schon.

TIP FÜR WÜTERICHE

Für Kinder, die oft wütend sind oder viel unter Bauchweh und Kopfschmerzen leiden: Schaffen Sie sich einen Kinder-Punchingball an, auf den das Kind einboxen kann. Natürlich können Sie statt dessen auch ein wirklich stabiles Kissen nehmen. Oder Sie kaufen einen Leinenstoff, nähen daraus einen Sack möglichst ohne scharfe Kanten oder Nähte und stopfen ihn mit alten Socken, Kissen oder Holzwolle aus. An diesem Wutsack kann das Kind viel Energie loswerden, ohne jemandem weh zu tun.

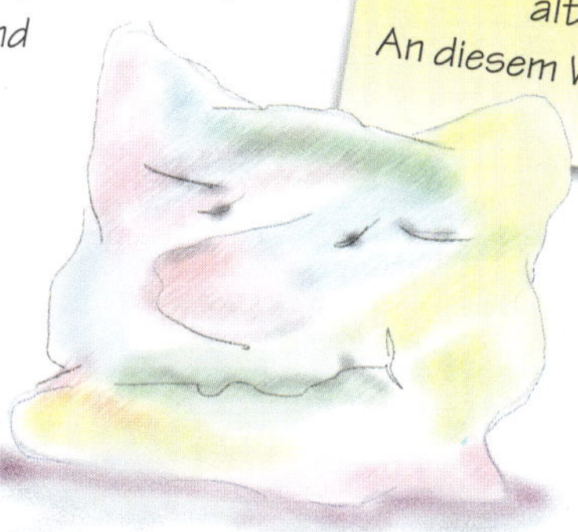

Eine Phantasiereise ins Licht

Wenn wir gesund sind, und es uns gut geht, „leuchten" unsere Augen vor Energie. Wenn wir krank sind, ist dies meist nicht der Fall. Diese Reise soll Ihrem Kind helfen, wieder mehr Energie, mehr Licht zu spüren, um mit der Krankheit besser fertig zu werden.

Leg dich ganz bequem hin, so wie du dich am wohlsten fühlst, auf den Bauch oder auf den Rücken, vielleicht auch auf die Seite — kuschel deinen Kopf auf ein Kissen, wenn du magst, und deinen Körper in eine Decke — deck dich gut zu und genieße einfach den kleinen Ausflug, den wir jetzt zusammen machen werden.
Wenn du magst, mach die Augen zu, dann kannst du dich besser auf meine Stimme konzentrieren — und achte bitte einmal auf deinen Atem.
Bei jedem Einatmen weitet sich deine Nase ein bißchen und fühlt sich kühl an, und bei jedem Ausatmen entspannt sie sich wieder und wird ganz warm.
Spür mal, wohin der Atem geht — wenn er durch deine Nase hereinkommt, geht er weiter bis zum Bauch, und fließtdann einfach wieder heraus.
Hör ihm einfach einmal zu, deinem Atem, und beobachte, was passiert.

Das Atmen geht ganz von alleine — du kannst spüren, wie du einatmest und ausatmest — vielleicht fällt dir auch die kleine Pause auf — zwischen dem Einatmen — und dem Ausatmen und dem Einatmen — und dem Ausatmen.
Nun stell dir vor, über deinem Kopf würde eine kleine goldene Kugel schweben. Wie eine kleine goldene Sonne, die ein angenehmes warmes Licht ausstrahlt.
Von dieser Sonne gehen Sonnenstrahlen aus, die wie die Wasserstrahlen einer Dusche zuerst einmal deinen Kopf erreichen — von da aus deinen Hals — und deine Schultern, — deinen Oberkörper und deine Arme — deinen Bauch — und deine Beine und schließlich deine Füße.
Wie eine Dusche fließen die goldenen Strahlen aus der goldenen Kugel über dir, über deinen ganzen Körper. —

ÜBRIGENS...

Wenn Sie die Wirkung von Edelsteinen schätzen oder einmal ausprobieren wollen: blaue und türkise Steine wie Aquamarin, Lapislazuli oder Türkis können bei Krankheiten im Rachen- und Brustraum unterstützend wirken. Einfach den Stein zehn Minuten unter fließendes Wasser halten und dann neben das Bett Ihres Kindes legen.

So richtig angenehm ist das — in diesem Licht kannst du ganz tief atmen — und alles, was dich gestört hat oder unangenehm war, — wird einfach weggespült und verschwindet unter deinen Füßen in der Erde. —
Wenn du magst, stell dir nun vor, du könntest mit deinen Gedanken oder deinen Augen in deinen Körper hineinsehen und die Stelle finden, die dir weh tut, oder die krank geworden ist. Es können auch mehrere Stellen sein, oder vielleicht ist es auch dein ganzer Körper. —
Wenn du die Stelle gefunden hast, dann stell dir vor, dort würde ein kleines sanftes blaues Licht anfangen zu leuchten. —
Jedesmal, wenn du einatmest, leuchtet das blaue Licht stärker — und jedesmal wenn du ausatmest, nimmt es ein bißchen von dem Schmerz von dieser Stelle in deinem Körper mit. —
Wenn es dort heiß war, wird das kleine blaue Licht die Stelle kühlen und ein wenig leichter werden lassen. —
Bei jedem Atemzug wird es ein bißchen leichter werden und ein bißchen kühler. —

Mit jedem Einatmen wird das blaue Licht wieder stark, und mit jedem Ausatmen nimmt es alles weg, was krank, entzündet oder heiß war. —
Wenn du das eine Weile gemacht hast, dann stell dir vor, von irgendwo über deinem Kopf fällt ein kleiner Wasserfall aus hellem Licht auf dich herab. — Es ist ein ganz helles Licht, so hell wie die Sonne. —
Angenehm fühlt sich das an — überall kannst du es auf der Haut spüren, wie die kleinen weißen Lichttropfen aus dem Wasserfall deine Haut berühren. — Sie landen auf dir, hüllen dich ein — im ganzen Körper kannst du diese weißen Lichttropfen fühlen, wie sie da glitzern und glänzen. —
Genieße es solange du möchtest, der Wasserfall hört erst auf zu fließen, wenn du das willst. (*Hier eine kleine Pause machen – ca. 30 Sek. bis 1 Min.*)
Und wenn du so richtig voll bist von diesen hellen Tropfen, dann stell dir wieder die goldene Kugel über dir vor. Wieder verbreitet sie über dir ihr sanftes, warmes Licht, und in dir sind immer noch die hellen, weißen glitzernden Tropfen des kleinen Wasserfalls.
Wenn du magst, dann träume noch ein bißchen davon. — Dann öffnest du die Augen, streckst und reckst dich und kommst wieder zurück in dieses Zimmer — hier zu mir.

So wird Ihr Kind schneller wieder gesund

Auf dieser Seite finden Sie eine Vielzahl von kleinen Reimen, Gebeten und Anregungen für die Beschäftigung mit dem kranken Kind.

TIP

Tun Sie doch einfach einmal so, als könnten Sie das Fieber wegblasen. Feuchten Sie die Stirn Ihres Kindes an und blasen Sie leicht darüber. Konzentrieren Sie sich beide darauf, daß das Fieber wegfliegt.

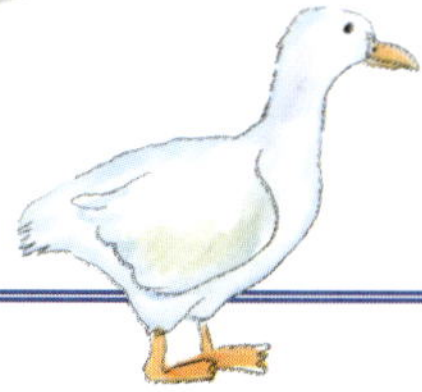

Heile, heile Segen,
drei Tage Regen
drei Tage Schnee,
Tut's dem Kindchen
nimmer weh!

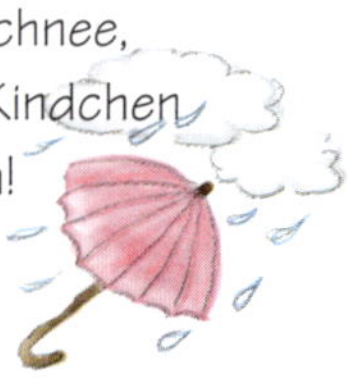

Heile, heile Gänschen,
das Kätzchen hat ein
Schwänzchen
Heile heile Mäusedreck,
in fünfzig Jahr' ist
alles weg!

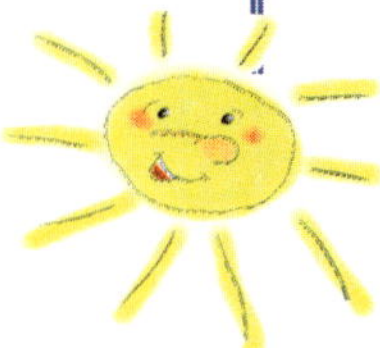

Heile, heile Segen,
drei Tage Regen,
drei Tage Sonnenschein,
bald wird's wieder
besser sein.

Heile, heile Kätzchen,
's Kätzchen hat vier
Tätzchen,
hat auch einen langen
Schwanz;
morgen ist alles
wieder ganz!

Heile, heile Segen,
drei Tage Regen,
drei Tage Wind,
gesund ist das Kind!

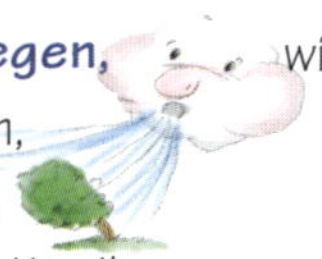

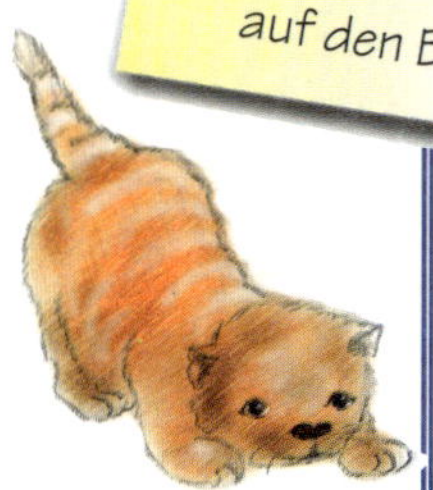

TIP

Krankheitszeiten sind ganz besondere Zeiten. Der Körper macht sich bemerkbar, und jetzt erst fällt uns auf, wie gut er sonst „funktioniert". Vielleicht könnten Sie auch die Zeit nutzen, um Ihr Kind darauf aufmerksam zu machen, wie es sich anfühlt, gesund zu sein, wie schön und leicht das ist. Vielleicht haben Sie und Ihr Kind jetzt auch die Zeit, dem Körper ganz besondere Pflege angedeihen zu lassen. Vielleicht kann man ihn genauer betrachten und entdecken, mit einer besonderen Creme pflegen, einen Tropfen von Mutters Parfüm oder Vaters Rasierwasser auf den Bauchnabel tupfen oä.

TIP

Wenn Ihrem Kind das Beten schwerfällt, dann falten Sie doch Ihre Hände einmal über denen Ihres Kindes und sprechen einfach selbst ein Gebet.

Lieber Gott,

mein Hals tut so weh, und ich kann gar nicht richtig schlafen. Kannst du bitte machen, daß das aufhört?

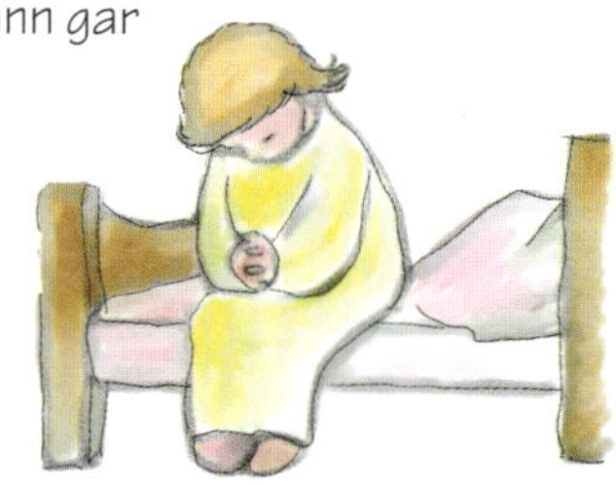

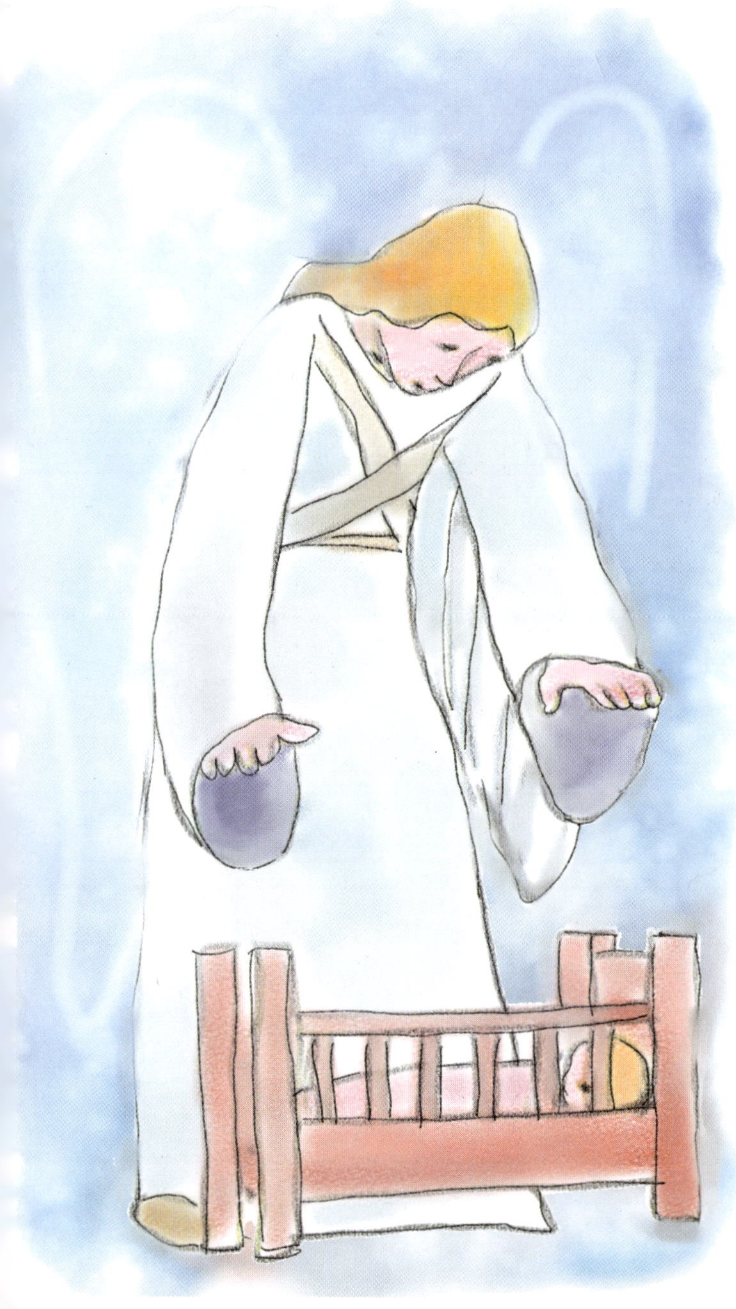

Lieber Gott,

ich bin so krank und fühle mich so klein. Bitte hilf mir, die schwere Zeit zu überstehen, damit ich wieder gesund und fröhlich werden kann.

Lieber Gott,

bitte bleib bei mir heute nacht. Verscheuche das Fieber und laß mich wieder gesund werden, damit ich morgen wieder spielen kann.

Lieber Gott,

du hast gesagt, du bist immer bei mir. Heute nacht brauche ich dich besonders, denn ich bin krank, und meine Eltern müssen schlafen. Bitte hilf mir, damit ich ganz bald wieder gesund werde.

Lieber Gott,

ich mag das gar nicht, das Kranksein. Es ist so langweilig, und ich kann nicht rausgehen zum Spielen. Kannst du mir nicht ein paar schöne Träume schicken und mich ganz schnell gesund machen? Bitte.

Mutiger Fips

Oooouuuaaauuuiiiihhh!" Da war es wieder. Babu, der gerade beim Beerensammeln war, lief es kalt den Rücken hinunter, und fast hätte er das Körbchen mit den Beeren fallengelassen. Warum hatten ihn seine Eltern auch ausgerechnet hierher zum Beerensammeln geschickt. Gewiß, hier

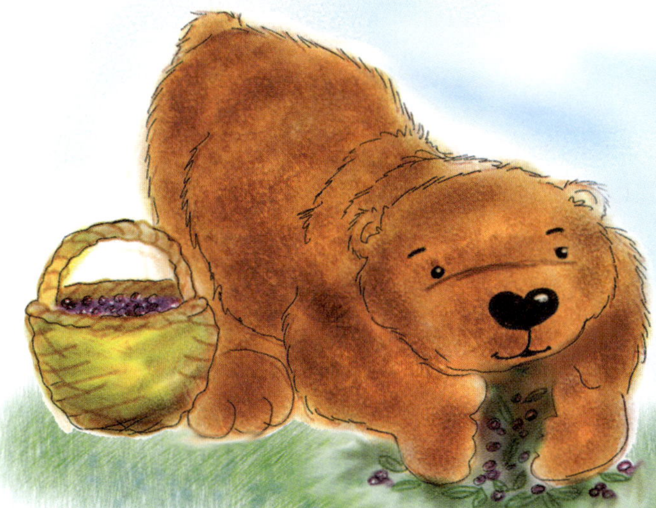

gab es die saftigsten und süßesten Blaubeeren, und die Sträucher waren voll davon. Aber hier war er auch am Rande des unheimlichen Zauberwaldes, in dem das Ungeheuer wohnte. Zwar hatte es keiner je gesehen, aber sein Gebrüll war nicht zu überhören. Immer wieder hörte man es: „Oooouuuaaauuuuiiiihhh!" klang es dann – schauerlich.

Babu beschloß, für heute lieber mit dem Beerensammeln aufzuhören und nach Hause zu laufen.

Ganz alleine war ihm nicht wohl, so nahe am Zauberwald. Als er zu Hause ankam, sah er immer noch ein wenig ängstlich aus.

„Hat dich der gefährliche Drache in den Zeh gebissen?" lachten ihn seine Brüder aus. Unter ihnen galt es als Mutprobe, so nahe an den Wald heranzugehen. Aber da niemand je das Ungeheuer gesehen hatte, konnte es ja nicht so gefährlich sein.

Babus Mutter streichelte ihrem Kleinsten den Kopf, dann machte sie sich daran, aus den Blaubeeren ihre köstliche Marmelade zu kochen.

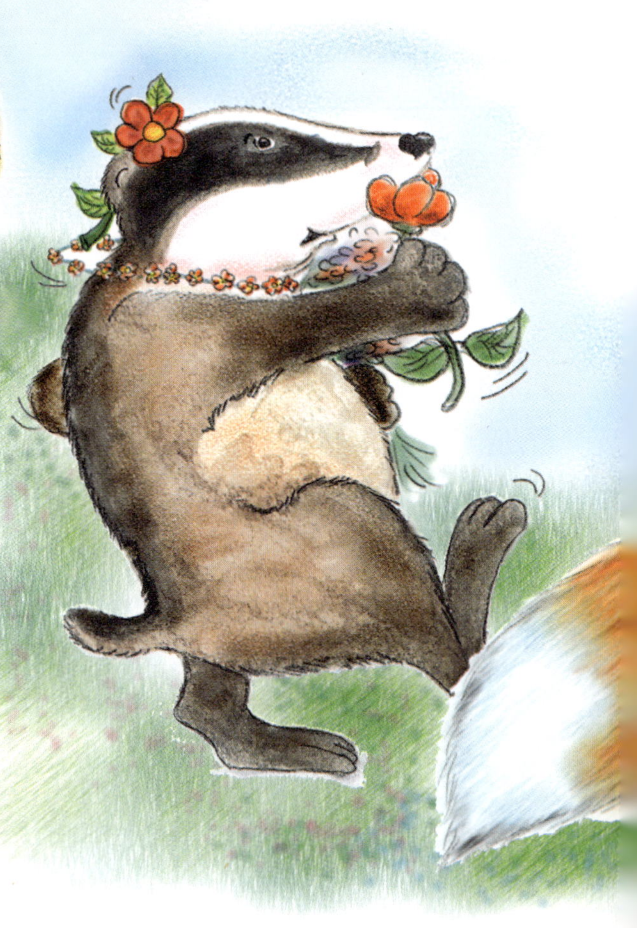

Babu ging in der Zwischenzeit hinaus zum Spielen. Er traf seine Freunde, das Dachsmädchen Lilietta, den Fuchsjungen Rothaar und den Waschbären Freddie. Sie waren schon auf der Wiese an der Weide und warteten auf ihn.
„Und was machen wir heute?“ fragte Lilietta gelangweilt, während sie an einem Grashalm kaute.
„Wir gehen in den Zauberwald“, schlug Babu vor. Eigentlich meinte er es gar nicht so ernst, aber wenn seine Brüder ihn immer aufzogen, dann wollte er es eben jetzt einmal genau wissen. Er wollte etwas tun, was sich seine Brüder gewiß nicht trauen würden.

Lilietta war Feuer und Flamme, und auch Rothaar nickte. Er war sowieso der Mutigste von ihnen und bei allen gefährlichen Spielen immer der erste. Freddie schüttelte den Kopf. „Du spinnst doch!
IN DEN ZAUBERWALD!?! Willst du gefressen werden oder was? Nein danke, nicht mit mir!“ „Ach komm, Freddie“, versuchte Babu ihn zu überreden, „schließlich hat noch nie jemand das Ungeheuer gesehen. Woher willst du wissen, daß es dich fressen würde?“ „Ja“, meinte Lilietta frech, „vielleicht mag es ja gar keine Waschbären...“
Babu lief es kalt den Rücken hinunter. Der Gedanke, gefressen zu werden, behagte ihm gar nicht. Wenn das Ungeheuer nun aber gerade Braunbären liebte, was sollte er dann tun? Aber er ließ sich nichts anmerken.
„Jetzt komm, du Angsthase“, sagte Rothaar schließlich und klopfte Freddie auf die Schulter. „Ich bin ja schließlich auch noch da. Wenn das Ungeheuer kommt, stellst du dich einfach hinter mich, und dann werd ich dir schon zeigen, was man mit so einem Ungeheuer macht.“ Rothaar hatte zwar keine Ahnung, was man mit einem Ungeheuer machte – schließlich war ihm noch nie eines begegnet – aber das mußte er Freddie ja nicht unbedingt auf die Nase binden. Schließlich nickte Freddie widerwillig, und gemeinsam machten sich die vier Freunde auf den Weg in den Zauberwald.

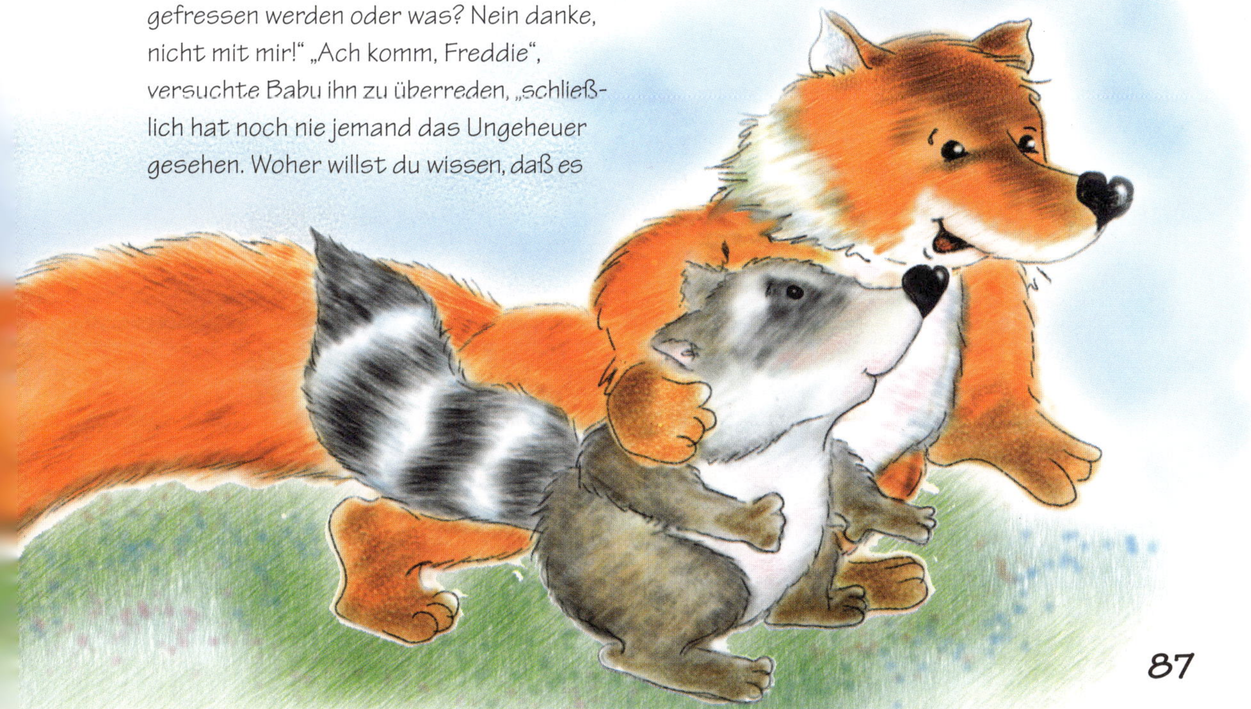

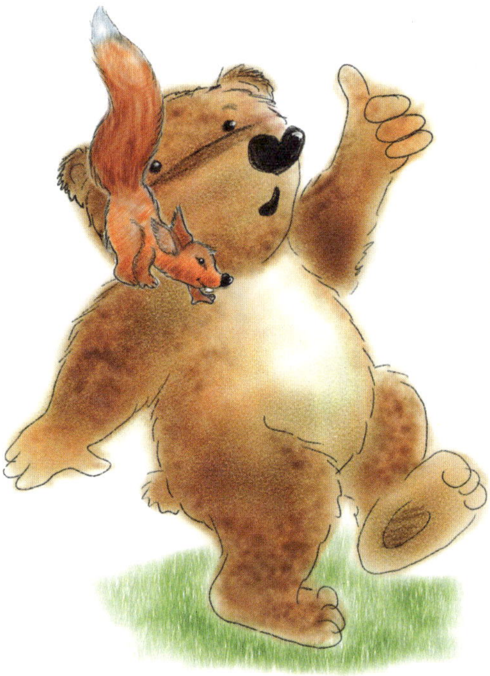

Lilietta pflückte hier und da am Wegesrand noch ein paar Blumen, und Babu nahm noch ein paar Beeren mit. Rothaar hatte Freddie den Arm um die Schultern gelegt und erzählte ihm lauter erfundene Geschichten, in denen er der unbesiegbare Held geblieben war.
So kamen sie zum Zauberwald.
Sie mußten nicht lange warten, da hörten sie es wieder „Oooouuuaaauuuuiiiihhh!".
Wie immer, wenn sie das unheimliche Gebrüll hörten, lief es ihnen kalt den Rücken hinunter. Ein letztes Mal sahen sich die Freunde an, dann gingen sie in den Zauberwald hinein. Lilietta pfeifend vorneweg, dann kam Babu und zum Schluß kamen Rothaar und Freddie, der noch ein wenig blasser war als sonst.

Nach einer Weile hatten sie sich an das dunkle Licht im Wald gewöhnt. Die Bäume um sie herum sahen aus wie in jedem anderen Wald. Da war eigentlich nichts Unheimliches. Auch das Gebrüll, das immer wieder ertönte, war ihnen nun fast schon vertraut geworden.
„Iiieeeh!" schrie Babu auf einmal, so daß alle zusammenzuckten. „Fips! Hast du mich aber erschreckt!" schimpfte er dann, als seinen kleinen Freund, das Eichhörnchen, erkannte, das gerade von einem Baum auf seine Schulter gesprungen war. „Ph!" machte Fips. „Erschreckt? Du hättest mich fast nicht mitgenommen! Und was hättest du dann ohne mich bei dem Ungeheuer gemacht, hä?"
„Ist ja gut", meinte Babu schließlich, „jetzt bist du ja dabei. Zufrieden?"

Gemeinsam gingen sie weiter. Immer näher kamen sie dem schrecklichen Gebrüll, bis sie vor einem riesigen Baum standen. „Oooouuuaaauuuuiiiihhh!" tönte es wieder. Es schien aus einer kleinen Höhle im Baumstamm zu kommen.
„Komm nur raus und kämpf mit mir!" schrie Rothaar.

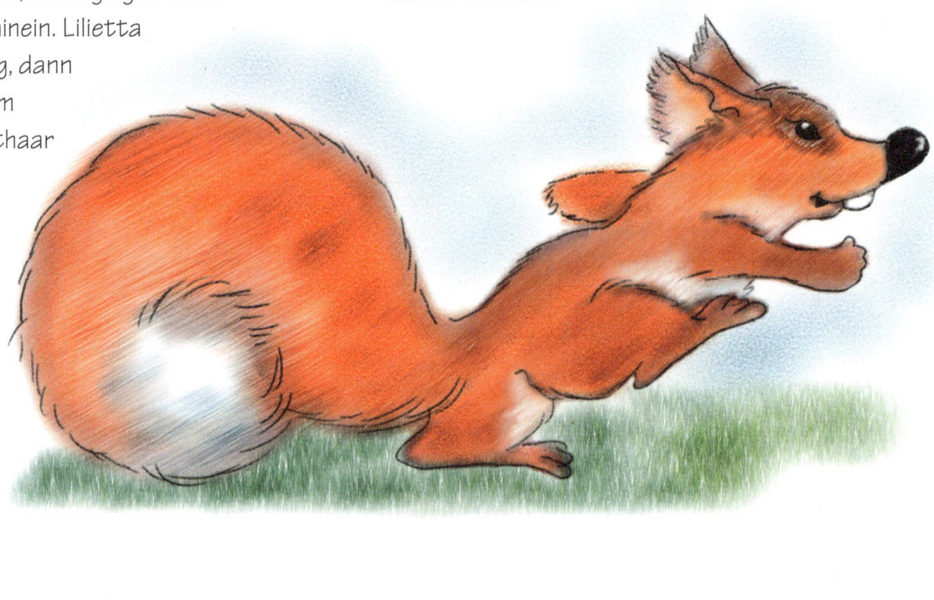

Er sprang wie ein Wilder mit einer Astgabel vor dem Baum herum und versuchte das Ungeheuer herauszulocken. „Kämpf doch mit mir, du Angsthase", schrie er," du bist ja nur zu feige!!" Aber nichts tat sich.

Lilietta versuchte es lieber mit Nachdenken. Sie saß da, den Kopf in die Hände gestützt, und kaute mal wieder an einem Grashalm. Angestrengt überlegte sie, ob dem Baum wohl etwas fehlen könnte. Sie hielt ihm eine der Blumen hin, die sie mitgebracht hatte, aber es nützte nichts.
Fips bestand darauf, den Baum hinaufzuklettern und in der Höhle nachzusehen, ob das Ungeheuer vielleicht darin steckte. „Vielleicht ist ja auch nur ein junges Tier in den hohlen Baum gefallen, und jetzt kommt es nicht wieder heraus und schreit erbärmlich?"
Freddie schüttelte den Kopf. „Junges Tier? Das muß schon ein riesiges junges Tier sein. Wahrscheinlich kommt es gleich heraus und frißt uns!" Ängstlich sah er sich schon nach einem Fluchtweg oder einem geeigneten Versteck um.
Babu überlegte, ob in der Baumhöhle wohl Bienen sein konnten? Nein, die Bienen, die er kannte, summten. Außerdem war weit und breit keine Biene zu sehen.

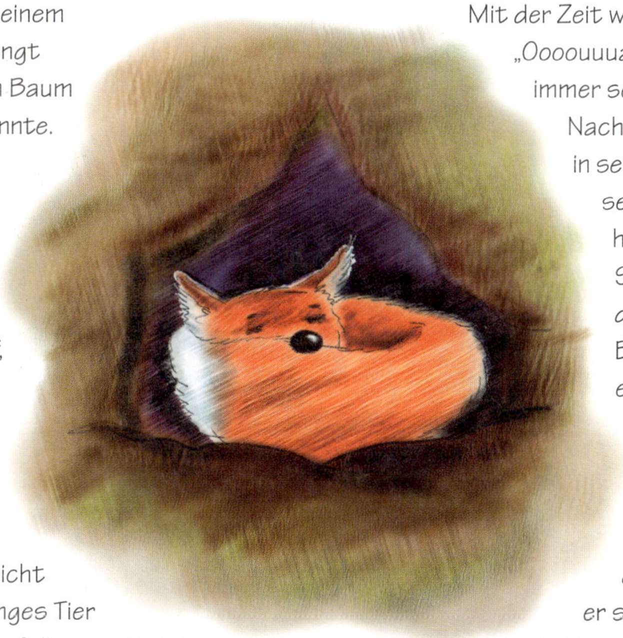

Schließlich konnte er Fips, der auf seiner Schulter saß, nicht mehr halten. Wie der Wind kletterte Fips den Stamm hinauf und in die Höhle hinein.
Drinnen war es gar nicht unheimlich.
Die Höhle war eigentlich auch gar nicht so groß. „Richtig gemütlich ist es hier!" rief er hinaus. Ich glaube, ich bleibe eine Weile hier." Und schon war er dabei, sich in der Höhle häuslich einzurichten.
Mit der Zeit war das vertraute „Ooooouuuaaaauuuuiiiihhh!" immer seltener zu hören.
Nachts, als Fips schon in seiner neuen Höhle selig schlief, hörte er eine Stimme: „Danke, daß du meinen Bauch wärmst, endlich tut er nicht mehr weh."
Fips wunderte sich ein wenig, dann kuschelte er sich wieder in sein Bett und schlief weiter.
So hatte Fips den Bauchwehbaum von seinem Bauchweh geheilt, und von da an hörte man nie mehr das unheimliche „Ooooouuuaaaauuuuiiiihhh!" aus dem Zauberwald.

Steintiere und Rindenkinder

Wenn Eltern oder Geschwister dem kranken Kind von der Natur draußen etwas mitbringen, können sie dann gemeinsam daraus etwas basteln.

Aber auch ganz neue Spielideen können so entstehen.

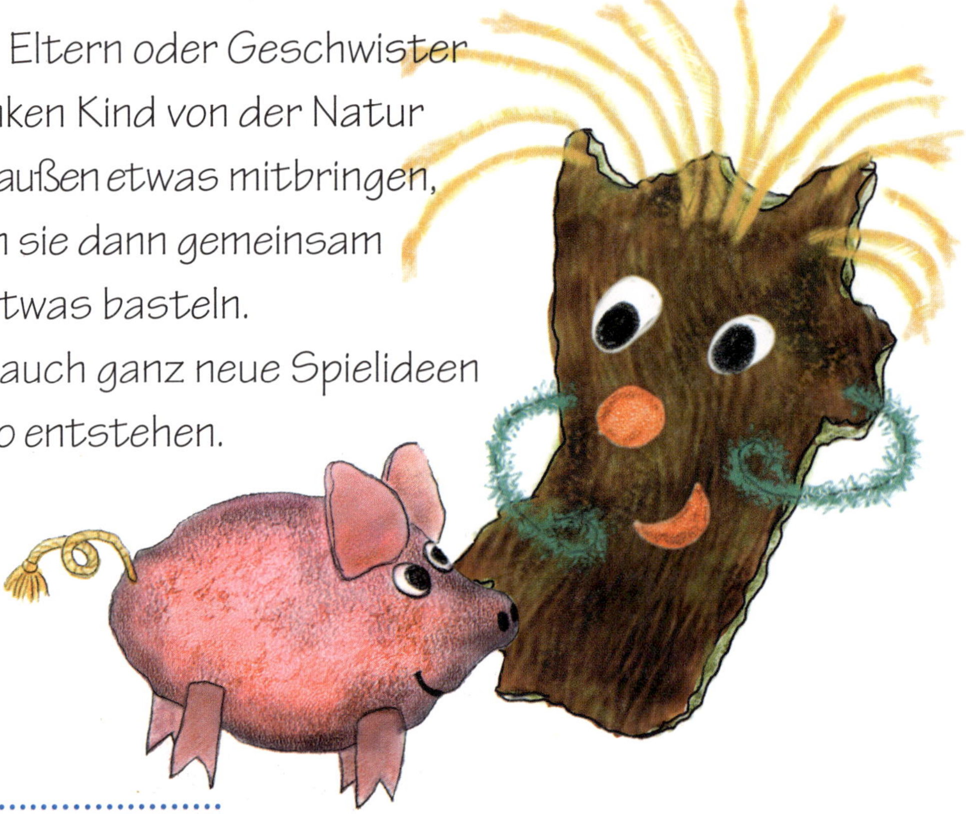

MATERIAL

Steine, Rindenstücke oder Wurzeln, knorrige Aststücke oder Tannenzapfen, Pfeifenreiniger, Filzreste, Plakafarben, Pinsel, evtl. schwarzer Filzstift, Klebstoff, evtl. Watte und Wollreste

Steintiere und Rindenkinder

Die Steine, Rindenstücke oder Wurzeln werden zunächst von Schmutz oder Erde befreit.

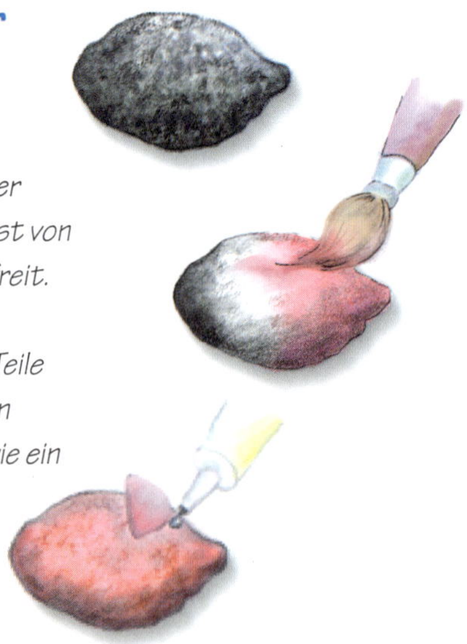

Dann kann man sich die einzelnen Teile ansehen und der Phantasie freien Lauf lassen. Sieht dieses Stück nicht wie ein Nashorn aus? Könnte jener Stein ein kleines Schweinchen sein?

Dann geht es los. Die Steine sollten vor dem Bemalen einmal hell grundiert werden. Während sie trocknen, kann man vielleicht schon aus den Filzresten kleine Ohren oder aus den Wollresten Fäden für die Haare schneiden?

Wenn die helle Farbe getrocknet ist, kann die nächste Farbe aufgetragen werden. Zum Schluß wird mit einem dünnen Pinsel und schwarzer Farbe oder mit einem Filzstift das Gesicht aufgemalt.

Wer mag, kann zum Schluß noch Ohren und Haare aus Filz- und Wollresten gestalten.

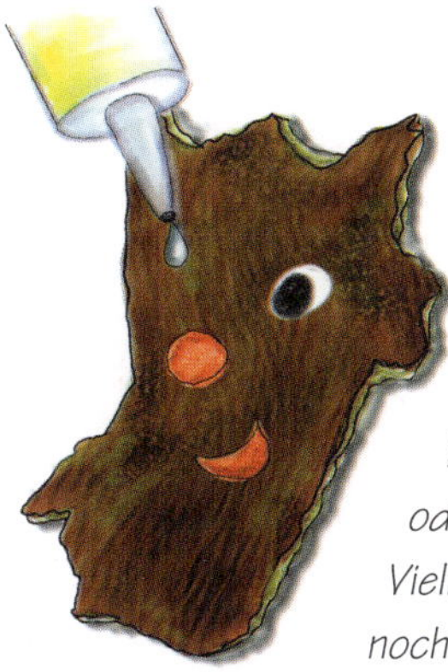

Auf die Rinde werden aus Filzresten Augen und Münder geklebt, Haare können aus Wollresten oder Watte entstehen. Vielleicht gibt es auch noch lustige Mützen?

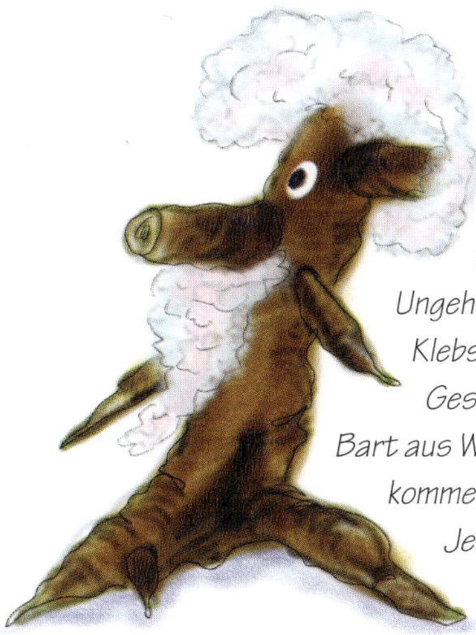

Aus Wurzelstücken entstehen finstere Ungeheuer, indem man mit Klebstoff und Filzresten Gesichter klebt. Haare und Bart aus Watte oder Wollresten kommen zum Schluß. Jetzt kann man sie auf das Fensterbrett stellen – als Abwehr gegen neue Krankheiten.

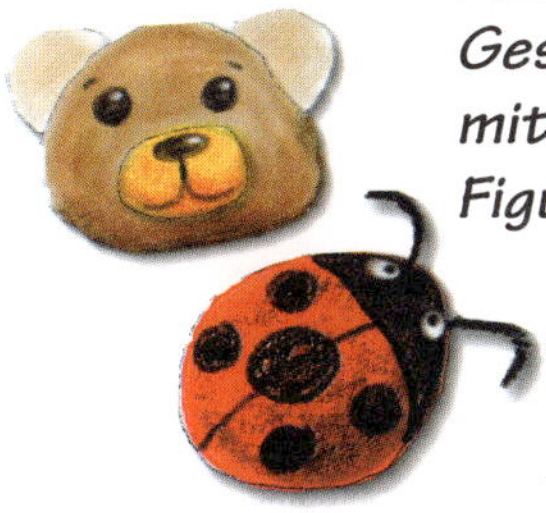

Fällt jemandem eine Geschichte ein, die man mit den Tieren oder Figuren spielen kann?

TIP

Klebstoff immer auf den Stein oder das Holz geben, nicht auf Filz oder Watte!

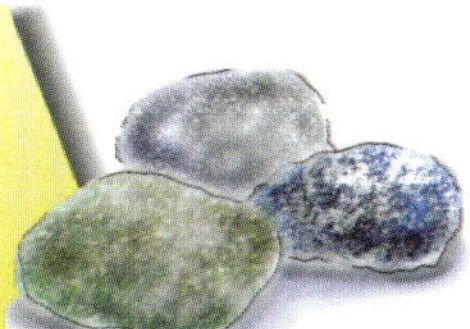

Auch aus Tannenzapfen lassen sich lustige Figuren basteln.

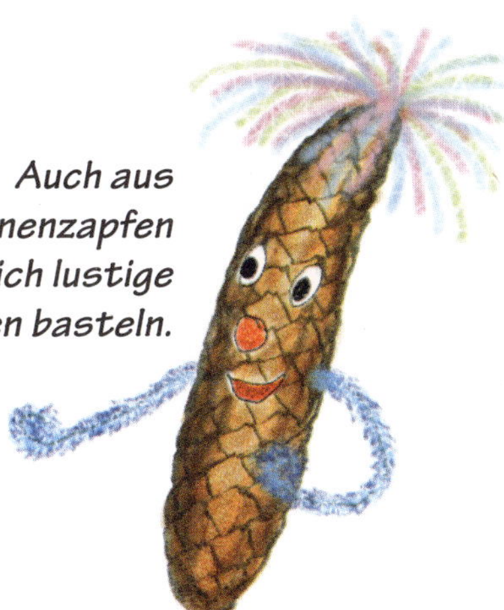

Denk- und Phantasiespiele

Mit den Schattenspielen geht vor allem abends die Zeit schnell vorbei, und die Kinder lernen, wie Schatten entstehen, wie man mit ihnen spielt und so vielleicht auch weniger Angst vor ihnen hat.

Denksport

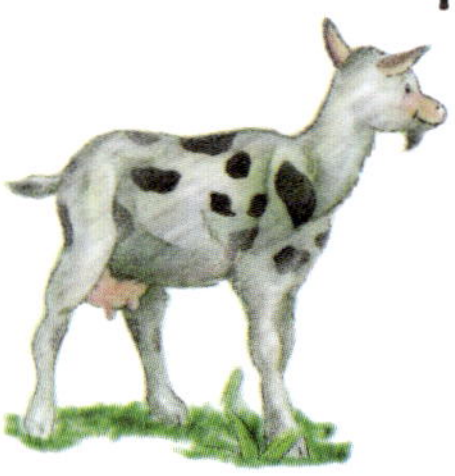

Wolf, Ziege und Kohlkopf

Ein Bauer ist mit einem Wolf, einer Ziege und einem Kohlkopf unterwegs. Auf seinem Weg liegt ein kleiner Fluß, den er mit einem Boot überqueren muß. Aber in das Boot passen nur er und eines der Tiere oder der Kohlkopf.
In welcher Reihenfolge muß er seine Tiere und den Kohlkopf hinüberbringen, damit weder die Ziege den Kohlkopf noch der Wolf die Ziege frißt?

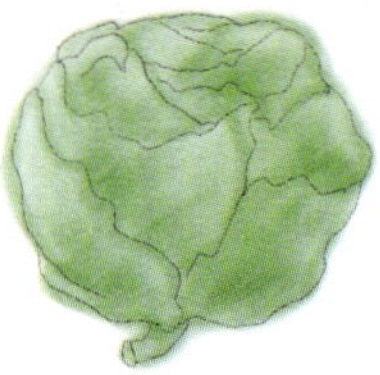

Enten im Teich

Da schwimmen die Enten: eine schwimmt vor zweien, eine hinter zweien, eine zwischen zweien.
Wieviele Enten sind das?

(Auflösungen Seite 198)

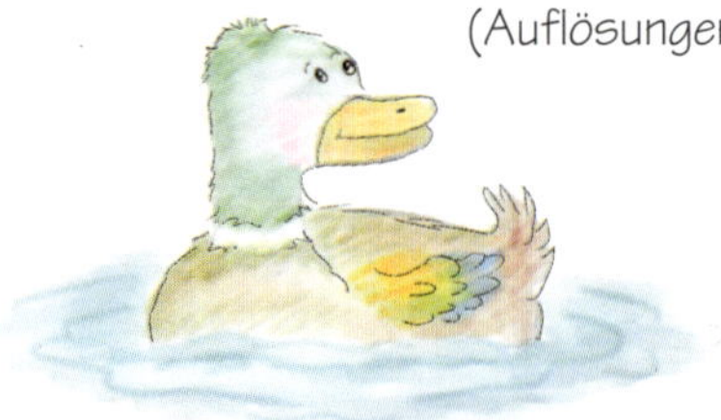

Scherzfragen

Womit fängt der Tag an und hört die Nacht auf?

(mit T)

Was ist schon lange fertig und wird doch täglich gemacht?

(das Bett)

Ein Vater bringt sein Kind ins Krankenhaus. Dort wird es untersucht. Der Arzt sagt zu dem Kind: „Aber das ist doch mein Sohn!“ Wer ist das?

(die Mutter)

Wieviele Kekse kann man nüchtern essen?

(nur einen)

Die Lösungen siehst du, wenn du die Seite vor einen Spiegel hältst.

Rätsel

Es geht und geht in einem fort und kommt doch keinen Schritt vom Ort.

(Uhr)

Je mehr man davon ißt, desto mehr bleibt übrig.

(Nüsse)

Schattenspiele

Versuch doch einmal, mithilfe einer kleinen Lampe und deinen Fingern diese Figuren an die Wand zu malen! Du kannst auch neue erfinden oder mit Geschwistern oder Eltern gemeinsam spielen. Vielleicht jagt der Hund die Katze oder ein Reh? Vielleicht begegnen sich ein Schwan und ein Schmetterling auf dem See?

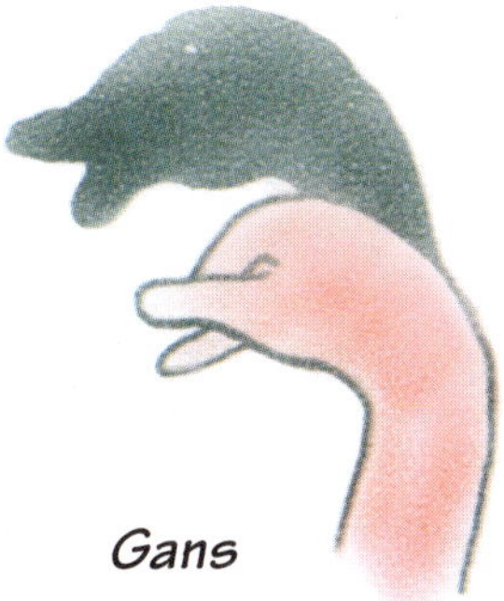

Gans

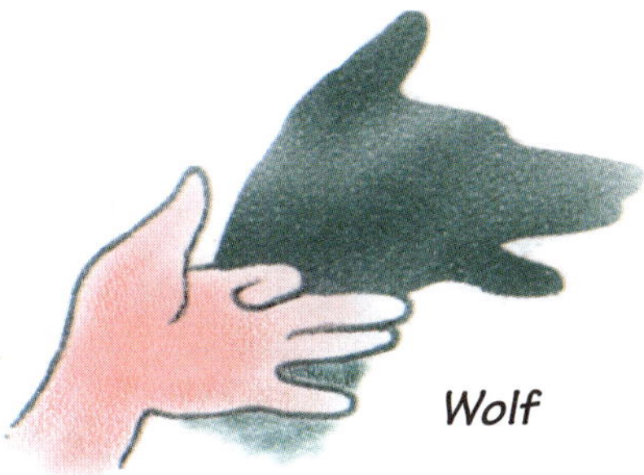

Wolf

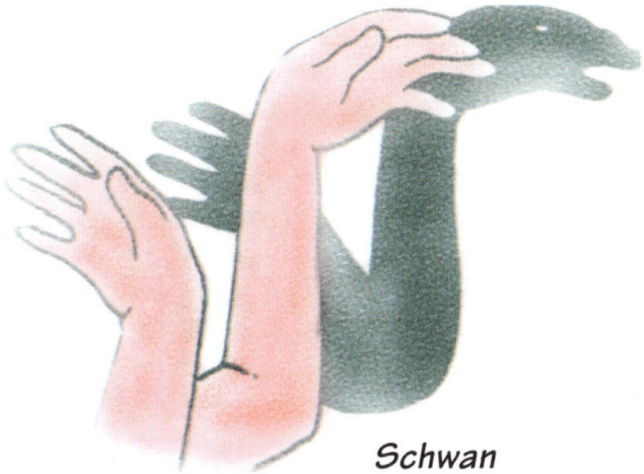

Schwan

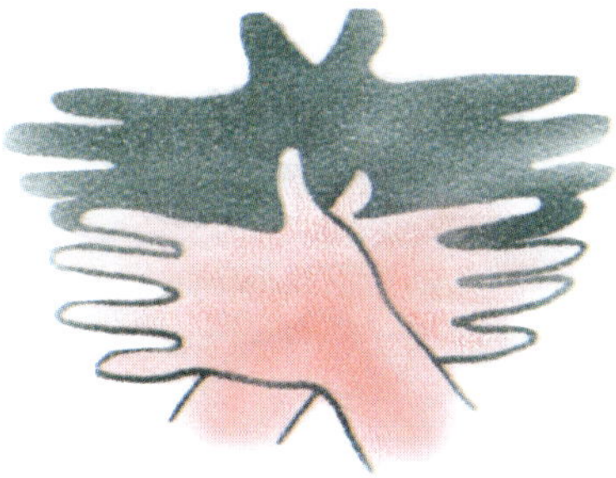

Schmetterling

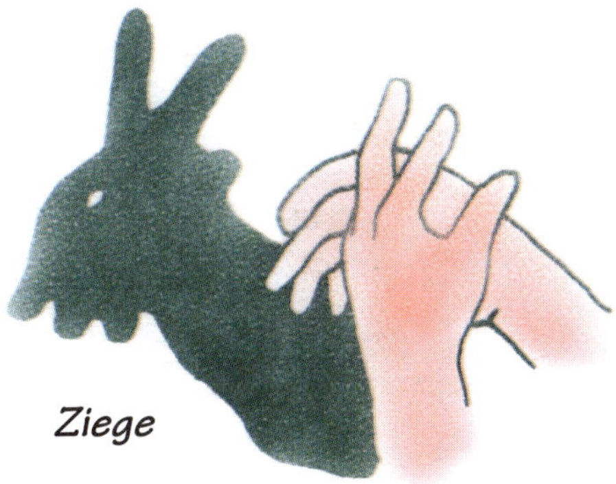

Ziege

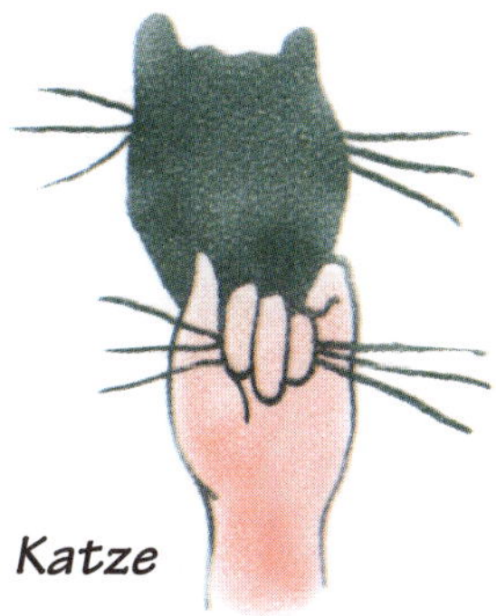

Katze

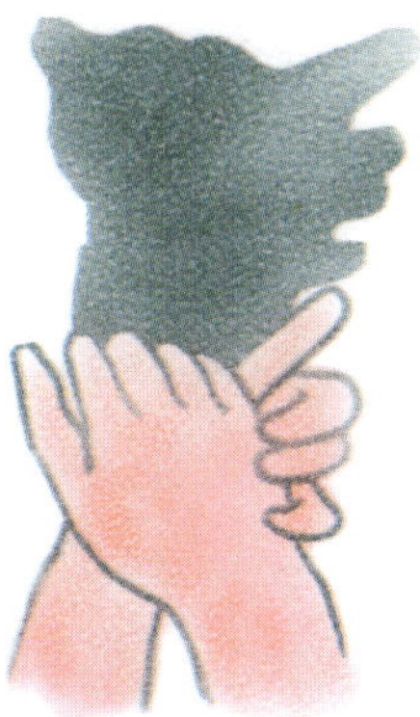

Hund

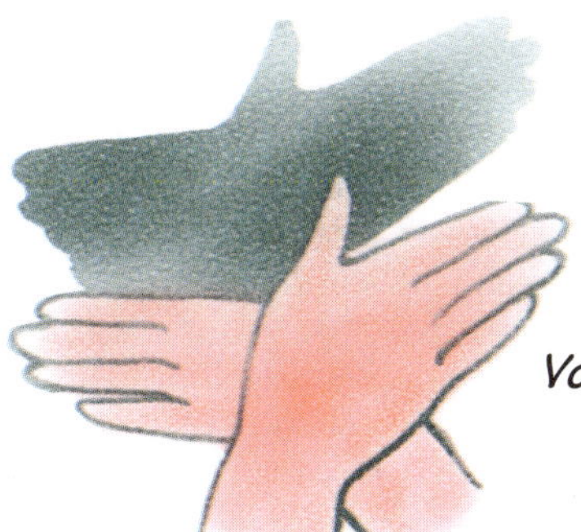

Vogel

Was Babu träumt…

Babu und seine Freunde (Geschichte S. 86 ff) schlafen selig. Von was träumen sie wohl? Auf dieser Seite kannst du die Tiere ausmalen und mit viel Phantasie auch ihre Träume malen!

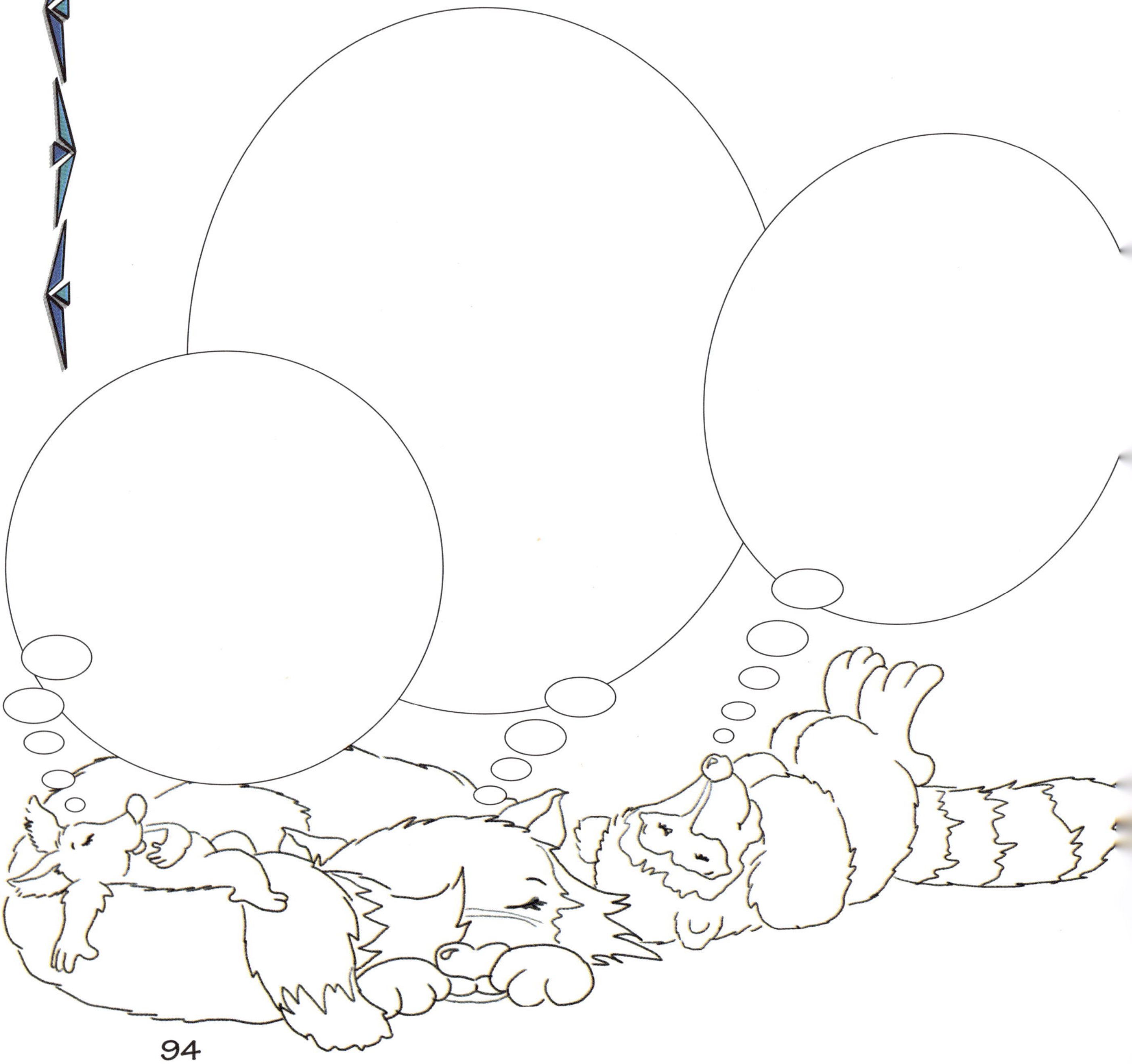

Diese Seiten dürfen Sie kopieren!

MATERIAL
Bleistift und Filzstifte oder Farbstifte oder Wachsmalkreiden oder Wasserfarben

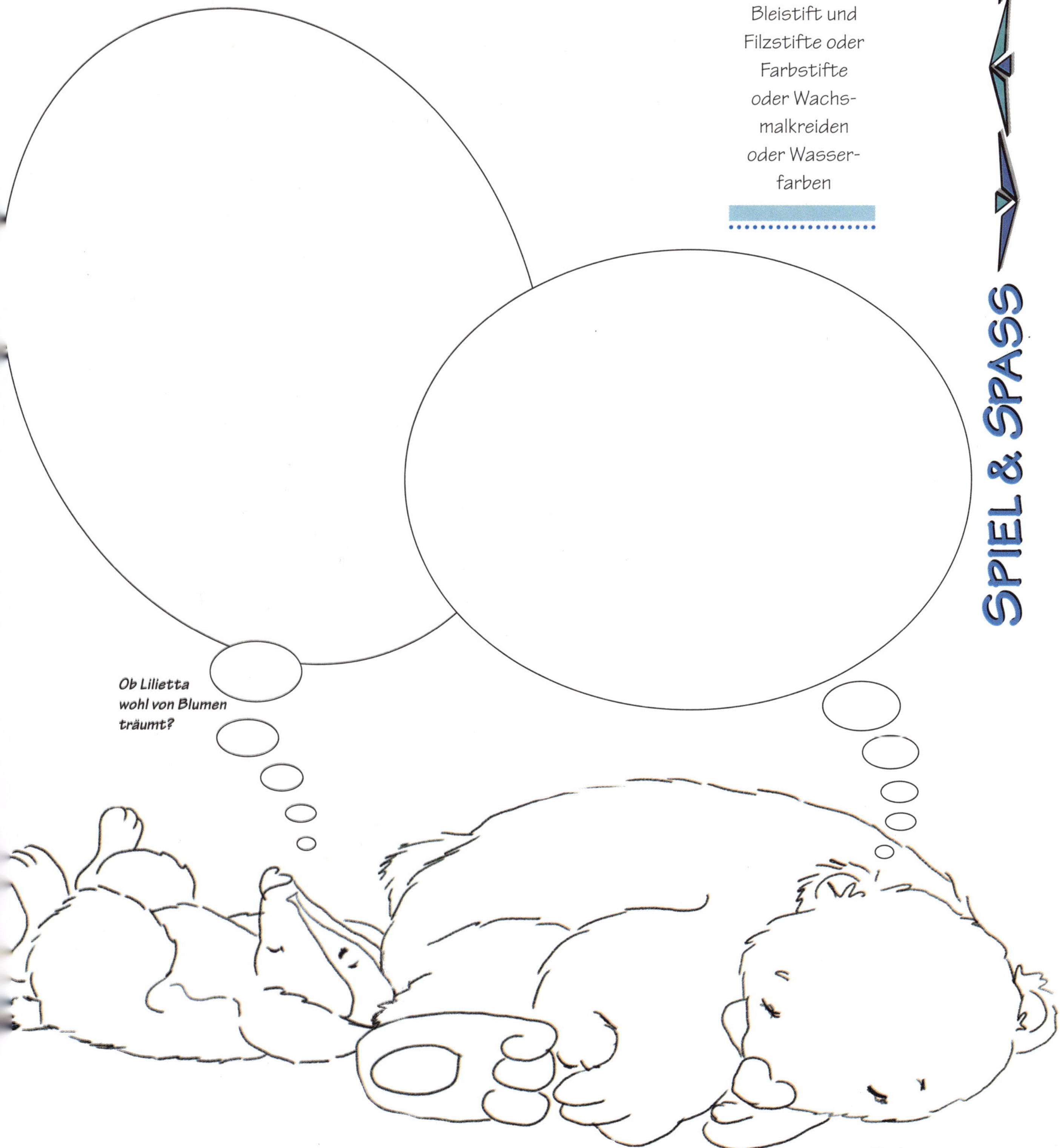

Ob Lilietta wohl von Blumen träumt?

Ratzepüh und die Gesundheits-Trolle

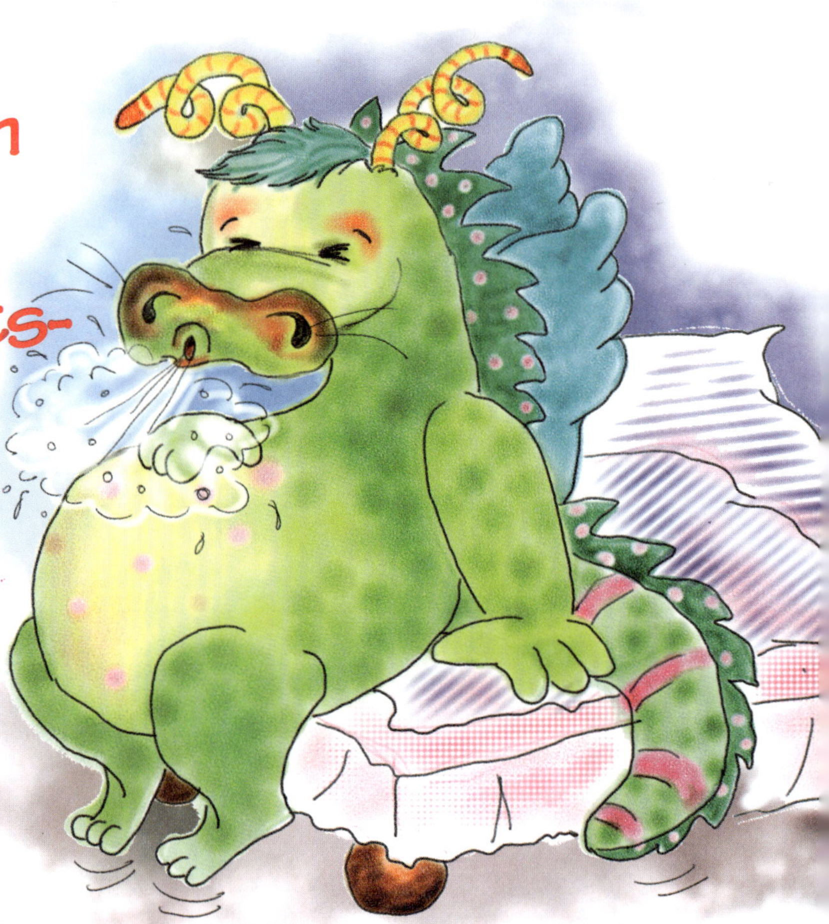

„Hatschiiii! Hatschiiii! Hatschiiii!“ machte der kleine Drache Ratzepüh, und seine sonst so herrlich grüne Nase wurde noch ein bißchen röter. Schnell wischte er sich die Nase mit einem Tuch ab und tat so, als wäre gar nichts passiert.
Als seine Mutter morgens wie immer an sein Bett kam, tat er so, als wäre alles wie sonst. Wie immer wollte er aufstehen und nach draußen zum Spielen gehen. Auf das Frühstück hätte er an diesem Tag gerne einmal verzichtet, denn Hunger hatte er keinen. Aber als Ratzepühs Mutter die Nase sah, die verräterisch rot leuchtete, da nahm das Unheil seinen Lauf.

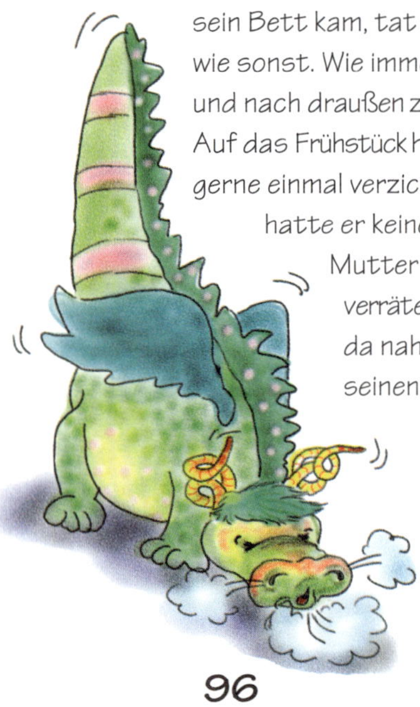

Schnell fühlte sie seine Stirn und als die auch noch heißer war als sonst, da sagte Mutter Drache: „Heute bleibst du besser im Bett, mein kleiner Ratzepüh. Du hast einen ordentlichen Schnupfen und Fieber auch noch dazu. Hoffentlich wird das nicht noch eine ausgewachsene Drachengrippe.“
IM BETT BLEIBEN? Das war für Ratzepüh die schlimmste aller Strafen. Bittere Hustensäfte, riesige Pillen, alles war er bereit zu schlucken, aber im Bett bleiben, nein, das war einfach zu viel. „Hm, hm“, murmelte er daher nur und wartete, bis die Mutter das Zimmer wieder verlassen hatte. Dann schlich er sich auf Zehenspitzen aus seinem Bett und holte sich die kleinen Spielzeugbären.

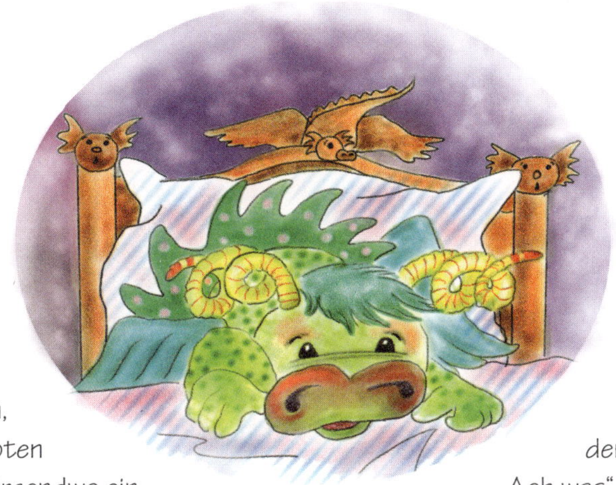

Kurze Zeit später fiel ihm ein, daß er in seiner roten Kiste doch noch irgendwo ein feines kleines blaues Schweinchen haben müßte. Wieder schlüpfte er aus dem Bett und war gerade dabei, den Inhalt der roten Spielzeugkiste nach dem blauen Schweinchen zu durchsuchen, als die Tür aufging.

„Ratzepüh!" sagte seine Mutter streng, „Was machst du denn da?"

„Aber ich wollte doch nur..." versuchte Ratzepüh erschrocken zu erklären. Aber seine Mutter ließ ihn gar nicht ausreden. „Ab ins Bett! Und daß du mir jetzt schön da drin bleibst!" sagte sie in einem Ton, der, wie Ratzepüh aus Erfahrung wußte, keine Widerrede duldete. Also ging Ratzepüh ohne das blaue Schweinchen ins Bett und machte ein unglückliches Gesicht.

Das änderte sich erst, als abermals die Tür aufging und Ratzepühs Großvater hereinkam. „Großvater!" rief Ratzepüh entzückt. „Kommst du mich besuchen?"

„Natürlich, mein kleiner Ratzepüh", sagte der alte Drache. „Ich muß doch nach dir sehen, wenn du krank bist. Ist es denn schlimm?"

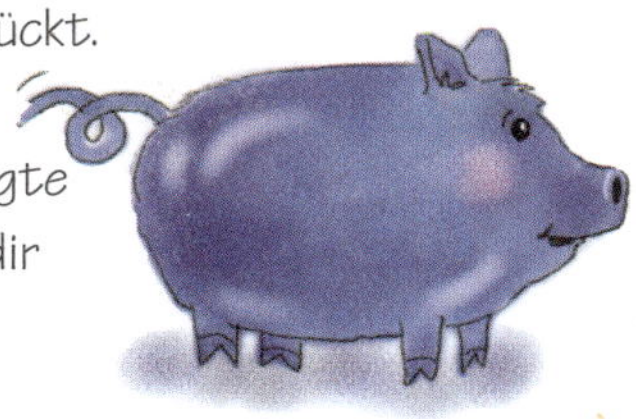

„Ach was", schüttelte Ratzepüh den Kopf. „Wenn es nach mir ginge, würde ich am liebsten aufstehen und spielen, aber Mutter sagt, ich muß im Bett bleiben, sonst gibt es was. Was, hat sie allerdings nicht gesagt. Ich schätze aber mal, es würde nichts Angenehmes sein."

Der Großvater nickte verständnisvoll. „Ja ja, als ich so alt war wie du, da wollte ich auch nie im Bett bleiben, wenn ich krank war. Aber dann hat mir mein Vater das Geheimnis des Gesundwerdens verraten und seitdem..."

„Das Geheimnis des Gesundwerdens?" fragte Ratzepüh neugierig. „Verrätst du mir das auch? Dann könnte ich vielleicht doch noch aufstehen und spielen?"

Der Großvater mußte lächeln. Ratzepüh war genauso ungeduldig, wie er einmal gewesen war.

ÜBRIGENS...
Es ist wissenschaftlich erwiesen, daß allein die Vorstellung, wie die Krankheitserreger von den guten Zellen gefressen oder zumindest „weggeschleppt" werden, Menschen dabei hilft, Krankheiten zu überwinden.

„Na, dann werde ich dir die Geschichte erzählen", sagte er. „Aber du mußt dich im Bett gut zudecken und mir genau zuhören, sonst verstehst du das Geheimnis nicht."

Gespannt wie ein Flitzebogen zog Ratzepüh die Decke bis zur Nasenspitze hoch und wartete darauf, daß sein Großvater begann. „Ja, weißt du", sagte der alte Drache, „mit den Krankheiten ist das so eine Sache. Wenn du so einen Schnupfen hast wie jetzt oder Fieber oder so, dann hast du Besuch von den Krankheitszwergen. Die Krankheitszwerge sind so klein, daß du sie gar nicht sehen kannst. Aber sie sind überall in deiner Nähe, und sie lassen dich tüchtig niesen und husten und schwitzen. Das hast du doch sicher schon gemerkt?"
„Ja", nickte Ratzepüh und putzte sich wieder einmal die Nase. „Die sollen wieder weggehen, diese Zwerge", schimpfte er dann. „Ich habe sie schließlich nicht eingeladen!"
„Ja, da hast du recht", lachte der Großvater, „aber so einfach ist das nicht. Nur die Gesundheits-Trolle können da helfen. "„Die Gesundheits-Trolle?" fragte Ratzepüh ungläubig. Jetzt war er sich ziemlich sicher, daß sein Großvater ein bißchen verwirrt im Kopf war. Gesundheits-Trolle! Davon hatte er ja noch nie gehört. Aber weil er sowieso nichts besseres zu tun hatte, hörte er sich die Geschichte weiter an.

„Die Gesundheits-Trolle, ja, die können die Krankheitszwerge besiegen" sagte der Großvater, „aber nur unter einer Bedingung – wenn sie schlafen." „Und wann schlafen die Krankheitszwerge?" fragte Ratzepüh.
„Die Krankheitszwerge schlafen dann, wenn du ganz ruhig bist, im Bett bleibst und nicht herumzappelst. Am besten schlafen sie natürlich, wenn du auch schläfst. Dann kommen die Gesundheits-Trolle, werfen den Krankheitszwergen ein Netz über den Kopf und tragen sie vorsichtig weg. Wenn du aber herumläufst und spielst können die Gesundheits-Trolle die Zwerge nicht fangen, und so mußt du länger krank bleiben."

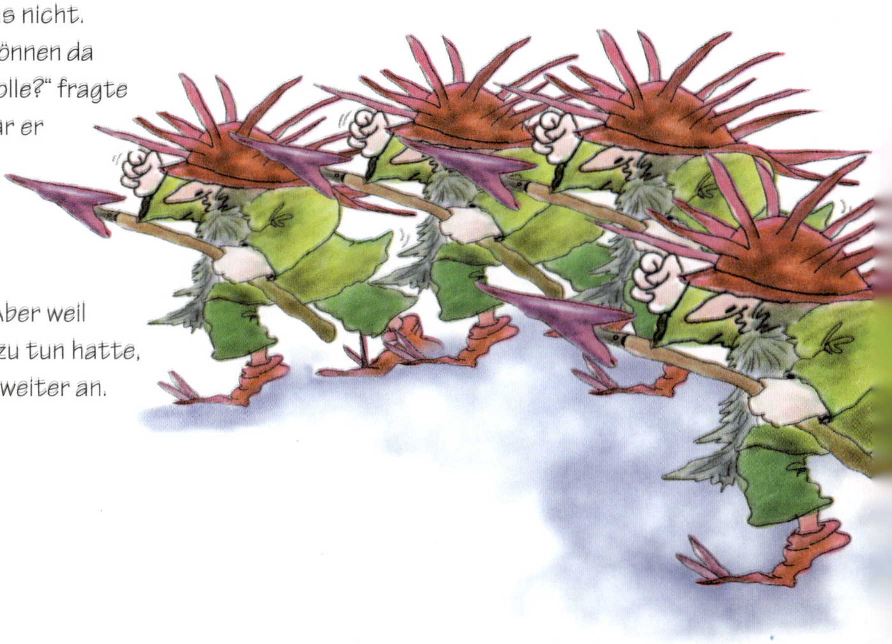

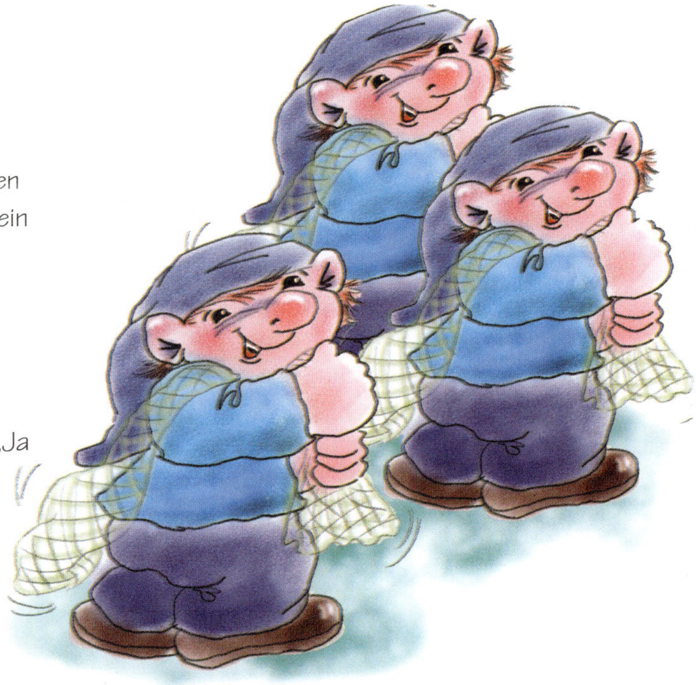

Mißtrauisch sah Ratzepüh seinen Großvater an. Er glaubte ihm kein Wort. „Und woher soll ich wissen, daß das stimmt?" fragte er. „Vielleicht hast du das ja mit der Mama nur so ausgemacht, damit ich ja im Bett bleibe."
Der Großvater lachte. Dann sagte er: „Ja weißt du denn nicht, daß kleine Drachen im Schlaf sehen können? Du mußt nur genau hingucken, dann kannst du die Gesundheits-Trolle bei der Arbeit beobachten."
„Im Schlaf sehen? Das wußte ich ja gar nicht! Warum hat mir das vorher niemand gesagt?!" beschwerte sich Ratzepüh. „Das wäre ja toll, dann könnte ich ja lesen und schlafen gleichzeitig!"
„Nein, nein, so geht das nicht", schüttelte der Großvater schmunzelnd den Kopf. Während du schläfst, kannst du nur all die Sachen sehen, die du sonst nicht sehen kannst, also eben die Krankheitszwerge und die Gesundheits-Trolle zum Beispiel. Mach doch einmal die Augen zu und erzähl mir, was du siehst."
Ratzepüh machte brav die Augen zu und versuchte zu sehen. Aber außer einem rötlichen Schimmer war nichts zu entdecken. „Wo muß ich denn da hinschauen?" fragte er ungeduldig.
„Laß dir nur Zeit", sagte der Großvater, „so schnell geht das nicht. Wenn du kleine Zwerge siehst mit roten Zipfelmützen und roten Stiefelchen, die lauter Stacheln haben, das sind die Krankheitszwerge, und die großen dicken blauen Trolle, das sind die Gesundheits-Trolle. Die werfen den Zwergen ein Netz über den Kopf und tragen sie dann huckepack weg. Siehst du?"
„Jaaa, ich glaube, jetzt seh ich sie", murmelte Ratzepüh und war auch schon eingeschlafen. Dann sagte er nichts mehr, denn sprechen können Drachen beim Schlafen nicht.

Schon bald ging es Ratzepüh viel besser.
„Was hast du ihm denn erzählt?" fragte die Drachenmutter erstaunt, als sie Ratzepüh schlafend im Bett sah.
„Altes Großvaterdrachengeheimnis", murmelte da der alte Drache und schmunzelte.

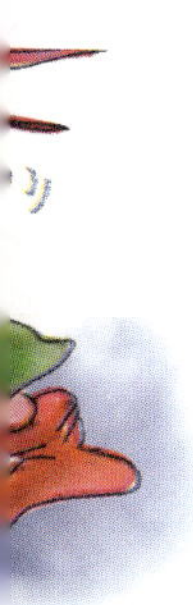

Wenn wir uns gekränkt fühlen...

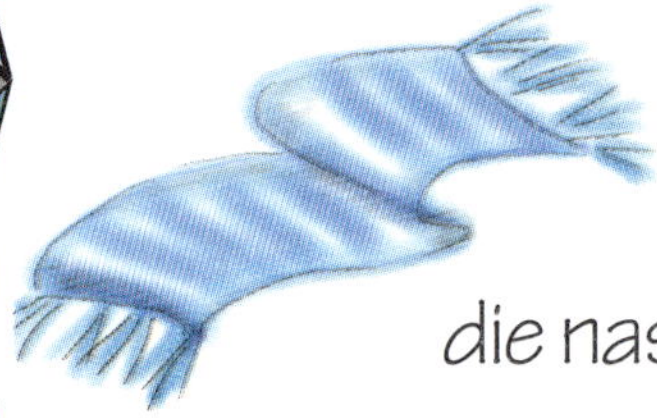

Woran liegt es eigentlich, daß wir krank werden. Ist es wirklich der Zug, den wir abkriegen, die nassen Füße, die schuld sind, oder der fehlende Schal? Wann fühlen wir uns so richtig stark und jedem Virus gewachsen?

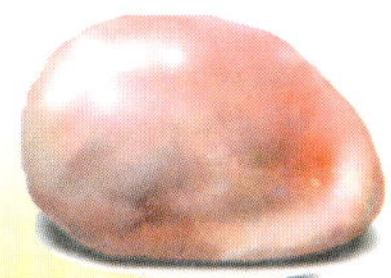

EIN EDELSTEIN FÜR DIE MASERN

Masern sind eine Krankheit, bei dem sich Ihr Kind besonders elend fühlt. Alles wird aufgeweicht, und auch seine kleine Seele ist davon betroffen. Mit einem kleinen Rosenquarzstein helfen Sie ihm dabei, die Krankheit zu überwinden.

Die Naturheilkunde geht immer mehr davon aus, daß körperliche Erkrankungen häufig eine Folge seelischer Prozesse sind. Der Körper fungiert dabei sozusagen nur als Signalgeber. Der Körper wird also krank, weil die Seele uns nicht direkt sagen kann, was ihr fehlt.
Haben Sie das bei sich nicht auch schon einmal beobachten können?

Beobachten Sie doch einmal, ob das bei Ihrem Kind auch zutrifft.
Dann könnten Erkrankungen viel schneller heilen, das Kind würde sich trotz der Symptome nicht so elend fühlen.
Außerdem mobilisiert auch Ihr Kind Kräfte, wenn es sich verstanden fühlt.

Zwar heißt es immer, Kinder müssen krank werden, damit das Immunsystem üben kann, aber man könnte auch anders darüber nachdenken. Denn man weiß: Das Immunsystem übt, solange es Reizen von außen ausgesetzt ist.
Vielleicht werden Kinder aber deshalb so häufig krank, weil sie sich am schlechtesten wehren können und schwierigen Situationen meistens nicht aus dem Weg gehen können.
Denken Sie einmal darüber nach: Kinder haben keine Alternativen – weder zu ihren Eltern noch sonstwie!

Die Symptomsprache der Seele

Erkältungen

kommen meistens daher, daß es einem zu kalt geworden oder man über etwas „verschnupft" ist. Vielleicht fragen Sie Ihr Kind doch einmal, wie es die letzte Woche erlebt hat.

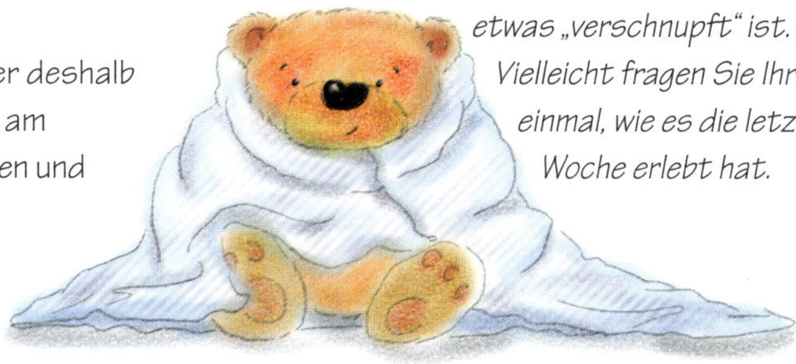

Vielleicht gab es im Kindergarten, in der Schule oder zu Hause schwierige Situationen? Dann hilft Wärme in jeder Form und eine Aussprache!

Wut im Bauch

– das gilt nicht nur für Erwachsene! Auch Kinder können so eine richtige Wut im Bauch haben. Wenn sie sie nicht äußern können, kann es zu Bauchweh kommen. Auch nicht Verdautes, Dinge, die nicht verarbeitet werden konnten, schlagen sich häufig in Bauchweh oder Magenverstimmung nieder.

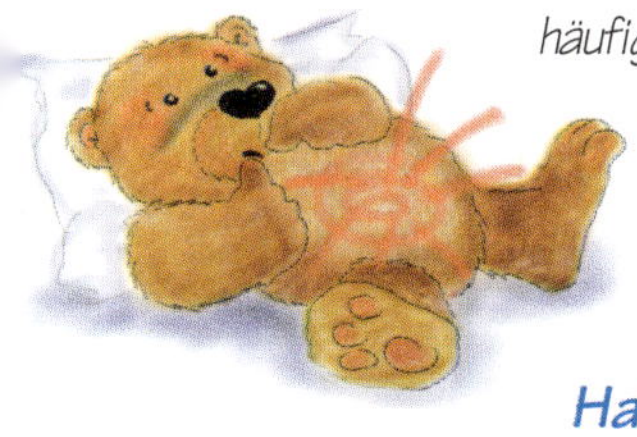

Halsweh, Mandelentzündungen

Kann ihr Kind etwas nicht „schlucken"?

Ohrenschmerzen:

Was will Ihr Kind nicht hören? Oder gab es zu laute oder schlimme Töne für die empfindlichen Kinderohren?

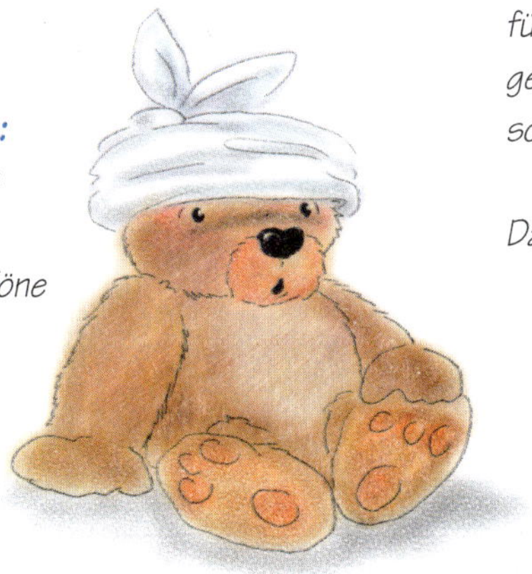

Augenentzündungen

Was will Ihr Kind nicht sehen, oder gab es Dinge, die es besser nicht hätte sehen sollen?

Bei Schnittwunden

sind häufig unterdrückte Aggressionen am Werk gewesen.

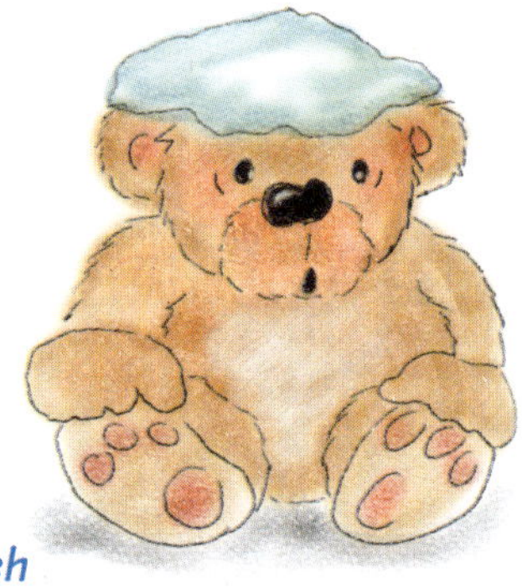

Kopfweh

Denkt das Kind zu viel nach? Versucht es ein Problem zu lösen? Auch hier können unterdrückte Aggressionen am Werk sein.

Husten, Asthma, Krupp

Wo wird es für das Kind so eng, daß solche „Enge-Angst"- Krankheiten entstehen müssen?

Krankheit ganz allgemein

Gab es Dinge, die das Kind gekränkt haben, für die es niemand um Verzeihung gebeten hat oder die sonst kränkend waren, so daß es krank werden mußte?

Das alles gilt keineswegs nur für Kinder...

ÜBRIGENS...
Es kommt nicht darauf an, ob das Kind mit seinen Gefühlen recht hat oder ob jemand anderes schuld ist. Gefühle sind immer subjektiv und immer richtig. Und jeder muß lernen, sie selbst zu verarbeiten. Aber dabei können wir zuhören und unserem Kind helfen!

Kinderkrankheiten

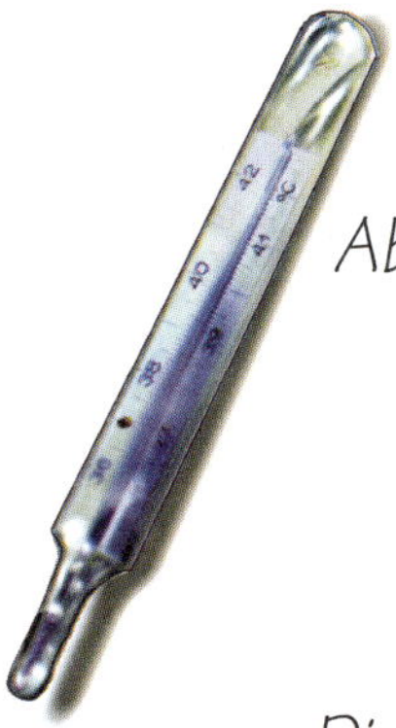

Meistens verlaufen sie ohne Komplikationen und sind wichtige Reifezeiten für die Kinder. Aber Kinder ***müssen nicht*** *an Kinderkrankheiten* ***erkranken****. Und: Kinder* ***können*** *fast gegen alle Kinderkrankheiten – außer Scharlach und Windpocken* – ***geimpft werden****.*

Die Entscheidung liegt also bei Ihnen, im Gespräch mit Ihrem Kinderarzt, ob Sie Ihr Kind gegen Kinderkrankheiten, die gefährlich werden können, impfen lassen. Wir haben unsere Empfehlung , die Ihnen nur eine solche sein kann, bei jeder Krankheit angegeben.

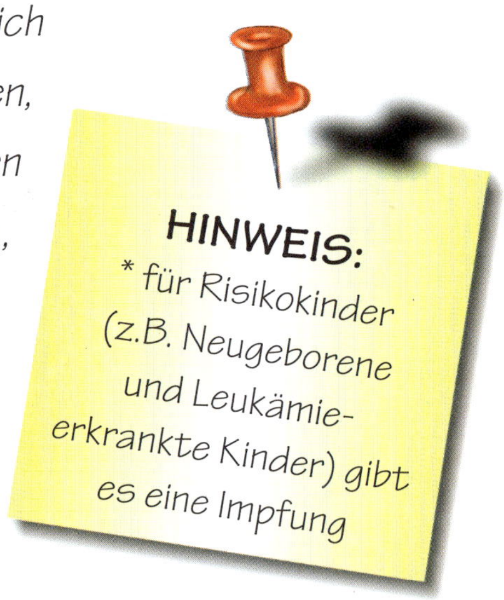

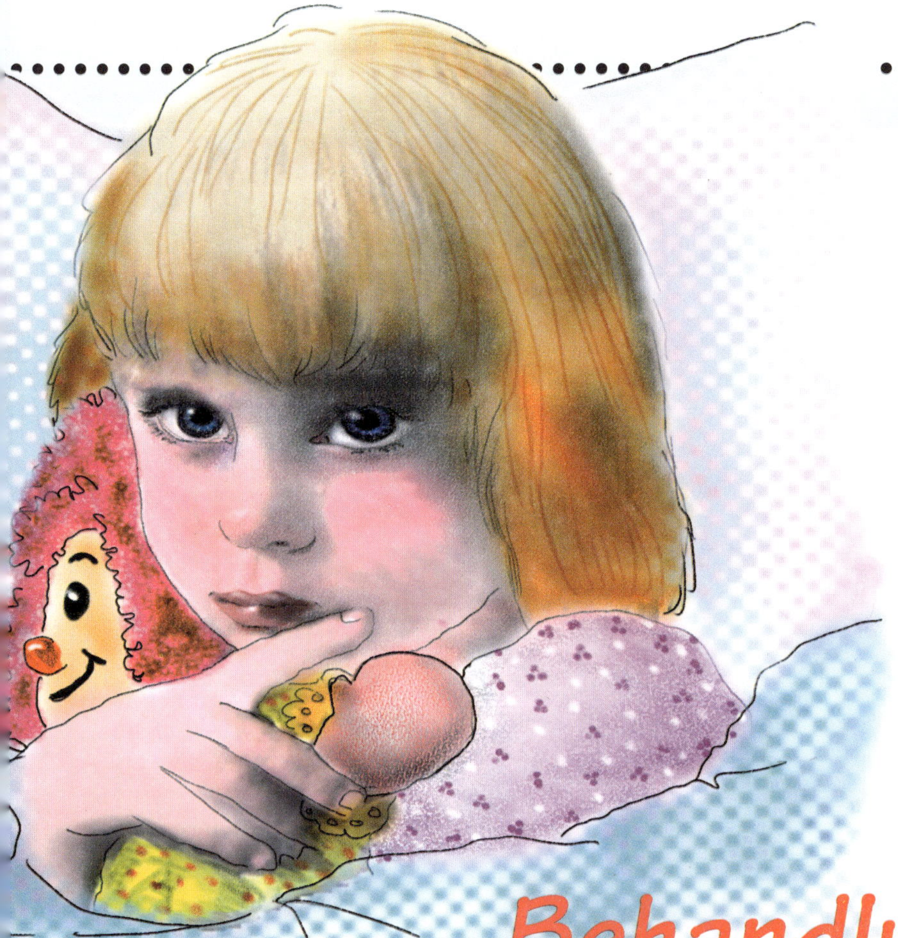

Behandlungsmöglichkeiten

Grundsätzlich können fast alle Krankheiten Ihres Kindes pflanzlich, homöopathisch oder chemisch-synthetisch behandelt bzw. deren Heilung unterstützt werden. Wenn man auf die Wirkung der Natur vertraut und wenn ***keine unmittelbare Gefahr*** *droht, ist man mit pflanzlichen oder homöopathischen Mitteln gut bedient. Wenn man aber selbst Angst hat und in allen Fällen, in denen* ***unmittelbare Hilfe erforderlich*** *ist, sollte man auf chemisch-synthetische Arzneimittel zurückgreifen. Sprechen Sie darüber mit Ihrem Arzt oder Apotheker.*

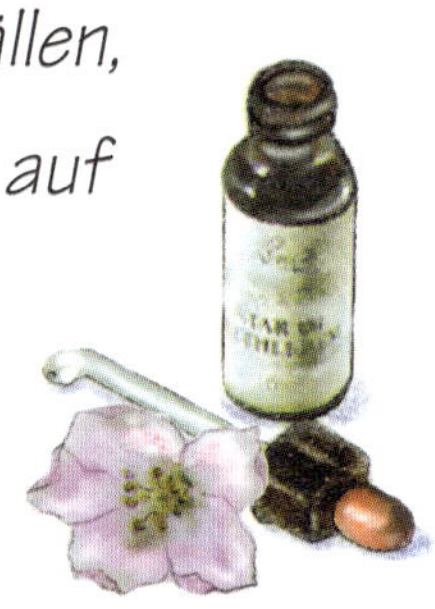

Allergien

Unter einer Allergie versteht man eine Überempfindlichkeits-Reaktion des Körpers. Das bedeutet: Bei einer Allergie reagiert der Körper auf normale alltägliche Stoffe so, als wären es Krankheitserreger oder Giftstoffe, und bildet dagegen spezifische Antikörper oder Immunzellen (Abwehrzellen).

Ursachen:

Allergische Krankheiten sind z.B. ☞ ***Asthma***, ☞ ***Heuschnupfen*** und ☞ ***Neurodermitis.*** Stoffe, die die Allergie auslösen, werden Allergene genannt. Dazu gehören u.a. Pollen, Tierhaare, Hausstaub und Nahrungsmittel. Haut und Schleimhäute sind am meisten von Allergien betroffen.

Behandlungsmöglichkeiten:

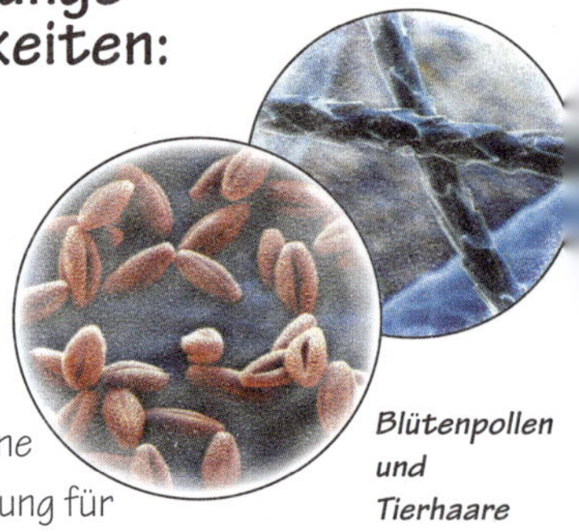

Blütenpollen und Tierhaare gehören zu den häufigsten Allergenen.

Der Arzt wird sich über die Vorgeschichte des Kindes genau informieren, da sie eine wichtige Voraussetzung für eine sinnvolle Behandlung ist. Zusätzlich wird er bei dem Kind einen Haut- und einen Bluttest machen, um zu erfahren, welches Allergen die Allergie auslöst. An erster Stelle steht für das Kind dann die Meidung des Allergens. Manchmal ist das aber nicht möglich, wenn das Kind z. B. an einer Pollenallergie leidet. Eventuell wird der Arzt eine „Spezifische Einladung" vornehmen. Bei dieser Behandlung wird versucht, den Körper durch Zufuhr kleiner Allergenmengen wieder an das Allergen zu gewöhnen.

Asthma oder Bronchialasthma

Wie sieht es aus, woran erkenne ich es?

Asthmaanfälle treten plötzlich auf. Das Kind ringt nach Luft und hat einen quälenden Reizhusten. Es kann den Schleim aus seinen Bronchien nicht abhusten. Durch die starke Verschleimung und den gleichzeitigen

Bronchialkrampf hat das Kind starke Beschwerden beim Ausatmen. Es leidet oft unter Erstickungsangst. Wenn Sie dem Kind frühzeitig ein Gegenmittel geben, bessert sich der Asthmaanfall rasch. Asthmaanfälle können in kürzeren oder längeren Abständen auftreten. Bei manchen Kindern beginnt das Asthma mit einer asthmatischen Bronchitis.

Gefährlichkeit:

Wenn das Kind über längere Zeit immer wieder Asthmaanfälle hat und unter Erstickungsangst leidet, sollten Sie einen Arzt aufsuchen.

Behandlungsmöglichkeiten:

Zusätzlich zur allgemeinen Allergiebehandlung erhält das Kind ein bronchialerweiterndes Mittel, das es inhalieren kann. Das Abhusten des Schleims und die Atemnot werden sofort erleichtert.

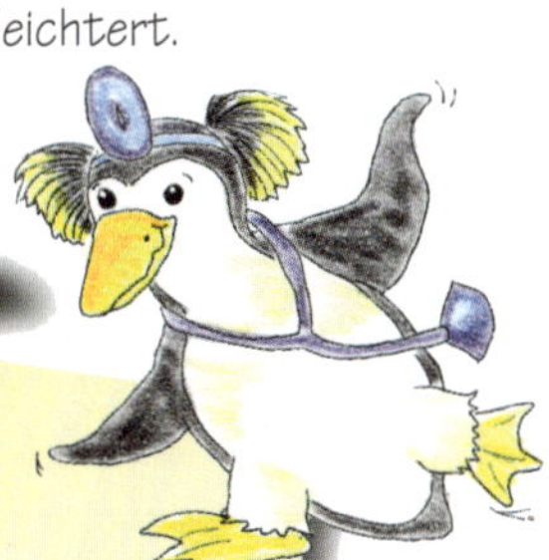

!WISSENSWERTES

Für weitere Informationen, können Sie sich an den **Allergiker - und Asthmatikerbund, Hindenburgstr. 110, 41061 Mönchengladbach, und an die Stiftung Deutscher Pollen- Informations-Dienst, Burgstr. 12, 33175 Bad Lippspringe,** wenden.

Blinddarm

Man spricht immer von einer Blinddarmentzündung, aber das ist nicht richtig. Eigentlich müßte es Wurmfortsatzentzündung heißen. Die Entzündung betrifft nämlich nicht den Blinddarm, sondern sein Anhängsel, den sogenannten Wurmfortsatz.

Ursachen:

Der Wurmfortsatz liegt im rechten Unterbauch und hat normalerweise etwa Bleistiftdicke. Bei einer bakteriellen Infektion entzündet sich die Schleimhaut des Wurmfortsatzes, greift auf die anderen Wandschichten über und erfaßt so das ganze Organ. Bei einer akuten Entzündung kann sich der Wurmfortsatz mit Eiter füllen. Er schwillt auf ein Mehrfaches seiner Dicke an.
Bei größeren Eiteransammlungen kann der Eiter durchbrechen und die Bauchhöhle infizieren.
Eine Wurmfortsatzentzündung ist in jedem Alter möglich, Kinder ab 5 Jahren sind aber besonders anfällig dafür.

B

Sofort zum Kinderarzt, wenn

● DIE UNTEN GENANNTEN SYMPTOME AUFTRETEN

! Bis zum Arztbesuch dem Kind besser nichts mehr zu essen oder zu trinken geben. Hat das Kind starken Durst, eventuell einen Eiswürfel zu lutschen geben.

Wie sieht es aus, woran erkenne ich es?

Die typischen Symptome einer akuten Blinddarmentzündung sind **plötzlich auftretende und manchmal heftige Schmerzen im Mittelbauch**, die sich später in den rechten Unterbauch verlagern können, aber auch in den ganzen Bauch ausstrahlen können. Sie können aber auch im **rechten Unterbauch entstehen** und dort bleiben.

Starke Übelkeit, Erbrechen, eventuell Durchfall oder Verstopfung, Kältegefühl und **erhöhte Temperatur** kommen häufig hinzu.

Die Schmerzen halten stundenlang an und werden immer schlimmer.

Gefährlichkeit:

Bei den oben genannten Symptomen müssen Sie sofort einen Arzt aufsuchen oder den Notarzt kommen lassen.

Es besteht die **Gefahr eines Durchbruchs**, der die ganze Bauchhöhle des Kindes mit Bakterien vergiftet.

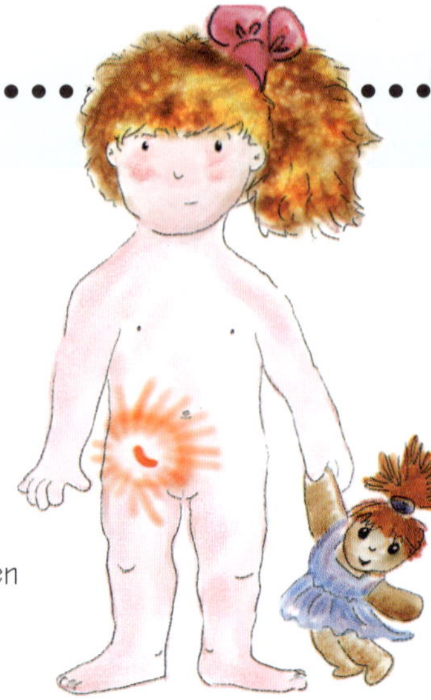

Behandlungsmöglichkeiten:

Das Kind wird operiert und hat nach der Operation für einige Zeit leichte Schmerzen in der Wundgegend. Es kann bereits einen Tag später wieder aufstehen. Eine spezielle Diät ist nicht notwendig. Es kann alles essen, worauf es Hunger und Appetit hat.

Blähende Speisen sollte man allerdings vermeiden. Das Kind kann nach sieben Tagen das Krankenhaus verlassen.

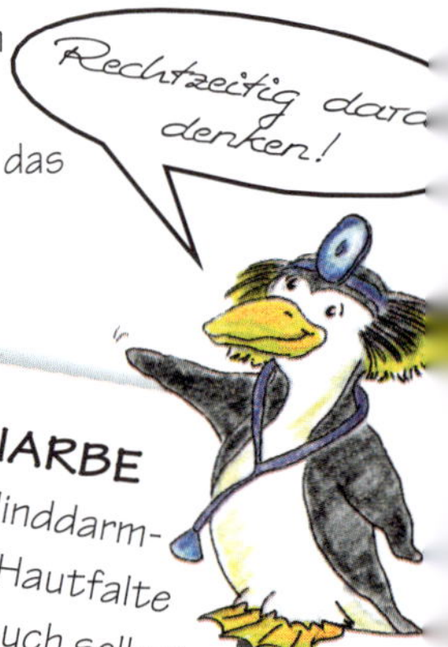

BLINDDARMNARBE

Meistens wird die Blinddarmnarbe sowieso in eine Hautfalte gelegt. Aber man kann auch selbst einiges dazu tun, um eine schöne Narbe aus der Operationswunde werden zu lassen: Calendulasalbe aus der Apotheke täglich darauf geben und leicht einmassieren. Calendula (Ringelblume) verhindert Infektionen und sorgt für eine schöne Narbenbildung. Das gilt nicht nur für Operationsnarben.

D

Borreliose

siehe Zecken

Chronische Krankheiten

Im Gegensatz zu akuten, also plötzlich auftretenden Krankheiten, die kurze Zeit später wieder abheilen, sind chronische Krankheiten durch eine lange Krankheitsdauer geprägt. Häufig ist deren Verlauf aber leichter als bei akuten Krankheiten. Akute Krankheiten können bei unsachgemäßer Behandlung oder Verschleppung chronisch werden.

Diphtherie

Diphtherie ist eine bakterielle Erkrankung, die bereits bei Säuglingen ab sechs Monaten auftreten kann. Diphtherie ist eine **gefährliche Krankheit**. Durch vorbeugende Schutzimpfungen und Auffrischungen tritt sie aber fast nicht mehr auf.

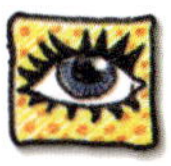

Wie sieht es aus, woran erkenne ich es?

Am Anfang ähneln die Symptome einer Mandelentzündung. Das Kind hat **leichtes Fieber** und eine **Halsentzündung** mit einem **grauweißen Belag auf den Mandeln** oder im Rachen. Der Belag ist typisch für Diphtherie.

Eventuell sind auch Kehlkopf und Nase befallen, dann bekommt das Kind schwer Luft. Die **Kehlkopfdiphtherie** zeigt das Krankheitsbild des „echten" Krupp mit bellendem **Husten**, **Heiserkeit** und **Atemnot**.

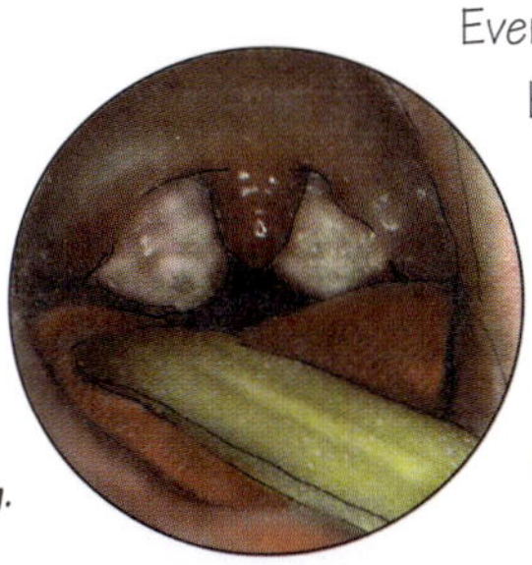

Bei Diphtherie haben die Mandeln oder der Rachen einen grauweißen Belag.

Inkubationszeit:

Ein bis drei Tage nach der Ansteckung zeigen sich die ersten Symptome.

Gefährlichkeit:

Falls das Kind keine Schutzimpfung erhalten hat, kann es Diphtherie bekommen. Früher führte Diphtherie oft zum Tod. Heute gibt es wirksame Medikamente gegen die Krankheit. Trotzdem sollte Diphtherie nicht unterschätzt werden. Wenn der Kehlkopf befallen und der Luftweg verlegt („Krupp") ist, besteht **Erstickungsgefahr**. Die Atmung kann auch durch eine Nervenlähmung von Kehlkopf und Atemmuskulatur behindert werden. **Bei Atemnot muß sofort der Notarzt gerufen werden.** Zuweilen kommt eine Lähmung der Gaumennerven mit Schluck-und Sprachstörungen vor. Zudem kann Diphtherie eine schwere Schädigung des Herzmuskels bewirken, die zum Tode führen kann.

Ansteckungsgefahr:

Diphtherie wird von Diphtherie-Bakterien hervorgerufen. Die Bakterien werden durch Tröpfcheninfektion (Husten, Niesen, Sprechen) übertragen.

Manche Menschen sind Diphtheriebazillenträger, d.h. sie erkranken selber nicht, weil sie immun sind. Diese Menschen beherbergen aber die ansteckungsfähigen Krankheitskeime in ihrem Rachen und können dadurch andere anstecken.

Behandlungsmöglichkeiten:

Neben der **Behandlung** durch den Kinderarzt **mit Antibiotikum** muß das Kind während und mindestens noch eine Woche nach Beendigung der Krankheit **im Bett bleiben**. Etwa zwei Wochen nach der Genesung kann das Kind wieder in den Kindergarten oder in die Schule gehen. Es sollte sich aber noch eine Woche schonen, d.h. nicht herumtoben. Das Essen sollte weich oder breiig sein. Das Kind kann alles essen, es muß die Speisen nur gut und leicht schlucken können. Achten Sie darauf, daß das Kind viel trinkt.

Sofort zum Kinderarzt, wenn

- DER TYPISCHE BELAG IM RACHEN ODER AUF DEN MANDELN AUFTAUCHT
- EIN SÜßLICHER GERUCH AUS DEM MUND STRÖMT
- BEI SÄUGLINGEN BLUTIGER SCHNUPFEN AUFTRITT
- VERDACHT AUF DIPHTHERIE BESTEHT

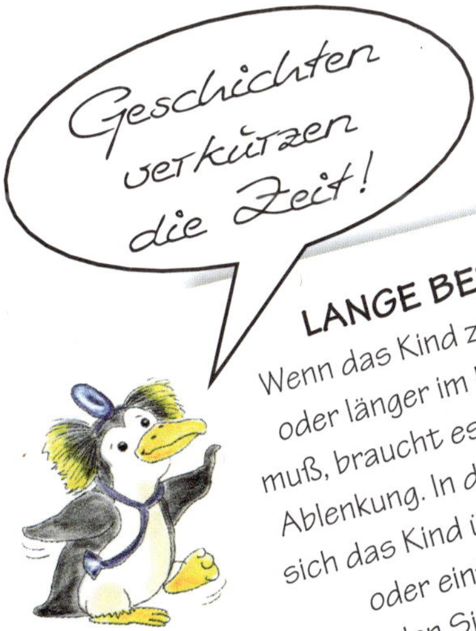

LANGE BETTRUHE

Wenn das Kind zwei Wochen oder länger im Bett bleiben muß, braucht es besonders viel Ablenkung. In dieser Zeit freut sich das Kind über Geschichten oder einfache Spiele. Erfinden Sie doch einmal mit Ihrem Kind gemeinsam eine Geschichte!

Impfung:

Der beste Schutz gegen Diphtherie ist eine Impfung.
Seit 1995 gibt es einen neuen Impfstoff gegen Keuchhusten, der auch eine Impfung gegen Wundstarrkrampf (Tetanus) und Diphtherie enthält. Mit der Impfung wird bereits im Alter von drei Monaten begonnen. Man kann aber auch nur gegen Diphtherie impfen.
Eine Impfung wird auch bei Ansteckungsgefahr empfohlen.
Achten Sie auch als Erwachsener auf eine regelmäßige Auffrischung.
In manchen Gegenden ist die Diphtherie durch eine Vernachlässigung der Impfung und der Auffrischung wieder aufgetreten.
Weil man Diphtherie öfters bekommen kann, ist die Auffrischungsimpfung so wichtig (siehe auch Impfkalender.)

Dreitagefieber

Das Dreitagefieber ist eine harmlose Kinderkrankheit, an der meist Kinder bis zum dritten Lebensjahr erkranken.

Wie sieht es aus, woran erkenne ich es?

Das Kind bekommt **plötzlich hohes Fieber** (bis 41° C), das etwa **drei Tage** bestehen bleibt und von selbst wieder abklingt. Wenn das Fieber vorbei ist, tritt ein **Hautausschlag** auf. Es sind blaßrosa Flecken, die überall am Körper zu sehen sind, **nicht jucken** und nach spätestens **zwei Tagen** wieder verschwinden.

Inkubationszeit:

Etwa zehn Tage dauert es von der Aufnahme des Virus bis zum Ausbruch der Krankheit.

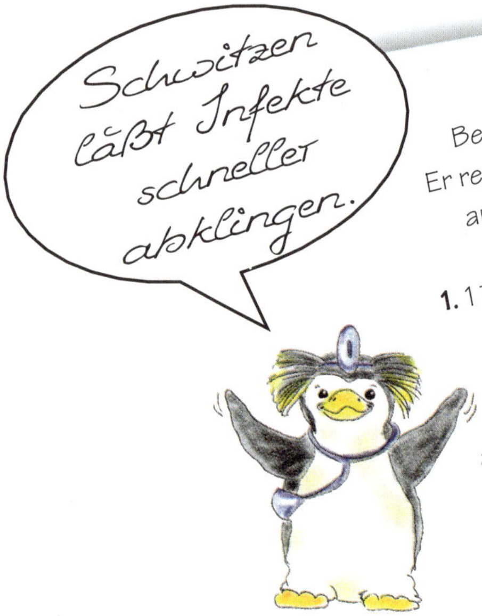

FIEBERTEE

Bei Fieber hilft ein Tee aus Lindenblüten. Er regt das Schwitzen und den Stoffwechsel an und treibt so die Giftstoffe aus dem Körper.

1. 1 Teelöffel Blüten werden mit ¼Liter kochendem Wasser übergossen.
2. Fünf Min. ziehen lassen, abgießen, mit Honig süßen und mit Zitronensaft abschmecken. Drei- bis fünfmal täglich ½ bis 1 Tasse zu trinken geben.
3. Den Honig erst in den trinkwarmen Tee einrühren, sonst gehen die wertvollen Inhaltsstoffe verloren.

Achtung: Durch den Tee kann das Fieber noch etwas ansteigen. Bei **sehr hohem Fieber** den Tee **nur halb so stark** (½ Teelöffel auf ¼l) und **nur lauwarm** verabreichen.

Gefährlichkeit:

Das Dreitagefieber ist im allgemeinen harmlos. **Bei hohen Temperaturen (über 40° C den Arzt rufen!)** Da das Fieber jedoch sehr rasch ansteigen kann, muß bei Kindern, die dazu neigen, mit dem Eintreten eines ☞ ***Fieberkrampfes*** gerechnet werden. Lesen Sie dort über die entsprechenden Maßnahmen nach.

Ansteckungsgefahr:

Das Dreitagefieber wird durch das humane Herpes-simplex-Virus übertragen. Es wird über Tröpfcheninfektion, also z.B. beim Niesen, Husten oder Sprechen einer erkrankten Person weitergegeben.

Behandlungsmöglichkeiten:

Die Krankheit selbst läßt sich nicht behandeln. Da jedoch das Fieber sehr stark ansteigen kann, sind **fiebersenkende Maßnahmen (Wadenwickel, Einlauf etc.)** sinnvoll. Außerdem sollte das Kind viel trinken. Am besten lauwarmen (!), dünn zubereiteten Lindenblütentee.

Impfung:

Gegen das Dreitagefieber gibt es keine Impfung.

Erbrechen

siehe Übelkeit

Erkältungskrankheiten

Darunter versteht man die in der Regel durch Viren hervorgerufenen Entzündungen der oberen Atemwege wie Schnupfen, Husten, Heiserkeit. Diese können mit leichtem Fieber einhergehen und sind in der Regel nach acht Tagen abgeklungen.

Kinder in den ersten beiden Lebensjahren sind häufig davon betroffen. So lernt das Immunsystem, sich gegen Krankheiten zu wehren. Die beste Medizin gegen Erkältungskrankheiten ist die Vorbeugung durch viel Bewegung an der frischen Luft, Wärme- und Kältereize, ausreichend Vitamin C und **seelische Wärme**.

Gute Behandlungsmöglichkeiten bei ersten Anzeichen durch Echinacea-Produkte.

Bei hohem Fieber und leichten Symptomen Verdacht auf

☞ ***Virusgrippe***.

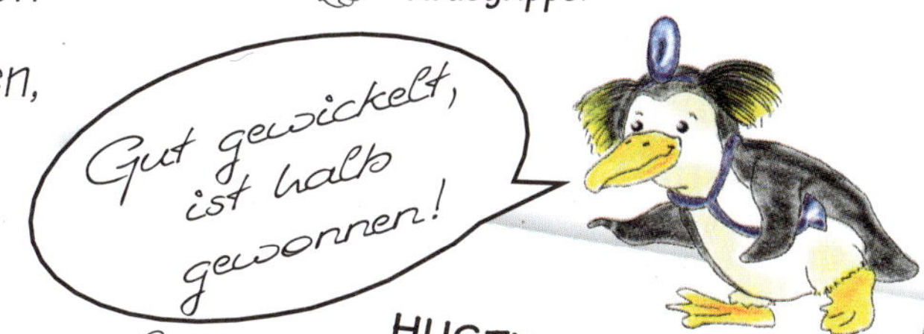

HUSTENWICKEL

Gegen Husten und Bronchitis helfen Wickel mit Quark oder Zitrone.

Für die Quarkauflage wird zimmerwarmer frischer Magerquark etwa 1 cm dick und etwa 10 cm breit direkt auf die Brust gestrichen (von Seite zu Seite). Darüber kommt ein Baumwolltuch oder eine Windel, darüber ein Frotteetuch.

Der Wickel sollte mindestens eine Stunde, kann aber auch die ganze Nacht dranbleiben.

Beim Zitronenwickel wird ähnlich verfahren: Auf ein Frotteetuch kommt ein in Zitronensaft getauchtes Baumwolltuch. So um die Brust wickeln, daß der Zitronensaft auf die Haut kommt.

Auf Kartoffelwickel sollten Sie wegen der Gefahr von Verbrennungen lieber verzichten. Der Quarkwickel ist mindestens genauso wirksam.

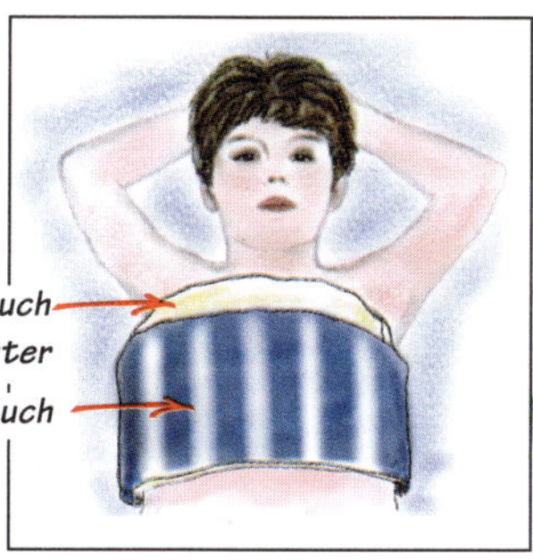

F

Fieber

Unter Fieber versteht man eine Körperkerntemperatur von über 37,5°C. Bis 38,5°C handelt es sich um leichtes bis mittleres Fieber, bis etwa 40°C um hohes Fieber.

Fieber an sich ist keine Krankheit, deutet aber immer auf eine Erkrankung hin. Sie sollten deshalb den Arzt aufsuchen, um eine ernsthafte Erkrankung rechtzeitig zu erkennen.

Über 40°C unbedingt den Arzt rufen!

Sollten Sie in der Zwischenzeit mit Wadenwickeln oder Fieberzäpf-chen das Fieber senken, schreiben Sie Menge und Uhrzeit auf. Denn: Die Höhe des Fiebers ist ein wichtiges Merkmal zur richtigen Diagnosestellung. Das Fieber wird bei Kindern am sichersten immer im After gemessen. Am besten mit einem digitalen Fieber-thermometer, da es schneller mißt als ein herkömmliches.

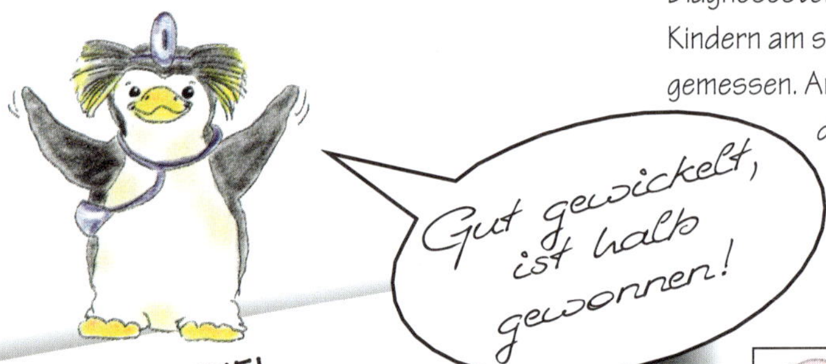

WADENWICKEL

Man nimmt ein zusammengefaltetes Leinentuch, Geschirrtuch oder Frotteehandtuch und taucht es in kaltes Wasser. Gut auswringen und so fest um den Unterschenkel wickeln, daß es überall auf der Haut aufliegt. Darüber kommt ein trockenes Leinen- oder Handtuch und darüber ein Wolltuch. Oder Sie nehmen statt dessen ein dickes Frotteetuch. In gleicher Weise verfahren Sie am anderen Unterschenkel. Der Wickel bleibt 30 Min. dran. Danach die Beine auswickeln und gut abtrocknen. Das Fieber sollte um ½ bis 1° C gesenkt sein. Nach einer Stunde kann der Wickel wiederholt werden. Oft verschwindet auch das Kopfweh.

Tip: Damit das Bett nicht feucht wird, legen Sie ein Badetuch oder eine Plastiktüte unter die Beine und decken Sie das Bett bis zum Knie auf. Gegen kalte Füße Socken anziehen.

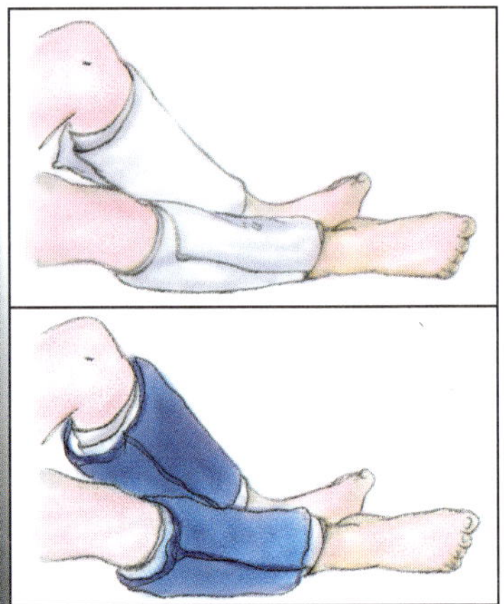

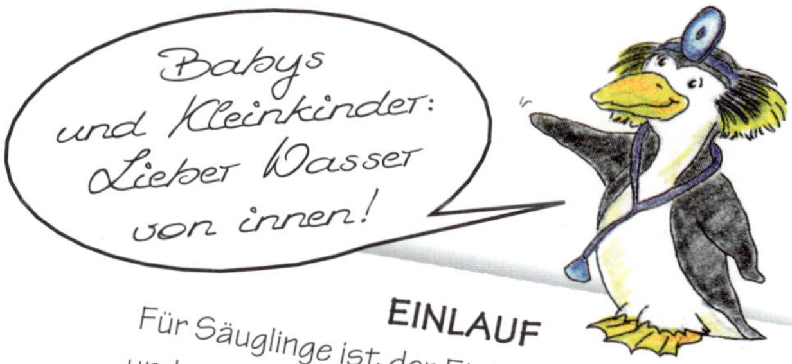

EINLAUF

Für Säuglinge ist der Einlauf sowieso besser, und auch bei Kleinkindern wirkt der fiebersenkende Einlauf oft besser als Wadenwickel. Er senkt das Fieber um etwa 1° C. Dafür bereiten Sie einen Kamillentee zu (1 Eßlöffel Kamillenblüten mit 1 Liter kochendem Wasser übergießen, 10 Min. ziehen lassen, danach abgießen). Auf Zimmertemperatur abkühlen lassen. Gummiklistier mit dem Tee füllen: bei Säuglingen bis 12 Monaten 70 – 100 ccm, bei Kleinkindern 250 ccm, bei größeren Kindern bis zu 500 ccm. Die Spitze mit etwas Salbe versehen, Klistier vorsichtig in den After einführen, mit Druck den Ball entleeren. Danach Windel oder Töpfchen bereithalten! Der Einlauf kann bis zu viermal täglich angewendet werden.

Fieberkrampf

Bei kleinen Kindern im Alter zwischen zwei und vier Jahren kommt es häufiger vor, daß sie plötzlich über 38,5° C Fieber haben. Zusätzlich kommt es bei etwa 4% aller Kinder zu Fieberkrämpfen.

Wie sieht es aus, woran erkenne ich es?

Der Krampf tritt meist am Anfang einer fieberhaften Erkältung auf (während das Fieber rasch ansteigt).
Ein Fieberkrampf beginnt mit **krampfartigen Zuckungen der Beine**. Das Kind ist dabei völlig abwesend und **reagiert nicht, wenn es angesprochen wird**. Es kann für einen Augenblick das Bewußtsein verlieren.
Während des Anfalls kann sich seine anfangs **blasse Haut** aufgrund von Sauerstoffmangel **bläulich** verfärben. Meist sind die Augen verdreht und die Pupillen erweitert.
Normalerweise ist solch ein **Anfall nach wenigen Minuten vorbei**.

Ursachen:

Die Ursachen sind noch nicht alle bekannt, aber man vermutet, daß die Unreife des kindlichen Gehirns und eine hohe Krampfbereitschaft eine wichtige Rolle spielen.
Fieberkrämpfe können sowohl bei Erkrankungen der Atemwege als auch bei ☞ ***Infektionskrankheiten*** auftauchen.
Zu einem Fieberkrampf kann es kommen, wenn das Fieber sprunghaft ansteigt, z.B. innerhalb einer Stunde von 37° C auf 39,5° C.

F

Gefährlichkeit:

Ein Fieberkrampf kann das erste Anzeichen für eine Epilepsie sein. Das Risiko, daß sich nach einem oder mehreren Fieberkrämpfen später eine Epilepsie entwickelt, ist aber äußerst gering.
Sollte Ihr Kind einen Fieberkrampf haben, sollten Sie sofort den Notarzt rufen. Er kann bei Bedarf einen weiteren Anfall mit Medikamenten unterbrechen. Sonst suchen Sie nach dem Anfall sofort einen Arzt auf.
Bewahren Sie Ruhe, sie überträgt sich auf Ihr Kind.

Behandlungsmöglichkeiten:

Während des Fieberkrampfes sollten Sie das Kind **auf die Seite drehen**, damit es sich nicht am Speichel verschluckt. Lösen Sie die verkrampften Beine nicht mit Gewalt. **Geben Sie sofort ein fiebersenkendes Zäpfchen**. Warten Sie in Ruhe das Ende des Anfalls ab.

Gehirnerschütterung

Gehirnerschütterungen kommen bei Kindern im Alter zwischen zwei und sechs Jahren häufig vor.

Ursachen:

Bei kleinen Kindern kommt es z.B. durch den Sturz vom Wickeltisch, bei älteren häufig durch Verkehrs- oder Spielunfälle zu einer Gehirnerschütterung.

Wie sieht es aus, woran erkenne ich es?

Meist **Benommenheit**, **Schwindel**, manchmal auch **Erbrechen**. Bei **Bewußtlosigkeit oder offenen Kopfverletzungen** ☞ *Erste Hilfe*

Gefährlichkeit:

Gehen Sie auf jeden Fall zum Arzt oder **rufen Sie bei Bewußtlosigkeit Ihres Kindes den Notarzt**

Behandlungsmöglichkeiten:

Meistens wird einige Tage **Bettruhe** verordnet. Kinder erholen sich sehr schnell und ohne bleibende Schäden von einer Gehirnerschütterung.

Hämophilus influenzae B (HIB)

Alle durch das Hämophilus-influenzae-Bakterium ausgelösten Krankheiten sind schwer verlaufende Krankheiten. Sie sind umgehend ärztlich zu behandeln.

Wie sieht es aus, woran erkenne ich es?

Das Bakterium gelangt in den Rachen des Kindes und breitet sich entweder in der Schleimhaut aus oder wandert weiter und breitet sich im Mittelohr oder im Gehirn aus. Bleibt es in der Schleimhaut, kann der Kehldeckel anschwellen und damit die Atemwege verschließen.

Sofort den Notarzt rufen, wenn

- DIE GENANNTEN SYMPTOME AUFTRETEN

! **Es droht Erstickungsgefahr oder bei einer Gehirnhautentzündung eine Beeinträchtigung der Sinnesorgane durch bleibende Nervenschäden!**

Im Gehirn kann es eine gefährliche Gehirnhautentzündung hervorrufen. Im Mittelohr führt es zu einer Mittelohrentzündung.

Bei einer **akuten Schleimhautentzündung** fühlt sich das Kind **schwerkrank**, hat **hohes Fieber** und **kann nicht mehr schlucken**. Häufig läuft daher der Speichel aus den Mundwinkeln heraus.

Es kann **Atemnot** hinzukommen.

Die **Gehirnhautentzündung** macht sich ebenfalls durch **hohes Fieber**, außerdem durch **Kopfschmerzen** und einen **steifen Nacken** bemerkbar.

Eine **Mittelohrentzündung** ist erkennnbar am **Fieber** und an den **starken Schmerzen**.

Säuglinge machen die **Schmerzen** meist deutlich, indem sie schreien, den **Kopf hin- und herwälzen** und die **Nahrung verweigern**.

Inkubationszeit:

Wenige Stunden, bis max. 1-2 Tage

Gefährlichkeit:

Eine HIB-Infektion ist **sehr gefährlich**. Neben **akuter Atemnot** droht die Gefahr von **bleibenden Nervenschäden** wie Lähmungen, Ausfälle der Sinnesfunktionen oder sogar eine geistige Behinderung.

Ansteckungsgefahr:

Der Erreger ist das Hämophilus-influenzae-Bakterium, das durch Tröpfcheninfektion, also über die Atemluft, übertragen wird.

Behandlungsmöglichkeiten:

Jede Form einer Infektion mit HIB-Bakterien macht die **umgehende Behandlung durch den Arzt, meist den Notarzt oder das Krankenhaus**, erforderlich. Meist werden bei der Kehlkopfentzündung die Atemwege freigehalten und wie bei der Gehirnhautentzündung intravenös Antibiotika gegeben.

Impfung:

Gegen HIB gibt es eine gut verträgliche Impfung, die für alle Kinder ab dem 3. Lebensmonat empfohlen wird. Das größte Risiko zu erkranken besteht zwischen dem 6. und 18. Lebensmonat. Das Risiko einer Ansteckung hält allerdings bis zum 5. Lebensjahr an.

Heuschnupfen

siehe auch Allergie

Ursachen:

Heuschnupfen ist eine allergische Krankheit. Er wird durch Pollen ausgelöst.

Wie sieht es aus, woran erkenne ich es?

Die **Augen** können **stark gerötet** sein und **jucken**. Es kann zu einer Schwellung der Augenlider kommen, wenn das Kind aufgrund des Juckreizes daran reibt. Die **Schleimhäute in der Nase schwellen an**, und das Kind leidet unter starkem Schnupfen. Die Nase „läuft". Zusätzlich muß es viel niesen. Meist ist das austretende Sekret klar.

Gefährlichkeit:

Heuschnupfen ist für das Kind nicht gefährlich, kann aber je nach Intensität als sehr unangenehm empfunden werden.

Behandlungsmöglichkeiten:

Ähnlich wie beim Bronchialasthma wird sich der Arzt über die Vorgeschichte des Kindes genau informieren, da sie eine

wichtige Voraussetzung für eine sinnvolle Behandlung ist. Zusätzlich wird er bei dem Kind einen Haut- und einen Bluttest machen, um zu erfahren welches Allergen den Heuschnupfen auslöst. Das ist nötig, da es unterschiedliche Pollen gibt und die Kinder verschieden darauf reagieren.
An erster Stelle steht für das Kind, das Allergen zu meiden. Bei Heuschnupfen ist das aber meistens nicht möglich. Eventuell wird der Arzt eine **„Spezifische Immuntherapie"** vornehmen. Bei dieser Behandlung wird versucht, den Körper durch langsame Zufuhr kleiner Allergenmengen, wieder an das Allergen zu gewöhnen. Wenn das Kind besonders stark unter Heuschnupfen leidet, ist ein **Klimawechsel**, zumindest für eine bestimmte Zeit, manchmal die einzige Möglichkeit. Hilfreich ist es auch, wenn Sie den Pollenflug aufmerksam verfolgen. Tageszeitungen und Rundfunk berichten im Frühjahr täglich, mit welchem Pollenflug zu rechnen ist.

Infektionskrankheiten

Das sind Krankheiten, die durch Bakterien oder Viren hervorgerufen und durch Ansteckung weiter verbreitet werden können. Die meisten dieser Krankheiten sind harmlos. Gegen eine Infektion schützt ein gutes Immunsystem oder eine Impfung. Viele Infektionskrankheiten beginnen mit Halsweh.

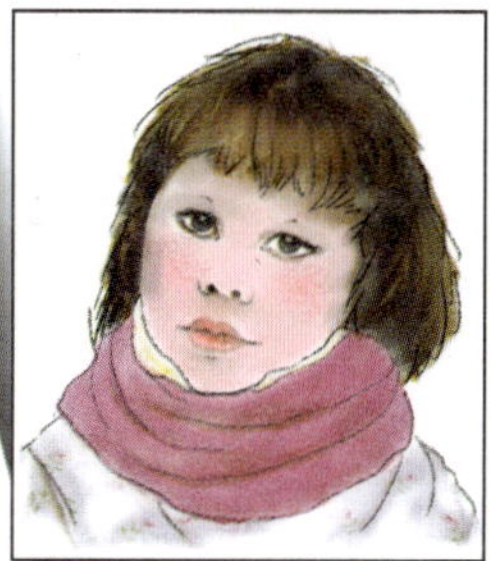

HALSWICKEL

Bei Halsweh macht man am besten einen Essigwickel. Dazu nimmt man ein Küchen- oder Baumwolltuch und faltet es längs zusammmen. Dann taucht man es in lauwarmes Wasser, wringt es aus und verteilt 5-6 Teelöffel Essig darauf. Dicht um den Hals legen. Darum herum kommt ein zweites Baumwolltuch oder ein Wolltuch. Der Wickel kann – muß aber nicht – die ganze Nacht dranbleiben.

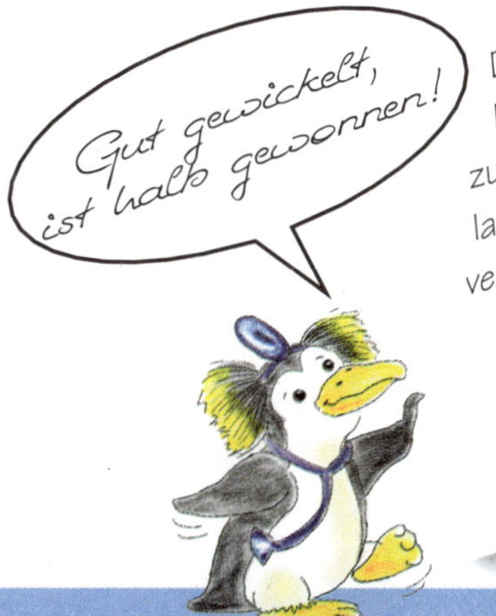

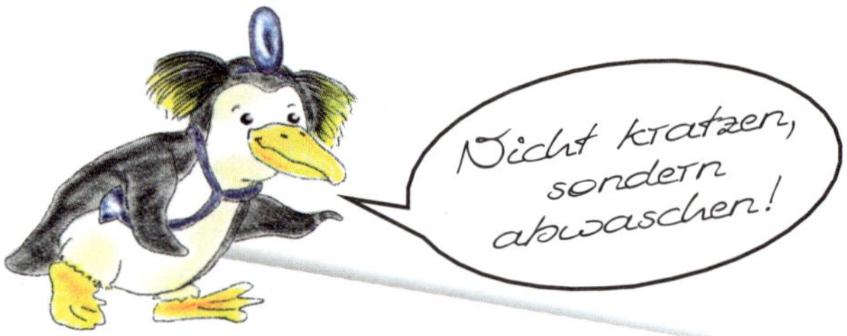

JUCKREIZHEMMER

Gegen Juckreiz helfen: Abwaschungen mit lauwarmem Wasser, Bäder in lauwarmem Wasser, feuchte Umschläge, eventuell mit einem Schuß Essig oder Kamillentee Teebaumöl, Rescuesalbe (siehe Seite 159), selbstverständlich auch spezielle Salben aus der Apotheke.

Juckreiz

Bei vielen Krankheiten mit Hautausschlägen wie Neurodermitis, Masern, Windpocken, Röteln, aber auch bei Mückenstichen, Sonnenbrand und Pilzinfektionen tritt dieses Symptom auf.

Der Juckreiz ist vor allem für Kinder schwer zu ertragen. Neben einigen pflegerischen Möglichkeiten hilft gegen Juckreiz vor allem Ablenkung.

Keuchhusten

Keuchhusten ist eine bakterielle Erkrankung, die besonders bei Kindern zwischen einem und sechs Jahren auftritt. Es können aber auch Neugeborene und Erwachsene daran erkranken. Keuchhusten ist immer noch eine gefährliche Kinderkrankheit, besonders für Kinder unter zwölf Monaten.

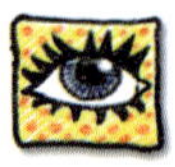

Wie sieht es aus, woran erkenne ich es?

Zu Beginn ähneln die Symptome einer **Erkältungskrankheit mit Husten, Fieber und Gliederschmerzen**. In den ersten zwei Wochen husten die Kinder noch nicht anfallsweise, sondern ähnlich wie bei einer Bronchitis. Deshalb ist es am Anfang auch so schwer, den Keuchhusten zu diagnostizieren.
Danach treten **schwere Hustenanfälle** auf, besonders nachts. **Das Gesicht wird rot, und die Augen schwellen an**.

Sofort zum Kinderarzt, wenn

- DER KLEINSTE VERDACHT AUF KEUCHHUSTEN VORLIEGT
- KRÄMPFE ZUM HUSTEN-ANFALL DAZUKOMMEN
- DER HUSTEN NACH ZWEI WOCHEN NICHT ABGEKLUNGEN IST

Es entwickelt sich ein gefährlich keuchender Husten. **Ein Keuchhustenanfall kann bis zu einer Minute dauern.** Währenddessen schnappt das Kind hörbar nach Luft. Weil die Luft am geschwollenen Kehlkopf vorbei eingezogen werden muß, entsteht das **typische Keuchgeräusch**. Das Kind kann teilweise während des anhaltenden Hustens keine Luft einatmen, so daß ein **Sauerstoffmangel** entsteht. Die Haut kann sich bläulich verfärben. Möglicherweise **erbricht** das Kind nach einem Hustenanfall.

Aufgrund der Beschwerden leidet das Kind unter **akutem Schlafmangel**.

Die Erkrankung dauert zwischen zehn Tagen und drei Wochen. Bis der Husten ganz aufhört, können aber noch einige Wochen vergehen.

Inkubationszeit:

Die Inkubationszeit beträgt eine bis drei Wochen von der Ansteckung an.

Gefährlichkeit:

Keuchhusten ist nach wie vor eine **gefährliche Kinderkrankheit**. Das Kind hat mehrere Hustenanfälle am Tag. Da es auf dem Höhepunkt des Hustenanfalls zum Erbrechen kommen kann, dürfen kleine Kinder nachts nie alleine gelassen werden. Sie könnten das Erbrochene einatmen und daran ersticken. Für Babys ist die Krankheit deswegen so gefährlich, da sie beim Keuchen nicht gleichzeitig Luft einsaugen können. Außerdem besteht **Erstickungsgefahr**. In manchen Fällen können Komplikationen wie eine Mittelohr-oder eine Lungenentzündung hinzukommen. Das ist aber eher selten. Achten Sie aber darauf, daß sich nicht eine Nachkrankheit, z.B. eine Bronchitis, bildet.

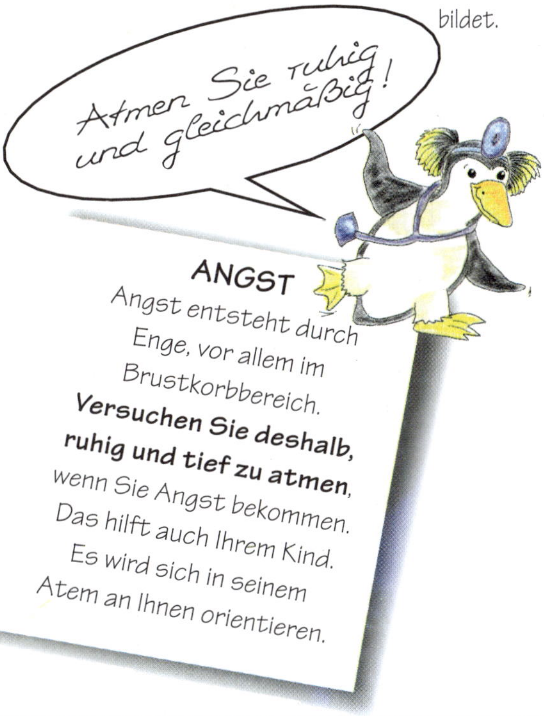

ANGST

Angst entsteht durch Enge, vor allem im Brustkorbbereich. **Versuchen Sie deshalb, ruhig und tief zu atmen,** wenn Sie Angst bekommen. Das hilft auch Ihrem Kind. Es wird sich in seinem Atem an Ihnen orientieren.

K

K

Ansteckungsgefahr:

Keuchhusten wird durch Keuchhustenbakterien hervorgerufen. Diese Bakterien sondern im Körper ein Gift ab, und es kommt zu einer länger andauernden Entzündung der Bronchialschleimhaut. Die Ansteckung erfolgt durch Einatmen von ausgehusteten Tröpfchen eines erkrankten Kindes. Da die Bakterien außerhalb des Körpers rasch absterben, kann sich das Kind nicht durch Berühren von infizierten Gegenständen anstecken. Die Ansteckungsgefahr ist in den ersten zwei bis vier Wochen der Krankheit am höchsten. Allerdings kann durch ein Antibiotikum die Dauer der Infektiosität abgekürzt werden.

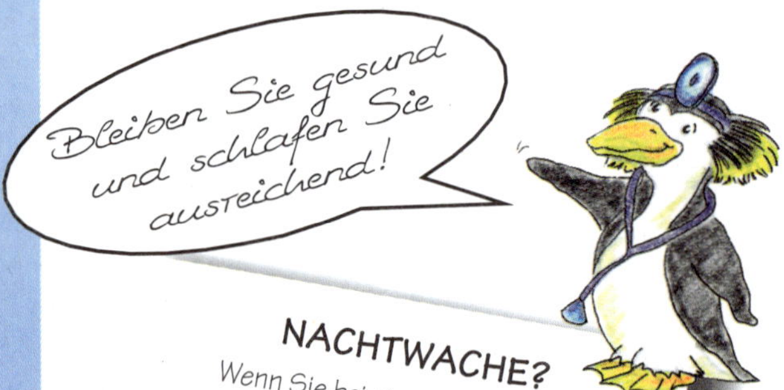

NACHTWACHE?

Wenn Sie bei einem kranken Kind Nachtwache halten müssen, holen Sie sich Hilfe von Freunden und Verwandten, mit denen Sie sich abwechseln können. Versuchen Sie nicht, heldenhaft durchzuhalten. Auch Sie müssen einmal schlafen!!! Vor allem, wenn Sie Ruhe bewahren wollen.

Behandlungsmöglichkeiten:

Erkennt der Kinderarzt die Krankheit rechtzeitig, wird er ein Antibiotikum zur Behandlung einsetzen.

Wichtig ist, daß Sie bei Hustenanfällen und Erbrechen Ihres Kindes Ruhe bewahren und gelassen bleiben. Dadurch helfen Sie dem Kind, sich sicher und beschützt zu fühlen. Die Anfälle werden spürbar leichter verlaufen.

In den ersten vier Wochen sollte das Kind nicht mit anderen Kindern in Kontakt treten, da es sonst die anderen anstecken würde. Das Kind darf aber bereits nach einer Woche ins Freie, vorausgesetzt, es hat kein Fieber mehr. Die **frische Luft** tut dem Kind gut und erleichtert ihm das Atmen. Es muß sich aber ruhig halten und darf nicht herumtoben. Sie sollten auch darauf achten, daß das Kind nachts kühle, nicht zu trockene Luft einatmet. Im Winter sollten Sie den Raum nicht überheizen und im Sommer das Kind bei offenem Fenster schlafen lassen. **Während eines Hustenanfalls helfen Sie dem Kind, wenn Sie es hinsetzen und den Kopf nach vorn neigen**. So kann beim Erbrechen das Erbrochene aus dem Mund herauslaufen und wird nicht geschluckt.

Kochen Sie ihm während der Krankheit leichtes und mildes Essen.

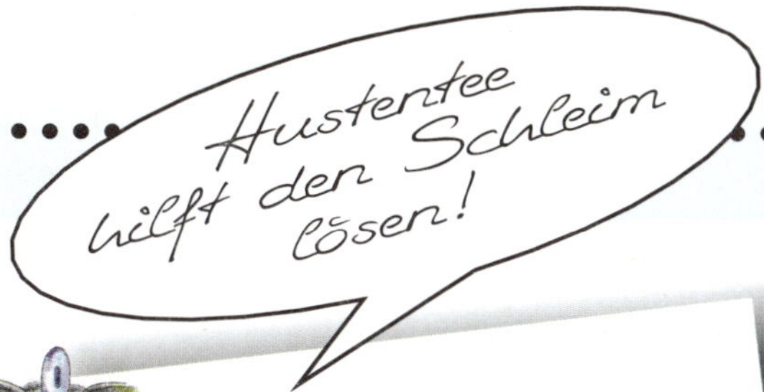

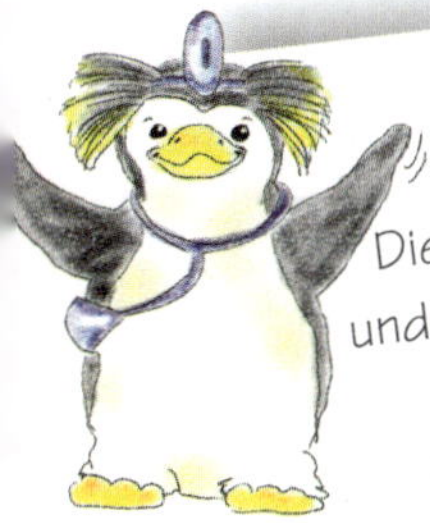

HUSTENTEE

Dieser Tee wirkt krampflösend und hilft gleichzeitig, den Schleim zu lösen:

20 g Spitzwegerichblätter
20 g Thymiankraut
20 g Wollblumen
10 g Kamillenblüten
10 g Holunderblüten

1. Übergießen Sie 2 Teelöffel von der Teemischung mit ¼Liter kochendem Wasser, lassen Sie den Tee zehn Minuten ziehen und seihen dann die Blätter ab.

2. Geben Sie dem Kind drei- bis fünfmal täglich ½ bis 1 Tasse Tee, mit Honig gesüßt.

Tip: Den Honig erst in den **trinkwarmen** Tee einrühren, sonst gehen die wertvollen Inhaltsstoffe verloren.

Es sollten sich **keine Krümel oder Bröckchen** in der Kost befinden, die das das Kind zum Erbrechen oder Husten reizen. Falls das Kind häufiger erbricht, müssen Sie ihm **vermehrt zu trinken** geben, da bei starkem Flüssigkeitsverlust der Körper austrocknet. **Sanfte Massagen** helfen dem Kind nach einem Hustenanfall, sich wieder zu entspannen (s. Seite 46ff). Nach der Hustenperiode (nach ca. vier Wochen) darf das Kind auch wieder in den Kindergarten oder in die Schule gehen.

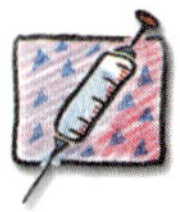

Impfung:

Der beste Schutz gegen Keuchhusten ist eine Impfung. Da Keuchhusten nach wie vor eine ernste Kinderkrankheit ist, sollten Sie die Schutzimpfung innerhalb der ersten fünf Monate und nach dem ersten Jahr nicht versäumen. Keuchhusten gehört nämlich zu den Kinderkrankheiten, die nicht mehr sein müssen. Auch Kinderärzte raten zu einer Schutzimpfung. Inzwischen gibt es einen neuen azellulären Impfstoff, der im Gegensatz zu den früheren Präparaten keine Nebenwirkungen aufweist und sehr gut verträglich ist. Fragen Sie Ihren Kinderarzt danach.

Kinderlähmung

Kinderlähmung ist eine Viruserkrankung, an der Kinder zwischen einem und sechzehn Jahren erkranken können. Aber auch Erwachsene können diese Krankheit bekommen. Es gibt verschiedene Verlaufsformen der Kinderlähmung.

Aufgrund von Masseninpfungen in den letzten Jahrzehnten ist die Kinderlähmung heute so gut wie ausgestorben.

Wie sieht es aus, woran erkenne ich es?

Die häufigsten Symptome von Kinderlähmung sind **Kopf-, Hals- und Gliederschmerzen**, ähnlich wie bei einem grippalen Infekt, hinzu kommen eventuell **Durchfall und Erbrechen**. In fast 90% aller Fälle ist die Krankheit damit überwunden und der Körper gegen eine weitere Infektion oder Verschlimmerung geschützt.
Wenn nach einigen Tagen das **Fieber erneut ansteigt** und **Schmerzen** und eine **Unbeweglichkeit im Nacken**, eventuell **Muskellähmungen** in den Beinen oder sogar in der Brust (Atemnot!) hinzukommen, außerdem **Erbrechen und Schwächeanfälle**, dann ist die Krankheit bereits fortgeschritten. **In diesem Fall gehen Sie bitte sofort zum Arzt.**

Inkubationszeit:

Die Inkubationszeit beträgt sieben bis vierzehn Tage von der Ansteckung an.

Sofort zum Kinderarzt, wenn

- DAS KIND NICHT GEIMPFT IST
- DAS FIEBER NEBEN GLIEDERSCHMERZEN AUCH VON LÄHMUNGSERSCHEINUNGEN BEGLEITET WIRD, ALSO WENN DAS KIND ARME ODER BEINE NICHT BEWEGEN KANN

Gefährlichkeit:

Wird die Krankheit frühzeitig erkannt, kann sie behandelt, aber nicht geheilt werden. Es gibt keine spezifischen Medikamente dagegen.
Ist die Krankheit schon fortgeschritten, kann es zu einer Lähmung der Beine und zu einer bleibenden Schädigung der Muskeln und des Gehirns kommen. Außerdem treten Wachstumsstörungen der betroffenen Extremitäten auf.

Ansteckungsgefahr:

Verursacher der Kinderlähmung ist das Poliovirus. Die Krankheit wird durch direkten Kontakt von Mensch zu Mensch, durch Tröpfcheninfektion (Niesen, Husten) und insbesondere durch Schmierinfektion, d.h. durch infizierte Lebensmittel, Getränke, Gegenstände etc., übertragen. Das Virus dringt in den Mund ein und gelangt über den Rachen und Darm in den Körper.

Die Kinderlähmung ist im letzten Teil der Inkubationszeit und in der ersten Woche der akuten Krankheit, d.h. solange noch Fieber besteht, übertragbar.

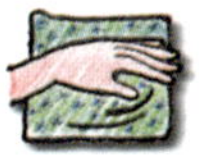

Behandlungsmöglichkeiten:

Das Kind muß unter allen Umständen in ein Krankenhaus. Später wird die Krankheit ebenfalls ausschließlich vom Arzt behandelt. Während der Krankheit muß das Kind **im Bett bleiben**. Es bekommt eine spezielle Ernährung und gezielte Krankengymnastik.

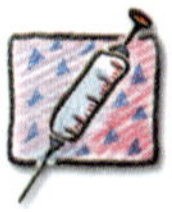

Impfung:

„Kinderlähmung ist grausam, Schluckimpfung ist süß." Dieser Satz hat bis heute nichts von seiner Bedeutung verloren. Der beste Schutz gegen Kinderlähmung ist die Schutzimpfung. Sie sollte dem Baby bereits im ersten Lebensjahr gegeben werden. Die regelmäßigen Auffrischungen alle zehn Jahre helfen, daß das Kind und der spätere Erwachsene immun bleiben. Wird das Kind zum erstenmal gegen Polio geimpft, sollten alle ungeimpften oder nicht ausreichend geschützten Personen im gleichen Haushalt zur gleichen Zeit ebenfalls geimpft werden. Das Ansteckungsrisiko bei einer Impfung ist zwar äußerst gering, besteht aber dennoch.

Krämpfe

siehe auch Tetanie

Bei einem Krampf ziehen sich die Muskeln stark zusammen. Die willkürliche Kontrolle der Bewegungen ist ausgeschaltet. Krämpfe können entstehen durch einen gestörten Mineralstoffwechsel im Körper. Dieses Ungleichgewicht kann unterschiedliche Ursachen haben, z.B. Fieber, starker Flüssigkeitsverlust o.ä . Der Krampf an sich ist zwar nicht gefährlich, jedoch ein ernstzunehmendes Alarmzeichen. Man sollte darauf achten, daß das Kind genügend Luft bekommt und sich nicht selbst verletzen kann.

Wichtig: **Ruhe bewahren!**

Krupp

Man unterscheidet zwischen dem „echten“ Krupp und dem Pseudokrupp. Der Krupp ist eine entzündliche Atemwegserkrankung, die den Kehlkopf und die Luftröhre befällt.

Wie sieht es aus, woran erkenne ich es?

Beim Krupp bildet sich ein häutiger Belag im Kehlkopf und in der Luftröhre. Da dies aber bei einer Rachenuntersuchung nicht zu sehen ist, wird die Krankheit an dem **trockenen bellenden Husten**, der **Heiserkeit**, der **schweren Atemnot** und der **blassen Haut** erkannt.

Ursachen:

Ursache für den Krupp kann eine ☞ ***Diphtherie*** sein.

Gefährlichkeit:

Diese Krankheit ist zwar gefährlich, spielt aber heute fast keine Rolle mehr.

Sofort zum Kinderarzt, wenn

- ZU DEN GENANNTEN SYMPTOMEN FIEBER HINZUKOMMT !!!

! Dann kann es sich nämlich um eine gefährliche bakterielle Krankheit handeln, die sofort behandlungsbedürftig ist, wie Diphtherie, HIB oder Keuchhusten.

Behandlungsmöglichkeiten:

Auf die Behandlungsmöglichkeiten wird Sie der Arzt hinweisen.

Pseudokrupp

Pseudokrupp ist eine Atemwegserkrankung. An dieser Krankheit leiden hauptsächlich kleine Kinder.

Wie sieht es aus, woran erkenne ich es?

Bei dem Kind haben sich die **Luftwege verengt** und die **Stimmbänder entzündet**.

Zusätzlich setzt sich Schleim auf die Bronchien, und das Kind hat einen **starken Husten**. Es fällt ihm schwer zu atmen, und es leidet in manchen Fällen sogar unter **Atemnotanfällen**. Die Anfälle treten gewöhnlich nachts auf, tagsüber lassen sie wieder nach.

Ursachen:

Die Ursache kann eine Virusinfektion sein oder aber die verschmutzte Umwelt, also eine Atemluft, die mit Schadstoffen belastet ist. Es ist bekannt, daß in industriellen Ballungszentren viele Kinder unter dieser Krankheit leiden.

Gefährlichkeit:

Rufen Sie sofort den Notarzt, wenn Ihr Kind stark nach Luft ringt und zu ersticken droht. Bis der Notarzt eintrifft, ergreifen Sie die untenstehenden Maßnahmen.

Behandlungsmöglichkeiten:

Das Kind hat die Husten- und Atemnotanfälle meistens nachts. Dabei kann es leicht in Panik geraten.
Beruhigen Sie das Kind, trösten Sie es und **sorgen Sie zusätzlich für frische, kühle Luft**, um die Atembeschwerden zu lindern, z.B. am offenen Fenster oder vor dem geöffneten Kühlschrank. Auch Dampfinhalationen helfen dem Kind. **Am schnellsten erzeugen Sie Dampf, indem Sie bei einer voll aufgedrehten heißen Dusche das Wasser gegen die Kacheln richten.** Das geht zu zweit am einfachsten, wenn einer die Dusche bedient und einer das Kind im Arm hält. Am besten ist es in jedem Fall, Sie fragen frühzeitig einen Arzt um Rat.

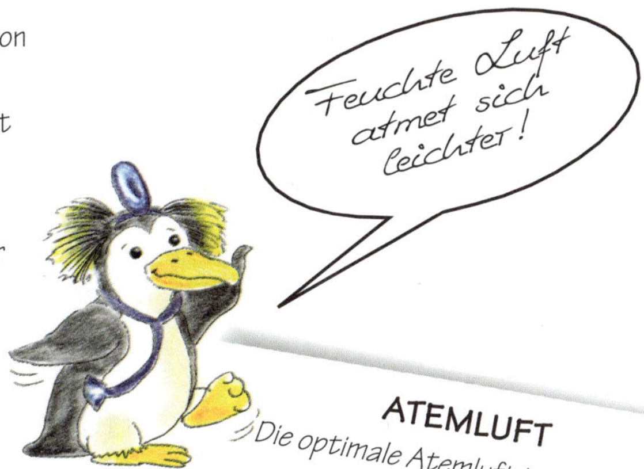

ATEMLUFT

Die optimale Atemluft ist ein wenig feucht, ein wenig kühl und natürlich frisch.
Feuchte kühle Luft kann man im Sommer durch das Aufhängen von feuchten Tüchern vor dem geöffneten Fenster herstellen.
Ansonsten helfen natürlich Wasservernebler oder aber auch ein einfacher Wasserkocher, mit dem im Zimmer – **unter Ihrer Aufsicht!!!** – etwas Wasser verkocht wird.

K

Läuse

Es gibt Kopf,- Filz- und Kleiderläuse. Bei Kindern kommen die Kopfläuse am häufigsten vor. Sie sind sehr ansteckend und inzwischen wieder sehr verbreitet.

Ursachen:

Früher galten sie als ein Zeichen der Verwahrlosung. Inzwischen weiß man aber, daß man sie schneller bekommen kann, als einem lieb ist.
Die Übertragung erfolgt durch Kontakt von Mensch zu Mensch (Kindergarten, Schule etc.), durch Wäsche und durch Kämme, Haarbürsten und Kopfbedeckungen.

Wie sieht es aus, woran erkenne ich es?

Die Kopflaus legt ihre kleinen weißen Eier, auch Nissen genannt, in die Haare. **Die Nissen sehen wie Schuppen aus.** Sie lassen sich aber nicht abstreifen, da sie fest am Haar haften.

Die **Kopflaus selbst ist zwei bis drei Millimeter lang** und hellgrau. Wenn sie Blut gesaugt hat, nimmt sie eine **rötliche Färbung** an.
An den **Saugstellen** entstehen **rote Flecken** oder Knötchen.
Kopfläuse findet man oft an den **Schläfen, hinter den Ohren und im Nacken**.

Gefährlichkeit:

Da die Bißstellen jucken, kratzt das Kind daran. Manchmal entzündet sich die Haut und wird durch Bakterien infiziert. Dann sind auch die Lymphknoten geschwollen. In dem Fall sollten Sie mit Ihrem Kind einen Arzt aufsuchen.

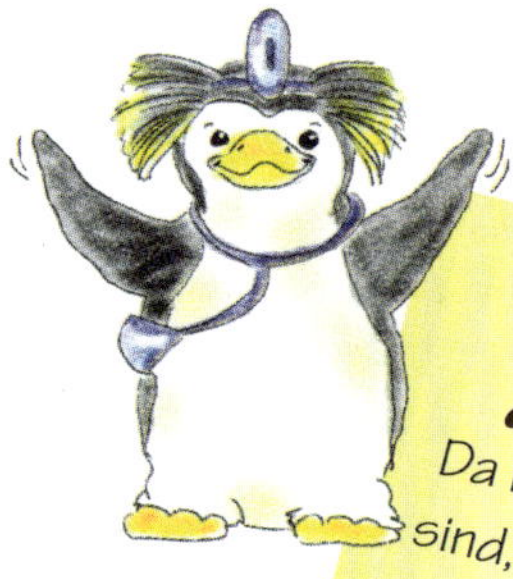

! WISSENSWERTES

Da Kopfläuse sehr ansteckend sind, sollten Sie auch Bekannte und die Eltern der Freunde Ihrer Kinder informieren. Denn wie gesagt, Kopfläuse haben nichts mit Verwahrlosung zu tun. Man bekommt sie schneller, als man es sich vorstellen kann.

L

Behandlungsmöglichkeiten:

Früher löste die Diagnose Tränen bei den Kindern aus, denn es gab keine andere Möglichkeit, als die Haare abzuschneiden und den Kopf kahl zu scheren. Heute kann man aber **spezielle Shampoos** in der Apotheke kaufen, die **direkt auf die Kopfhaut aufgetragen** werden. Die **Selbstbehandlung** müssen Sie beim Kind so lange durchführen, bis keine lebenden Nissen mehr auf der Kopfhaut zu finden sind. Sollte aber innerhalb einer Woche kein Erfolg zu sehen sein, müssen Sie einen Arzt aufsuchen. Dann liegt möglicherweise eine andere Erkrankung vor. Parallel zur Kopfhautbehandlung müssen Sie auch **Kämme und Bürsten mit dem Kopflausshampoo reinigen. Kleider und Wäsche müssen ebenfalls regelmäßig gewechselt und gewaschen werden**. Handtücher nach jeder Haarwäsche.
Wenn Sie diese Maßnahmen einhalten, vermeiden Sie, daß sich andere Familienmitglieder anstecken.

Leistenbruch

Man unterscheidet zwischen einem angeborenen und einem erworbenen Leistenbruch. Ein angeborener Leistenbruch kommt bei Jungen wesentlich häufiger vor als bei Mädchen.

Ursachen:

Zu einem Bruch kann es kommen, wenn die Bauchwand zu schwach ist (Bindegewebsschwäche).
Bei einem erworbenen Leistenbruch ist meistens ein Unfall oder eine Überanstrengung die Ursache. Deshalb sollte man Kinder nichts Schweres tragen lassen.

Wie sieht es aus, woran erkenne ich es?

Bei einem Bruch in der Leistengegend ist oft nur beim Schreien oder Pressen ein Schwellung zu sehen.
Werden Organe in den Leistenbruch eingeklemmt, bildet sich eine ständig **vorgewölbte Stelle in der Leistengegend**. Dazu können heftige Schmerzen, Übelkeit und Erbrechen kommen.

Bei Jungen sind eventuell auch die Hoden betroffen. Der Hodensack ist vergrößert und manchmal auch geschwollen.

Gefährlichkeit:

Manchmal bildet sich ein Leistenbruch von alleine zurück. Da aber die Gefahr einer Einklemmung besteht, sollten Sie mit dem Arzt über die Möglichkeit einer Operation sprechen.
Treten bei dem Kind **starke Schmerzen** in der Leistengegend auf oder ist **bei Jungen der Hodensack vergrößert**, sollten Sie **sofort zu einem Arzt gehen.**

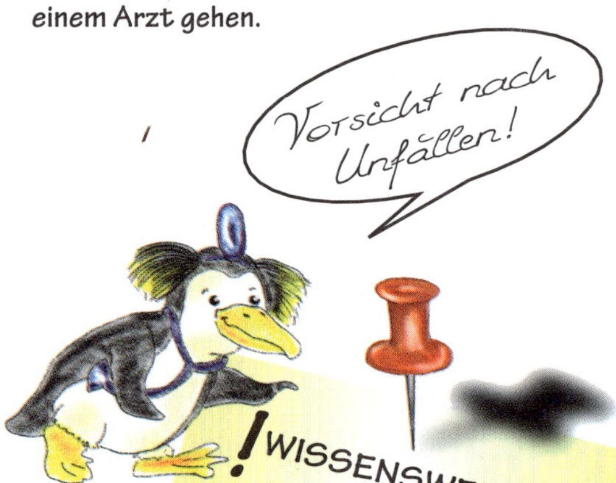

! WISSENSWERTES

Bei einem Unfall können auch die inneren Organe betroffen sein. Ist der Leistenbruch Folge eines Unfalls, sollte man immer einen Arzt aufsuchen!

Masern

Masern sind eine Viruserkrankung, die vorwiegend bei Kindern auftritt, die älter als zwei Jahre sind. Die Krankheit ist im allgemeinen harmlos, auch wenn sie für das Kind meist sehr unangenehm ist.

Wie sieht es aus, woran erkenne ich es?

Zu Beginn ähneln die Symptome denen einer Erkältung: Husten, Schnupfen, leichtes Fieber (ca. 38°C) und eventuell eine leichte Augenrötung.
Am dritten oder vierten Krankheitstag tauchen dann folgende Symptome auf, die typisch für Masern sind
kleine weiße Flecken im Mund, **hohes Fieber** und **Hautausschlag**.
Der **Ausschlag** beginnt **zuerst** im **Gesicht, hinter den Ohren, auf der Stirn und an der Haargrenze**. Dann breitet er sich **von oben nach unten** auf den **Rumpf, auf Arme und Beine** aus. Die zunächst kleinen **hellroten Flecken** werden bald größer und nehmen eine **dunkelrote** Färbung an. Sie sind **unregelmäßig begrenzt** und **fließen teilweise zusammen**.

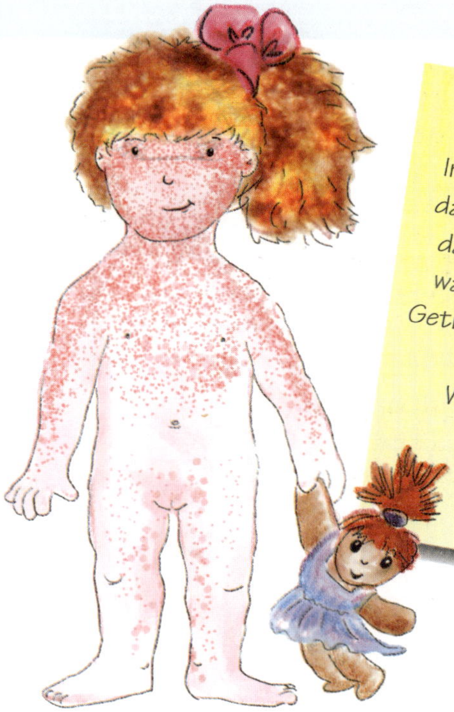

ÜBRIGENS

In der Alternativmedizin ist man der Meinung, daß das Fieber nicht gesenkt werden soll. Im Gegenteil, das Kind soll in einen Wollpullover eingepackt und warmgehalten werden. Mit zusätzlichen warmen Getränken erreicht man, daß der Ausschlag „blüht". Bei übermäßigem Fiebersenken z.B. durch Wadenwickel oder Zäpfchen, ohne daß dies notwendig wäre (z.B. bei Gefahr eines Fieberkrampfes), könnte die Krankheit nach „innen schlagen", z. B. als Lungenentzündung.

Der Hautausschlag kann fast vierzehn Tage als leichte bräunliche Flecken auf der Haut sichtbar bleiben. In dieser Zeit schuppt die Haut zuerst in der oberen, dann in der unteren Körperhälfte ab. Das Kind ist eventuell lichtscheu, fühlt sich schwerkrank, ist sehr schutzbedürftig und wird häufig von Schüttelfrost geplagt.
Das Fieber hört etwa fünf bis sechs Tage nach Ausbruch des Hautausschlags auf. Der Husten bleibt allerdings häufig noch ein bis zwei Wochen bestehen, während die Flecken abheilen. Eine relativ häufige Begleiterscheinung ist die Augenentzündung, die bereits vor Beginn des Hautausschlages entstehen kann.

Inkubationszeit:

Die Inkubationszeit beträgt etwa zehn bis elf Tage von der Ansteckung an.

Gefährlichkeit:

Masern sind eine Krankheit, die Sie durchaus **ernst nehmen** sollten. Sie ist aber meistens nicht lebensbedrohlich. **Komplikationen** können auftreten, sind jedoch heutzutage eher selten, z.B. eine Mittelohr- oder Lungenentzündung.
Diese zusätzlichen Infektionen kann der Kinderarzt meistens mit Antibiotika behandeln. Sollte eine Gehirnentzündung auftreten, ist ein Krankenhausaufenthalt erforderlich. Sie ist zwar eine sehr ernste Komplikation, kommt aber schätzungsweise nur bei einem von tausend erkrankten Kindern vor.
Bei jüngeren Kindern besteht bei höherem Fieber die Gefahr von Fieberkrämpfen.
In diesem Fall verschreibt der Kinderarzt ein fiebersenkendes Mittel.

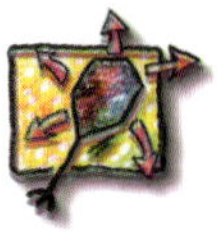

Ansteckungsgefahr:

Sobald bei einem erkrankten Kind ein Frühsymptom der Krankheit aufttritt, z.B. Fieber, Niesen oder Husten (ca. drei Tage vor Ausbruch des Hautausschlags) kann es dadurch andere Kinder anstecken. Enger körperlicher Kontakt – im Kindergarten oder in der Schule – fördert die Ansteckungsgefahr. Ungefähr fünf bis sechs Tage nach Ausbruch des Hautausschlags normalisiert sich die Temperatur und das erkrankte Kind kann die Masern nicht mehr übertragen.

Sofort zum Kinderarzt, wenn

- DIE DIAGNOSE NICHT EINDEUTIG IST
- KOMPLIKATIONEN WIE MITTELOHR - ODER LUNGENENTZÜNDUNG ODER KOPFSCHMERZEN MIT ERBRECHEN AUFTRETEN
- SICH DIE KRANKHEIT ZUNÄCHST ETWAS BESSERT, DANN ABER EIN RÜCKFALL EINTRITT
- DAS KIND NACH EINER WOCHE NOCH NICHT FIEBERFREI IST
- HARTNÄCKIGER HUSTEN, ATEMNOT, SCHLÄFRIGKEIT HINZUKOMMEN
- KOPF, ARME ODER BEINE ÜBERSTRECKT WERDEN

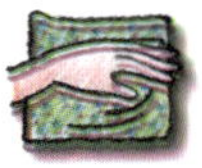

Behandlungsmöglichkeiten:

Gegen das Virus selbst gibt es keine Behandlung. Das Kind sollte auf jedem Fall solange **im Bett bleiben**, bis das Fieber drei oder vier Tage normal bleibt und der Hautausschlag verblaßt ist. Es braucht während der schlimmen Phase **vermehrt Zuwendung, besondere Aufmunterung und Nähe**. Manche Kinder wollen am liebsten in einem leicht abgedunkelten Raum liegen, weil sie kein grelles Sonnen- oder elektrisches Licht mögen. Wenn keine zusätzlichen Risikofaktoren bestehen – notfalls den Arzt fragen –, muß das Fieber nicht gesenkt werden. Bei Gefahr von Fieberkrämpfen kann man auch ein fiebersenkendes Mittel geben. Bei einer **Augenentzündung** kann der Kinderarzt Augentropfen verschreiben. Sie können aber auch selbst Kompressen mit abgekochtem kühlem Wasser oder lauwarmem Kamillentee machen und vorsichtig auf die Augen des Kindes legen. **Hustensaft und abschwellende Nasentropfen helfen zusätzlich.** Bei hohem Fieber wird Ihr Kind kaum Appetit haben.
In dieser Zeit sollten Sie ihm möglichst viel zu trinken geben. Ist das Fieber dann gesunken, gehören außer vielen Getränken auch leichte Kost und frische Luft zur Behandlung der Krankheit.

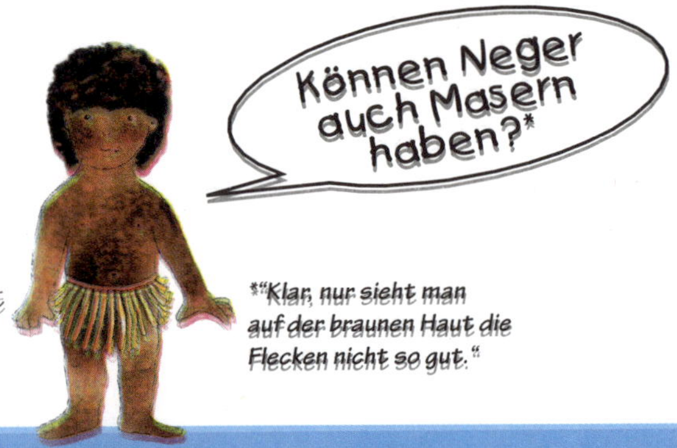

*„Klar, nur sieht man auf der braunen Haut die Flecken nicht so gut."

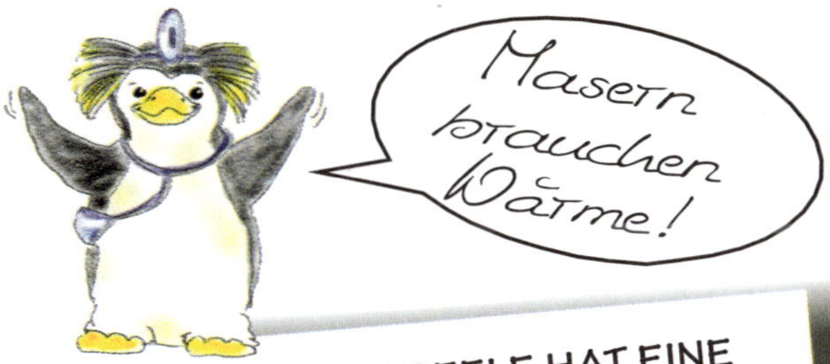

AUCH DIE SEELE HAT EINE KRISE

Bei Masern „weicht alles auf“: Alles fließt, die Nase, die Augen, der Husten, die Haut. Auch die Seele des Kindes ist während der Masern sehr empfindlich. **Mehr als bei jeder anderen Kinderkrankheit braucht Ihr Kind Zuwendung, Trost, Streicheleinheiten und Aufmunterung.** Es fühlt sich meistens sehr krank und schutzbedürftig.

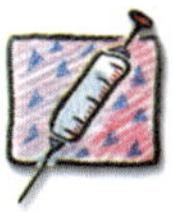

Impfung:

Wenn ein Kind einmal Masern gehabt hat, ist es lebenslänglich immun. Schutz gegen Masern bietet eine Impfung. Diese können alle Kinder ab dem ersten Lebensjahr bekommen, die noch keine Masern hatten. Durch die Impfung wird bei den Kindern eine langanhaltende Immunisierung erzeugt. Eine Auffrischung ist nicht nötig. Masern sind in der Regel keine lebensbedrohliche Krankheit und Komplikationen selten. Sprechen Sie am besten mit Ihrem Kinderarzt über die Entscheidung, Ihr Kind impfen zu lassen.

Mumps

Mumps, auch Ziegenpeter genannt, ist eine Viruserkrankung. Sie tritt vorwiegend bei Kindern auf, die älter als zwei Jahre sind. An sich ist Mumps keine schwere Krankheit, Komplikationen sind aber relativ häufig.

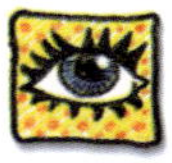

Wie sieht es aus, woran erkenne ich es?

Typisch für diese Krankheit sind: **Mundtrockenheit**, **Schluckbeschwerden**, **Fieber** (nicht unbedingt, aber bis 40° C möglich) und **geschwollene Drüsen auf einer oder beiden Seiten des Halses**.
Die schmerzhafte Schwellung entsteht durch eine Entzündung der Drüsen. Eine entzündete Drüse kann z.B. die Ohrspeicheldrüse sein. Sie liegt vor, unter und hinter dem Ohr.
Bei einer Entzündung dieser Drüse wird zuerst die eine Seite, nach zwei oder drei Tagen dann evtl. die andere Seite vor dem Ohr dick.
Die Ohrläppchen stehen ab (daher der Name Ziegenpeter).

M

Bei ca. der Hälfte der Kinder tritt die Krankheit allerdings nur auf einer Seite des Kopfes auf.
Manchmal können außer der Ohrspeicheldrüse auch die übrigen Speicheldrüsen entzündet sein. Solche Speicheldrüsen sind Unterkiefer- und Unterzungendrüsen.
Die Entzündungen können das Gesicht entstellen. **Das Kind hat beim Kauen starke Schmerzen, meist auch nach dem Trinken von sauren Getränken, und fühlt sich schwerkrank.**
Das evtl. auftretende Fieber hört nach ca. sieben bis zehn Tagen auf. In der Zeit gehen auch die Drüsenschwellungen zurück.

Inkubationszeit:

Die Inkubationszeit beträgt zwei bis drei Wochen von der Ansteckung an.

Gefährlichkeit:

Gefährlich wird Mumps nur bei etwaigen Komplikationen. So kann es zu einer Bauchspeicheldrüsen- und Gehirnhautentzündung kommen. Erste Anzeichen für eine Entzündung des Gehirns sind Kopfschmerzen, hohes Fieber, Erbrechen und ein steifer Nacken. Diese Symptome treten mehrere Tage nach Ausbruch der Krankheit auf.
Starke Oberbauchschmerzen, Übelkeit und Erbrechen deuten auf eine Bauchspeicheldrüsenentzündung hin. Diese Komplikationen sind aber häufig zu vermeiden, wenn das Kind eine Woche strikte Bettruhe einhält, auch wenn es kein Fieber hat.
Nach der Pubertät kann Mumps bei Jungen zu einer Hodenentzündung führen. Unfruchtbarkeit als Folge davon ist nicht auszuschließen.

Ansteckungsgefahr:

Mumps ist eine Viruserkrankung. Das Mumpsvirus wird durch den Kontakt von Mensch zu Mensch (z.B. im Kindergarten oder in der Schule) und durch Tröpfchen (Speichel) übertragen, ist aber nicht so ansteckend wie Masern oder Windpocken. Da aber heute bereits viele Kinder gegen Mumps geimpft sind, ist die Ansteckung durch einen Mumpskranken relativ selten.

Sofort zum Kinderarzt, wenn

- KOPFSCHMERZEN AUFTRETEN
- DER NACKEN STEIF WIRD
- DIE SCHLUCKBESCHWERDEN UND DAS FIEBER NACH ZEHN TAGEN NICHT VORBEI SIND
- OBERBAUCHSCHMERZEN, ÜBELKEIT, ERBRECHEN AUFTRETEN

Das Kind kann sechs Tage vor bis zehn Tage nach Krankheitsbeginn andere anstecken.
Ein bis zwei Tage nach dem Aufstehen kann das Kind wieder in den Kindergarten oder in die Schule gehen.

Behandlungsmöglichkeiten:

Das Kind sollte auf jeden Fall eine Woche im Bett bleiben, auch wenn es kein Fieber hat. In der Zeit gehen die Drüsenschwellungen zurück.
Da Mumps für das Kind sehr schmerzhaft sein kann, braucht es während dieser Zeit vermehrt Zuwendung, Aufmunterung und Ablenkung.
Normalerweise ist eine Behandlung der Schwellung nicht nötig. Viele Kinder empfinden es aber als angenehm, wenn warme Umschläge auf die betroffenen Stellen gelegt werden. Für warme Umschläge können Sie z.B. Wärmflaschen in ein Handtuch einwickeln.
Bei starken Schmerzen verschreibt der Kinderarzt ein leichtes Schmerzmittel.

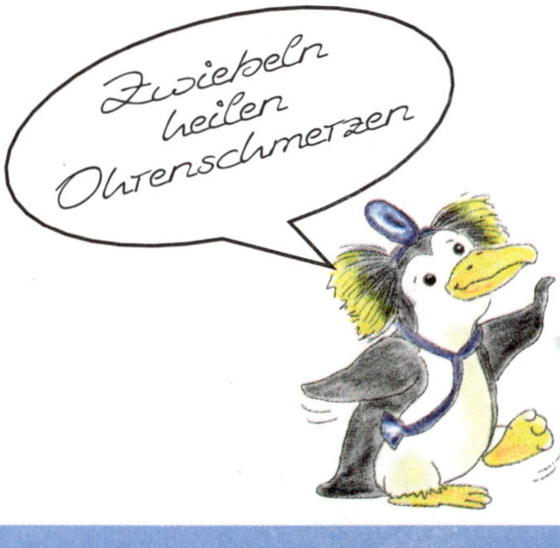

Da das Kind starke Schluckbeschwerden und einen trockenen Mund hat, sollte es möglichst viel in kleinen Schlucken trinken. Vermeiden Sie aber saure Säfte. Geben Sie dem Kind während der Krankheit vor allem flüssige und milde Nahrung wie Suppe, Joghurt, Brei etc., da es zusätzlich unter Kaubeschwerden leidet.

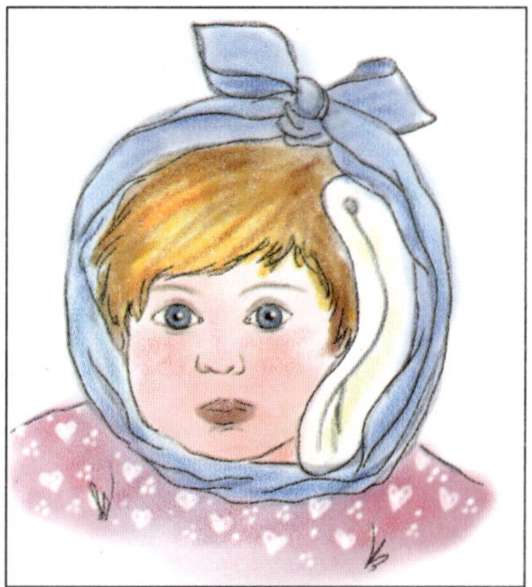

So befestigt man den Zwiebelwickel am Ohr.

ZWIEBELWICKEL

Bei Mumps sowie bei allen anderen Ohrenschmerzen helfen Zwiebelwickel. Dazu wird eine halbe rohe Zwiebel kleingehackt und die Zwiebelstücke in ein Taschentuch gelegt. Das Taschentuch darüber zusammenfalten und mit einem Pflaster zukleben. Den Wickel auf das Ohr oder die schmerzende Stelle legen, darüber kommt ein Kopftuch. Der Zwiebelumschlag kann einige Stunden liegenbleiben. Bei starken Schmerzen kann eine zusätzlich aufgelegte Wärmflasche oder eine einfache Schreibtischlampe, die den Wickel bestrahlt, rasche Linderung schaffen.

ÜBRIGENS:
Auch wenn der Mumps bei dem Kind nur einseitig auftritt, also nur eine Seite des Kopfes angeschwollen ist, ist das Kind nach überstandener Krankheit für immer immun. Die zweite Seite kann später nicht mehr erkranken.

Impfung:

Schutz gegen Mumps bietet eine Impfung. Diese können alle Kinder ab dem ersten Lebensjahr bekommen, die noch keinen Mumps hatten. Durch die Impfung wird bei allen Kindern eine langdauernde Immunisierung erreicht. Eine Auffrischung ist nicht nötig. Mumps ist keineswegs eine lebensbedrohliche Krankheit, sprechen Sie mit Ihrem Kinderarzt über die Entscheidung, Ihr Kind impfen zu lassen.
Wenn ein Kind einmal Mumps gehabt hat, ist es für immer immun.

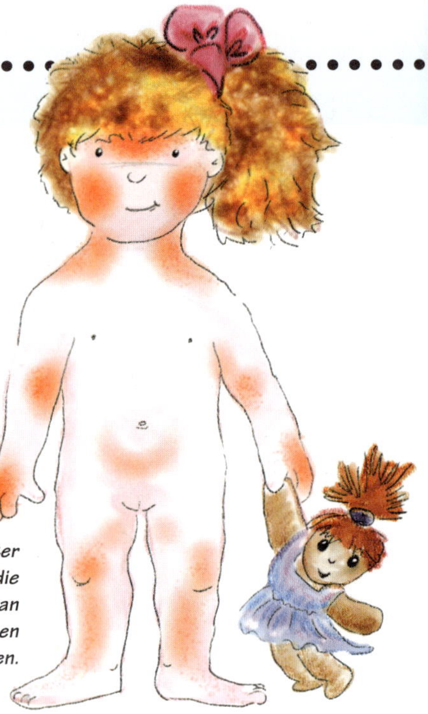

Je nach Alter beginnt die Neurodermitis an unterschiedlichen Körperstellen.

Neurodermitis

siehe auch Allergien

Diese Hauterkrankung gehört zu den häufigsten Allergieerscheinungen bei Kindern.

Ursachen:

Neurodermitis ist eine Hautentzündung. Die Haut reagiert übermäßig stark auf verschiedene Einflüsse, da die natürliche Abwehr (Immunität) gestört ist. Die genaue Ursache ist nicht bekannt. Klimawechsel oder Aufregungen können einen Krankheitsschub auslösen. Viele erkrankte Kinder haben auch Bronchialasthma und/oder Heuschnupfen. Neurodermitis wird häufig auch vererbt. Im Laufe der Krankheit kann das Kind auch unter einer Allergie gegen

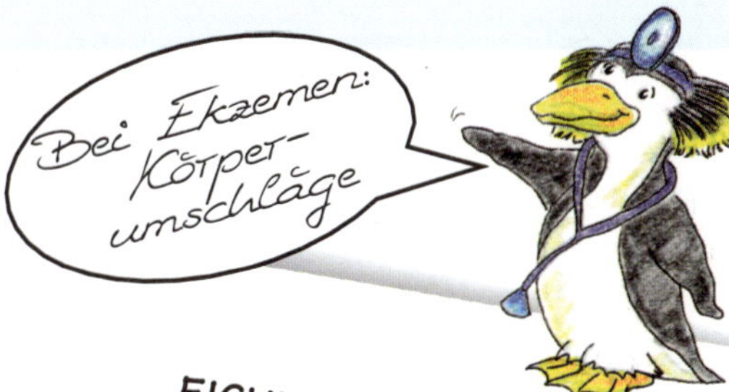

bestimmte Stoffe (z.B. Nahrungsmittel) leiden. Diese Allergie hat das Kind aber nicht von Anfang an, sondern sie entsteht erst im Laufe der Krankheit.

Wie sieht es aus, woran erkenne ich es?

Neurodermitis beginnt meistens im Säuglingsalter zwischen dem zweiten und sechsten Monat. **Im Gesicht (Stirn, Wange) und an der Rückseite der Arme und Beine entstehen kleine, stark juckende Bläschen.** Aufgrund des Juckreizes kann das Kind schlecht schlafen und ist sehr unruhig. Da das Kind ständig an den **Bläschen kratzt**, kann die **Haut nässen** und ist mit **Krusten bedeckt**. Die gesamte Haut ist trocken. Nach dem ersten Lebensjahr treten die Bläschen hauptsächlich in den Gelenkbeugen (Ellenbogen-, Hand-, Knie- und Fußgelenken) und an den seitlichen Halspartien auf. Während der Krankheit gibt es immer wieder beschwerdefreie Zeiten. Im Laufe der Kindheit bessert sich der Allgemeinzustand, kann sich aber in der Pubertät wieder verschlechtern.

EICHENRINDENAUFGUSS

100g Eichenrinde (aus der Apotheke) in 1 l Wasser ansetzen und 30 Min. kochen. Dann mit 8 l Wasser verdünnen und Körperumschläge machen. Dazu ein Baumwolltuch in den zimmerwarmen Sud tauchen und gut feucht auf die juckende Haut legen. 30 Min. auf dem Körper belassen und immer wieder nachfeuchten, oder das Kind nur mit dem Aufguß abwaschen. Eventuell täglich wiederholen. Gegen Auskühlung das Kind eventuell mit Rotlicht bestrahlen (120 cm Abstand zum Umschlag). Dicke Badetücher unterlegen, eventuell auch Plastikplanen unter ein Badetuch, aber nicht über den Umschlag!

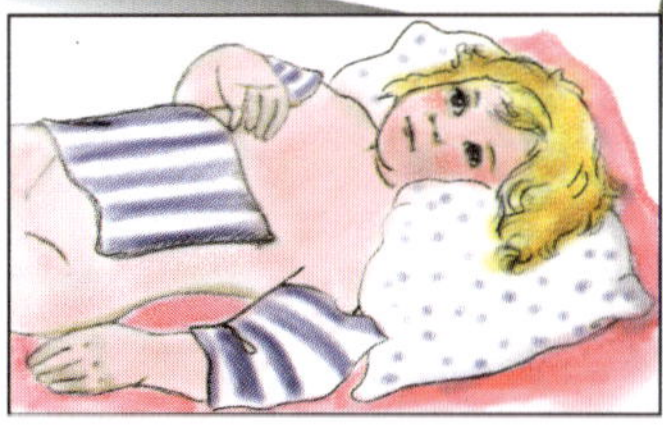

TIP

Für an Neurodermitis erkrankte Kinder wurde ein Overall entwickelt, der Kinder in der Nacht davor bewahrt, sich die juckenden Hautstellen blutig zu kratzen. Fragen Sie Ihre Krankenkasse danach.

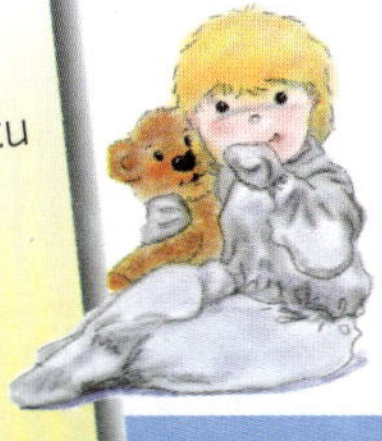

Gefährlichkeit:

Die Behandlung von Neurodermitis erfordert viel Geduld. Viele Kinder entwickeln eine Überempfindlichkeit gegen bestimmte Nahrungsmittel. Ärztliche Behandlung ist auf jeden Fall erforderlich. Ihr Arzt kann Ihnen auch sagen, was das Kind darf und was nicht.

N

Aber auch als Eltern wissen Sie nach einiger Zeit genau, was Ihrem Kind guttut und was nicht.

Behandlungs-möglichkeiten:

Wichtig ist eine ständige Hautpflege und das Vermeiden von Reizen, die der Haut des Kindes schaden. Zu solchen Reizen gehören z.B. Textilien mit einem hohen Polyesteranteil oder das Austrocknen der Haut durch zu langes Baden oder häufiges Händewaschen. Eine plötzliche Verschlechterung behandeln Sie je nach Zustand der Haut: bei zu trockener Haut mit einer fettreichen Salbe mit Kortisonanteil, bei nässender Haut mit feuchten Umschlägen aus einer verdünnten Kochsalzlösung. Besprechen Sie die Anwendung von Kortison mit Ihrem Kinderarzt.
Eine harnstoffhaltige Pflegecreme wird von vielen Kindern als angenehm empfunden, da sie die Haut feucht hält. Über eine auf Ihr Kind abgestimmte Behandlung, sollten Sie in jedem Fall mit dem Arzt sprechen.

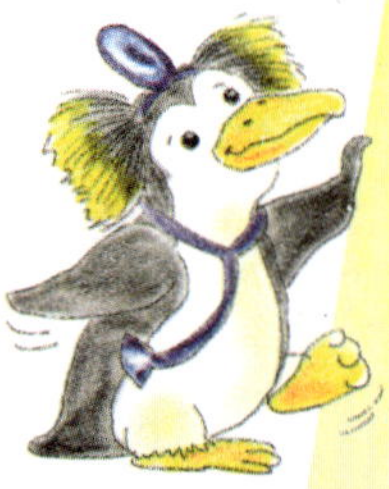

!WISSENSWERTES

Zucker (durch Honig und Rosinen ersetzen), Schokolade, Nüsse, Mandeln, Marzipan, Nougat, Schoko-Nuß-Creme, Kakaogetränke, Zitrusfrüchte und Obst mit hohem Vitamin-C- und Säureanteil wie Tomaten, Rhabarber, Spinat, Sauerampfer, Obstsäfte und Ketchup können den Juckreiz verstärken.

Ohrenschmerzen

Viele Kinder bekommen bis zum 6. Monat, aber auch später, eine Mittelohrentzündung. Sie ist sehr schmerzhaft und unangenehm.

Wie sieht es aus, woran erkenne ich es?

Die Kinder kratzen sich anfangs häufig an der Backe, schreien dann bei der kleinsten Bewegung, Beim Trinken haben sie starke Schmerzen, sie schlafen schlecht und müssen sich oft auch erbrechen. Um sicherzugehen, daß es sich nicht um eine HIB-Infektion handelt, sollten Sie den Kinderarzt aufsuchen.

Behandlungs-möglichkeiten:

Als Hausmittel gegen Ohrenschmerzen helfen Zwiebelwickel, Rotlichtbestrahlung, Wärmflaschen, Ohrentropfen. Kleine Kinder kann man gut auch seitlich auf einen Tisch legen und ihnen mit einer Schreibtischlampe das Ohr bescheinen lassen. (Auf ausreichend Abstand achten und dabei bleiben!)

Pfeiffersches Drüsenfieber
(Infektiöse Mononukleose)

Das Pfeiffersche Drüsenfieber ist eine Viruserkrankung, an der vorwiegend ältere Kinder und jüngere Erwachsene erkranken. Die Krankheit ist zwar nicht gefährlich, schwächt aber den Körper für längere Zeit.

Wie sieht es aus, woran erkenne ich es?

Am Anfang ähneln die Symptome denen einer mittelschweren Grippe mit **Kopf- und Gliederschmerzen, Halsschmerzen, Schluckbeschwerden, schubweise auftretendem, teilweise sehr hohem Fieber**. Das Fieber hält ca. ein bis zwei Wochen an.

Die Gaumenmandeln sind gerötet und geschwollen. Zum Teil sind sie mit einem grauweißem Belag bedeckt (ähnlich wie bei Diphtherie).

Die **Schwellung der Lymphknoten am Hals, in den Achselhöhlen und in der Leistenbeuge schmerzen nicht bei Berührung.**

Sofort zum Kinderarzt, wenn

- EINE GRIPPE LÄNGER ALS ZWEI WOCHEN DAUERT
- DIE LYMPHKNOTEN AM HALS GESCHWOLLEN SIND
- DAS FIEBER SCHUBWEISE SEHR HOCH ANSTEIGT
- DIE MANDELN ENTZÜNDET SIND

Die **Milz vergrößert sich**, und im Blutbild zeigen sich charakteristische Veränderungen, die dem Arzt die Diagnose ermöglichen.

Manchmal kann ein Hautausschlag im Gesicht auftreten, der aus Flecken oder Quaddeln besteht. Er verschwindet von selbst nach drei bis fünf Tagen.

Inkubationszeit:

Die Inkubationszeit beträgt ein bis vier Wochen von der Ansteckung an.

Gefährlichkeit:

Beim Pfeifferschen Drüsenfieber gibt es nicht allzu viele Komplikationen. Sehr selten kann es zu einer Hirnhaut-, Lungen- oder Herzmuskelentzündung kommen. Wichtig ist die richtige Diagnose. Diese wird vom Kinderarzt durch spezifische Blutproben bestätigt. Er achtet auf charakteristische Veränderungen im Blutbild und auf den Antikörpernachweis im Blut.

PFEIFFERSCHES DRÜSENFIEBER

Die Krankheit klingt von selbst innerhalb von ein bis drei Wochen ab. Es ist aber auch möglich, daß es länger dauert, bis alle Krankheitserscheinungen verschwunden sind.

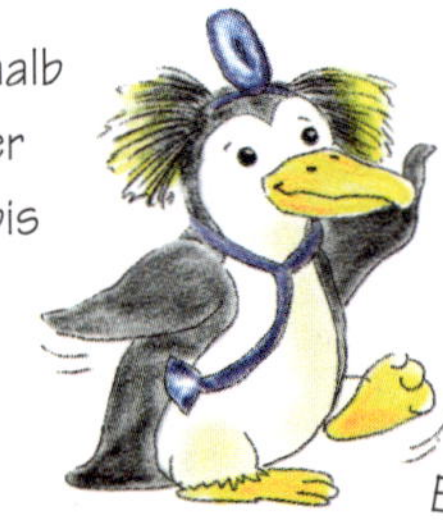

WIEDERAUFBAU
Nach (langen) schweren Krankheiten ist eine Aufbauphase besonders wichtig. Dazu tragen eine Extraportion Vitamine, Echinacea, viel frische Luft, gesundes Essen, ausreichend Schlaf, Bewegung und Ruhephasen bei.

Ansteckungsgefahr:

Das Epstein-Barr-Virus ist der Erreger des Pfeifferschen Drüsenfiebers. Das Virus wird durch den direkten Kontakt von Mensch zu Mensch, durch Tröpfcheninfektion und Mund-zu-Mund („Kußkrankheit“) übertragen. Der Speichel des Erkrankten ist ansteckend. Das Pfeiffersche Drüsenfieber tritt häufig in Schulen, Internaten und Studentenheimen auf.
Auch wenn die Krankheit länger dauert, kann das Kind wieder in die Schule gehen. Voraussetzung dafür ist eine normale Körpertemperatur. Es sollte aber engen Kontakt mit anderen Menschen vermeiden, da es die Krankheit vielleicht immer noch übertragen kann.

Behandlungsmöglichkeiten:

Eine gezielte Behandlung gegen dieses Virus gibt es nicht. Das Kind sollte aber **viel Ruhe, Schonung und ausreichend Schlaf** erhalten. Während des Fiebers sollte es **im Bett bleiben**. Sie können den Genesungsprozeß mit liebevoller Pflege unterstützen.

Wenn Sie dem Kind sein Lieblingsessen kochen, machen Sie ihm bestimmt eine große Freude. Achten Sie darauf, daß es viel Obst und frische, leichte Kost bekommt: Reis, Kartoffeln, Quark, Joghurt, Tees und Säfte. Es ist wichtig, daß das Kind viel trinkt, besonders wenn es Fieber hat. **Es kann sehr lange dauern, bis sich das Kind von der Krankheit erholt, manchmal sogar Monate.**
Vielleicht fällt Ihnen sogar eine kleine Überraschung für Ihr Kind ein?

Impfung:

Gegen das Pfeiffersche Drüsenfieber gibt es keine Impfung. Nach der Erkrankung bleibt das Kind lebenslänglich immun.

Röteln

Röteln sind eine Viruserkrankung, die vorwiegend bei älteren Kindern, Jugendlichen und Erwachsenen auftritt. Die Krankheit ist zwar sehr ansteckend, aber im allgemeinen harmlos.

Wie sieht es aus, woran erkenne ich es?

Zu Beginn ähneln die Symptome denen einer **leichten Erkältung** mit Schnupfen, Augenrötung und leichtem Fieber (ca. 38° C) für ein, zwei Tage. Gleichzeitig mit dem Fieber beginnt der **Hautausschlag**.

Er breitet sich **zuerst im Gesicht** und innerhalb von **vierundzwanzig Stunden über den ganzen Körper** aus. Der Hautausschlag besteht aus vielen **einzelnen, kleinen roten Flecken**, die **nicht ineinander übergehen**. Nach **drei Tagen ist der Ausschlag** bereits wieder **verschwunden**.
Das Kind hat fast immer eine **schmerzhafte Lymphknotenschwellung am Hals** und im Nacken. Nach etwa einer Woche geht die Schwellung zurück. **Das Kind fühlt sich meist nicht krank.**

Sofort zum Kinderarzt, wenn

- SIE DIE RÖTLICHEN FLECKEN NICHT EINDEUTIG ALS RÖTELN ERKENNEN KÖNNEN

Inkubationszeit:

Die Inkubationszeit beträgt zwei bis drei Wochen von der Ansteckung an.

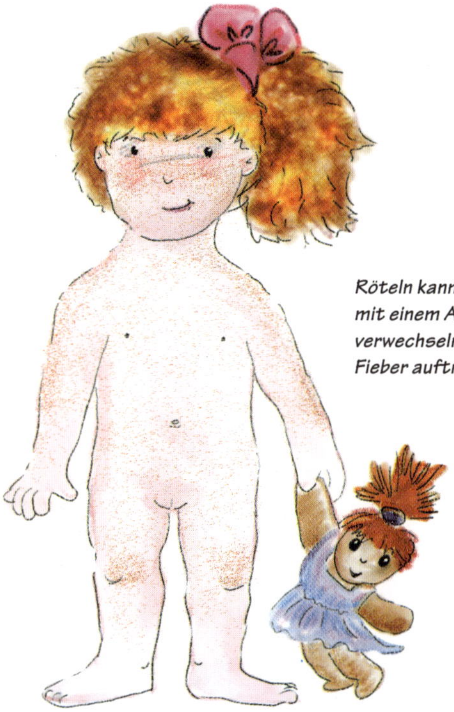

Röteln kann man leicht mit einem Ausschlag verwechseln, da oft kein Fieber auftritt.

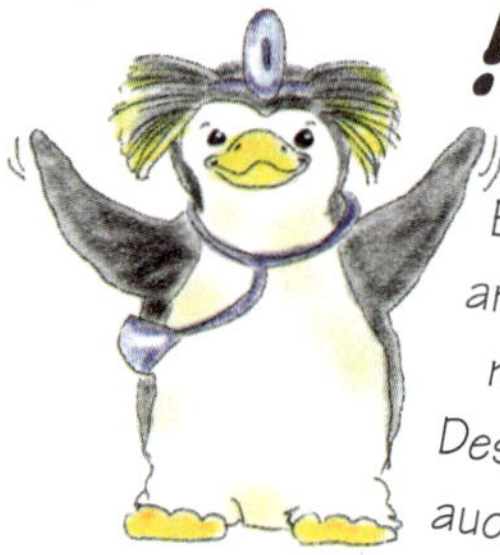

! WISSENSWERTES

Röteln verlaufen im Erwachsenenalter wie alle anderen Kinderkrankheiten meist nicht so harmlos. Deshalb schützen Sie bitte auch Erwachsene vor einer Ansteckung durch Ihr Kind oder lassen Sie sie und sich impfen.

Gefährlichkeit:

Bei Röteln gibt es sehr selten Komplikationen. Wenn Sie bei dem Kind einen roten Ausschlag auf dem ganzen Körper entdecken, dann ist die richtige Diagnose wichtig. Holen Sie bei den ersten Anzeichen den Kinderarzt ins Haus. Nur er kann entscheiden, ob es sich um Röteln handelt. Häufig wird der Hautausschlag nämlich im ersten Moment mit Masern oder Scharlach verwechselt, auch wenn der Krankheitsverlauf anders ist. Bei Röteln sind alle Krankheitserscheinungen leichter als bei Masern (Schnupfen, Augenentzündung). In Ausnahmefällen kann der Kinderarzt abschwellende Augen- und Nasentropfen verschreiben. **Erkrankt eine Schwangere in den ersten drei Schwangerschaftsmonaten an Röteln, kann dies zu Mißbildungen bei dem Embryo führen (siehe auch Impfung).**

Ansteckungsgefahr:

Röteln sind eine Viruserkrankung. Das Rötelnvirus wird durch den Kontakt von Mensch zu Mensch (z.B. in der Schule) und durch Tröpfchen (Husten, Niesen) übertragen. Die Ansteckungsgefahr besteht eine Woche vor bis eine Woche nach dem Hautausschlag (länger als bei Masern). Halten Sie das Kind in dieser Zeit von anderen Kindern und Erwachsenen, vor allem von Schwangeren, fern! Hatte Ihr Kind bereits Kontakt mit Schwangeren in Ihrem Bekanntenkreis, so informieren Sie sie umgehend über die Erkrankung Ihres Kindes.

Behandlungsmöglichkeiten:

Das Kind sollte bei Fieber ein bis zwei Tage **im Bett bleiben** und leichtes und nahrhaftes Essen bekommen.

ÜBRIGENS:

Es gibt auch abgeschwächte Röteln. Sie verlaufen meist ohne Hautausschlag, aber mit einer Lymphknotenschwellung. Die Diagnose und Unterscheidung von anderen Viruserkrankungen ist bei der abgeschwächten Form anfangs nicht ganz einfach. Aber nach einer Untersuchung des Bluts auf Antikörper gegen Rötelnviren, die erst im Verlauf der Krankheit gebildet werden, ist dem Kinderarzt eine genaue Diagnose problemlos möglich.

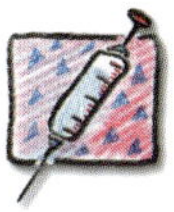

Impfung:

Der beste Schutz gegen Röteln ist eine Impfung. Sie kann zusammen mit der Impfung gegen Masern und Mumps ab dem 15. Lebensmonat verabreicht werden. Mädchen sollten spätestens im Alter von 11 bis 15 Jahren geimpft werden. Dann besteht auch keine Gefahr bei späteren Schwangerschaften.

Scharlach

Scharlach ist eine bakterielle Erkrankung, die vorwiegend bei Kindern zwischen vier und zwölf Jahren auftritt. Wenn Scharlach richtig behandelt wird, ist er im allgemeinen harmlos. Scharlach ist zwar eine ansteckende Krankheit, trotzdem kommt er heute nicht mehr so häufig vor.

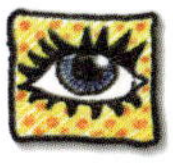

Wie sieht es aus, woran erkenne ich es?

Am Anfang ähneln die Symptome denen einer **Mandelentzündung mit Halsschmerzen, hohem Fieber, Kopfschmerzen, entzündeten Mandeln** (die Mandeln sind gerötet und mit kleinen **Eiterstippchen** bedeckt – **kein Belag!**) und **gelegentlichem Erbrechen**. Nach ca. 12 bis 36 Stunden treten dann folgende zusätzliche Symptome auf, die typisch für Scharlach sind der **Zungenbelag** und der **Hautausschlag**.

Er **beginnt am Schlüsselbein** und in der **Leistenregion** und breitet sich von dort über den **ganzen Körper** aus. Am deutlichsten ist der Ausschlag an Druckstellen und in Hautfalten, wie z. B. an den Oberschenkeln oder in den Achselhöhlen.

Sofort zum Kinderarzt, wenn

- SIE DIE KLEINEN ROTEN FLECKEN AUF DER HAUT ENTDECKEN
- DAS FIEBER ANSTEIGT
- GELENKSCHMERZEN ODER ANDERE ZUSÄTZLICHE BESCHWERDEN AUFTRETEN
- DAS KIND VIEL ERBRICHT

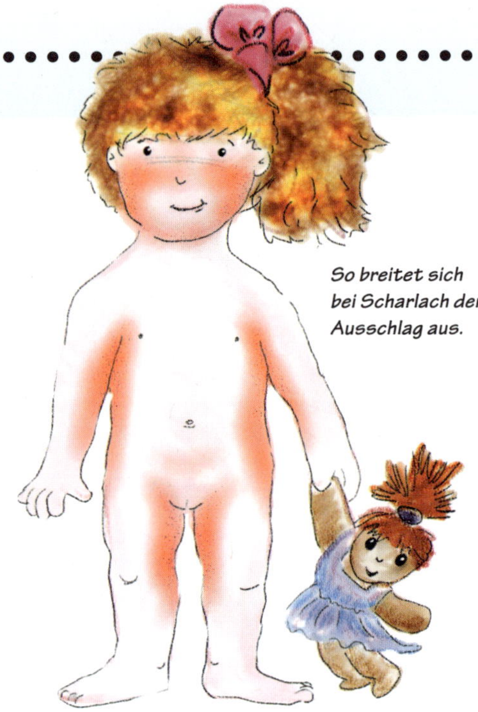

So breitet sich bei Scharlach der Ausschlag aus.

Gesicht, Handflächen und Fußsohlen bleiben von dem Ausschlag verschont. Der **Ausschlag** wirkt **intensiv scharlachrot** (daher auch der Name Scharlach) und besteht aus **winzigen, höchstens stecknadelkopfgroßen Flecken**. Diese Flecken sind **leicht erhöht** und fühlen sich beim Darüberstreichen wie Sandpapier an. **Die Wangen und das Kinn sind hochrot**. Nur um den Mund herum ist das Kind auffallend blaß. Die Zunge ist meist **pelzig geschwollen.** Nachdem der Belag abgestoßen wurde, hat das Kind die sogenannte **Himbeerzunge**. Die Zunge ist hochrot mit geschwollenen warzenförmigen Erhebungen.

Das Kind fühlt sich schwerkrank. Bei rechtzeitiger Behandlung normalisiert sich das Fieber innerhalb von zwei bis drei Tagen. Bei unbehandeltem Scharlach kann das Fieber fünf bis sieben Tage anhalten.

Die Krankheitserscheinungen gehen nach etwa einer Woche zurück.

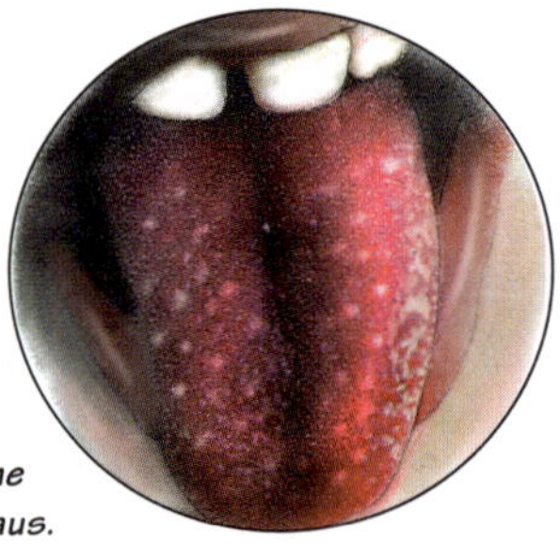

So sieht die typische Himbeerzunge aus.

Etwa zwei bis drei Wochen nach Auftreten des Hautausschlags beginnt sich die Haut zu schälen. Während sie sich am Bauch in feinen Schuppen schält, löst sie sich am restlichen Körper in großen Fetzen, auch in der Nähe der Nägel, an den Zehenspitzen, Handflächen und Fußsohlen.

Inkubationszeit:

Die Inkubationszeit beträgt zwei bis fünf Tage von der Ansteckung an.

Gefährlichkeit:

Wenn Sie bei Ihrem Kind einen roten Hautausschlag entdecken, dann ist die richtige Diagnose wichtig. Holen Sie bei den ersten Anzeichen sofort einen Kinderarzt. Nur er kann entscheiden, ob es sich um Scharlach handelt.

Komplikationen sind bei Scharlach sehr selten. In manchen Fällen kann es zwei bis drei Wochen nach Ansteckung zu einer Mittelohr-, Nebenhöhlen- und Lymphknotenentzündung kommen. Eine sachgerechte Behandlung von Scharlach mit einem Antibiotikum, meist Penicillin, verhindert aber meistens, daß sich Komplikationen überhaupt entwickeln. Achten Sie auch darauf, ob eventuell ein Rückfall oder andere Beschwerden, z. B. Gelenk- oder Nierenschmerzen, auftreten.
Auch dann sollten Sie sofort den Kinderarzt hinzuziehen, denn bei Scharlach besteht eventuell die **Gefahr von Nachkrankheiten**.

WICHTIG
7 Tage nach Behandlungsbeginn und sechs bis acht Wochen nach Krankheitsbeginn sollten Sie wegen möglicher Folgeerkrankungen wie Nierenentzündungen und Harnwegsinfekten zur Nachuntersuchung gehen.

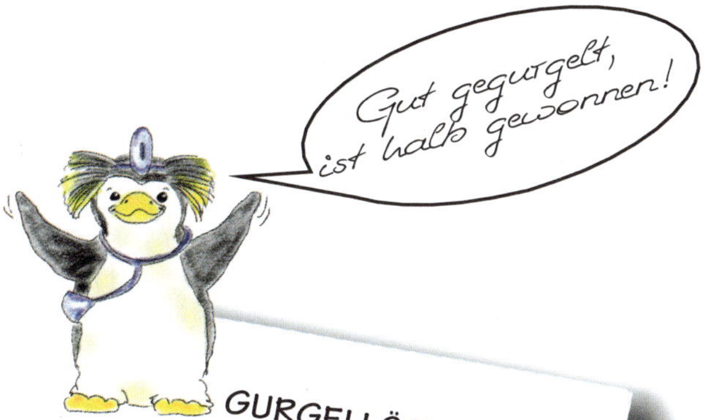

GURGELLÖSUNG
Gegen Halsschmerzen hilft eine Gurgellösung aus Salbeitee.
Dazu werden ½ Teelöffel getrocknete Salbeiblätter mit ¼ Liter kochendem Wasser übergossen. 10 Min. ziehen lassen, danach abkühlen lassen.
Mindestens einmal pro Stunde mit einem Schluck lauwarmem Tee gurgeln.

Ansteckungsgefahr:

Bakterien, sogenannte Streptokokken, lösen den Scharlach aus. Die Bakterien werden durch direkten Kontakt von Mensch zu Mensch (z.B. im Kindergarten oder in der Schule) oder durch Tröpfcheninfektion (Husten, Niesen) übertragen. Die Krankheit ist solange ansteckend, bis die Streptokokken durch eine Behandlung des Kinderarztes verschwunden sind. Angesteckte Geschwister können aber vom Kinderarzt durch eine sofortige Behandlung mit Antibiotikum vor einer Erkrankung geschützt werden. Dann bekommen die Geschwister Scharlach erst gar nicht oder nur stark abgeschwächt. Nach der ersten Krankheitswoche kann das Kind wieder in die Schule gehen, darf sich aber nicht überanstrengen.

Behandlungsmöglichkeiten:

Neben der Behandlung durch den Kinderarzt mit Medikamenten (Antibiotikum), sollte das Kind in den ersten paar Tagen **im Bett bleiben**. Danach muß es keine strikte Bettruhe mehr einhalten, es sei denn, es hat hohes Fieber. Dann helfen anstelle von fiebersenkenden Mitteln, die der Kinderarzt bei Bedarf verschreibt, auch kühlende Abwaschungen, z.B. mit Kamillentee (Rezept siehe Seite 154). Es sollte sich schonen, viel schlafen und nicht zu viel herumtoben. Kleine Geschichten, ruhige Spiele und viel Verständnis helfen dabei, daß dem Kind nicht langweilig wird. Die Nahrung sollte möglichst flüssig und mild gewürzt sein, damit der entzündete Hals nicht noch mehr schmerzt. Falls das Kind hohes Fieber oder vorübergehend keinen Appetit hat, achten Sie darauf, daß es viel trinkt.

Impfung:

Gegen Scharlach gibt es keine Impfung. Meistens sind Kinder, die Scharlach gehabt haben, für immer immun. Nur in sehr wenigen Fällen tritt die Krankheit noch einmal auf.

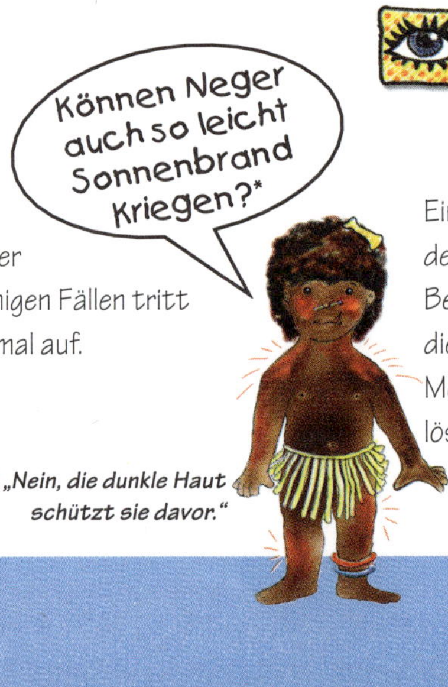

* „Nein, die dunkle Haut schützt sie davor.“

Sonnenbrand

Wer kennt das nicht: Endlich Sommer, die Sonne scheint, und man möchte am liebsten den ganzen Tag im Freien verbringen. Aber bevor Sie Ihre Kinder zum Spielen nach draußen schicken, sollten Sie immer daran denken: Kinder reagieren auf Sonne extrem.

Ursachen:

Zu einem Sonnenbrand kommt es, wenn die Haut ungeschützt der Sonne ausgesetzt ist.

Wie sieht es aus, woran erkenne ich es?

Ein Sonnenbrand ist eine Verbrennung der obersten Hautschichten. Bei einem **leichten** Sonnenbrand wird die **Haut rot und schwillt etwas an**. Meist **spannt die Haut**, und Berührung löst einen **brennenden Schmerz** aus.

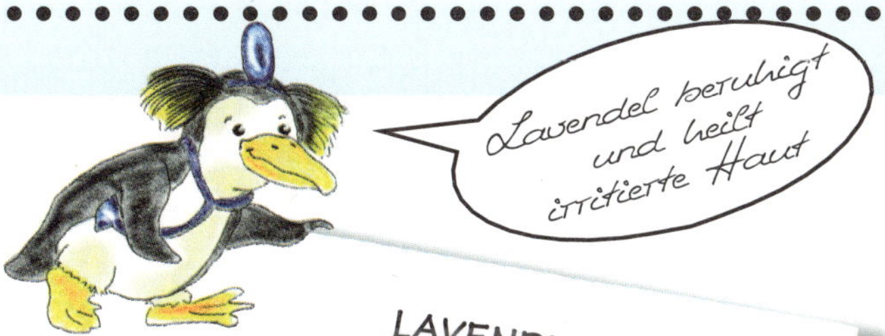

LAVENDELÖL

Bei leichten Sonnenbränden ohne offene Stellen können Sie auch ätherisches Lavendelöl aus der Apotheke dünn auf der Haut verteilen oder aber in das Wasser für die Umschläge geben. **Verwenden Sie kein Parfümöl und achten Sie darauf, daß das Öl nicht in Körperöffnungen gerät!**

Gefährlichkeit:

Ein leichter Sonnenbrand klingt bei rechtzeitiger und richtiger Behandlung relativ schnell wieder ab.
Bei einem **starken Sonnenbrand** können sich sogar **Blasen** entwickeln. Das Kind hat dann starke Schmerzen. In diesem Fall müssen Sie mit Ihrem Kind sofort zu einem Arzt, um die Verbrennung richtig zu behandeln, da sonst die Haut für immer geschädigt ist.

Sofort zum Kinderarzt, wenn

- SICH BLASEN BILDEN

Behandlungsmöglichkeiten:

Bei Hautrötungen (leichter Sonnenbrand) können Sie dem Kind **feuchte Kompressen** mit Quark oder Kamillentee machen. Das lindert die Schmerzen. Auch **feuchte Umschläge** mit Essigwasser helfen. Sie können aber auch **Salbe oder Gel aus der Apotheke** vorsichtig auf die Haut auftragen.
Schon bei einem leichten Sonnenbrand sollten Sie darauf achten, daß sich das Kind die nächsten Tage im Schatten aufhält. **Bedecken Sie die geröteten Hautstellen mit leichter Kleidung oder behalten Sie das Kind im Haus.**

In der Sonne:

Beachten Sie folgendes:
Erstens kann man auch im Schatten einen Sonnenbrand bekommen.
Zweitens: Nachcremen verlängert die angegebene Besonnungszeit nicht!
Drittens: Babys unter einem Jahr sollten nicht an die pralle Sonne, sondern in den Schatten – trotzdem eincremen (Lichtschutzfaktor 25).
Viertens: Kinder zwischen ein und zwei Jahren können mit Sonnencreme Lichtschutzfaktor 10-25, die eine halbe Stunde vor dem Sonnen aufgetragen wird, kurze Zeit an die Sonne.
Fünftens: Gehen Sie nicht zwischen 11 und 15 Uhr an die Sonne, denn in dieser Zeit ist sie am stärksten.
Sechstens: Besorgen Sie Ihren Kindern eine gute Sonnenbrille. Sparen Sie nicht an den Gläsern.
Siebtens: Zum Schutz vor einem Sonnenstich setzen Sie Ihrem Kind einen leichten Hut auf.

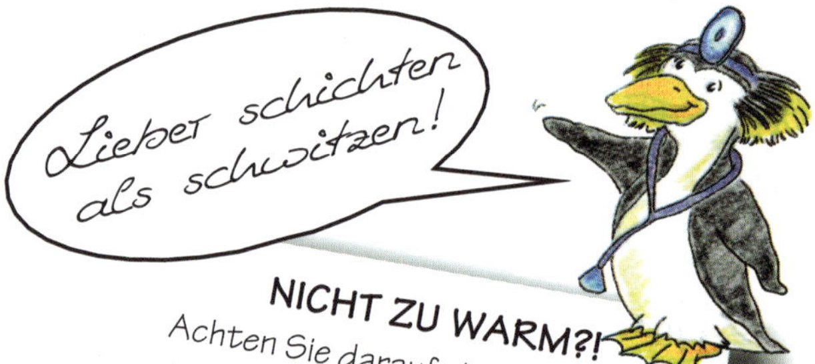

NICHT ZU WARM?!

Achten Sie darauf, daß Kinder in der prallen Sonne immer eine **leichte** Mütze, ein **dünnes** Kopftuch oder einen Hut tragen. Ziehen Sie vor allem Säuglinge und Kleinkinder **nicht zu warm** an. Wenn Sie keine Jacke brauchen, braucht Ihr Kind auch keine. Zum Schutz vor Luftzug (Ohren) reicht auch dünne Baumwolle!

Sonnenstich und Hitzschlag

Wenn Kinder sich zu lange in der prallen Sonne aufhalten, können sie leicht einen Sonnenstich oder einen Hitzschlag bekommen .

Ursachen:

Der Sonnenstich entsteht durch zu starke Sonneneinstrahlung auf den Kopf. Kinder sind besonders gefährdet, da sie noch gar keine oder nur wenige Haare haben.

Die starke Sonne kann ungehindert auf den Kopf scheinen.
Beim Hitzschlag führt zu warme Kleidung oder extreme Temperaturen, z.B. im Sommer im Auto, zu einer extremen Überwärmung und einem Wärmestau im Körper. Die Körperkerntemperatur steigt an. Dadurch werden Stoffwechsel und Kreislauf durcheinandergebracht.

Wie sieht es aus, woran erkenne ich es?

Symptome für einen Sonnenstich sind ein **hochroter Kopf, der sich heiß anfühlt, und eine zugleich kalte Haut. Schwindel, Kopfschmerzen, Flimmern vor den Augen, Übelkeit und eventuell Erbrechen** sind typische Begleiterscheinungen.
Bei einem Hitzschlag kann der Kreislauf zusammenbrechen, es können auch Krämpfe entstehen.

Sofort zum Kinderarzt, bei

- HOHEM FIEBER
- DEN UNTEN GENANNTEN SYMPTOMEN

S

Sonnenallergie

Gerade Kinder leiden unter der Sonnenallergie. Denn ohne vorbeugende Maßnahmen wird ein längerer Aufenthalt in der Sonne zu einer juckenden Qual.

Ursachen:

Auslöser einer Sonnenallergie ist eine Überempfindlichkeit der Haut gegenüber UV-A-Licht.

Wie sieht es aus, woran erkenne ich es?

An den Stellen, die dem Licht besonders ausgesetzt sind, wie z.B. Gesicht, Arme und Handrücken, treten **juckende Knötchen** auf, die in der **Mitte ein Bläschen** haben. Die Kinder kratzen die Knötchen auf, weil sie stark jucken, und behalten auf der Haut Verkrustungen und später eventuell Narben zurück.

Gefährlichkeit:

Rufen Sie sofort einen Arzt, wenn das Kind hohes Fieber bekommt. Aber auch bei den anderen Symptomen sollten Sie sicherheitshalber mit Ihrem Kind zum Arzt gehen.

Behandlungsmöglichkeiten:

Bringen Sie das Kind **sofort** in den **Schatten** oder besser noch in einen kühlen Raum.
Legen Sie es hin und lagern Sie den **Oberkörper hoch**.
Kühlen Sie mit feuchten Umschlägen seinen **Kopf**.
Vor allem bei Hitzschlag:
Entfernen Sie beengende Kleidung und fächeln Sie dem Kind Luft zu.
Geben Sie Ihrem Kind sofort etwas zu trinken. Am besten Tee oder Saft mit einer Prise Salz und einer Prise Zucker.

REIZE VERMEIDEN

Wer unter Sonnenallergie leidet, sollte besonders darauf achten, nicht mit Salzkristallen auf der Haut oder direkt nach dem Bad im Schwimmbecken an die Sonne zu gehen. Duschen Sie das Kind vorher immer ab, notfalls mit Wasser aus der Flasche oder dem Kanister! (**Achtung:** Das Wasser in Flasche oder Kanister kann in der Sommersonne am Strand sehr heiß werden. Am besten gleich zu Beginn in den kühlen Sand eingraben.)

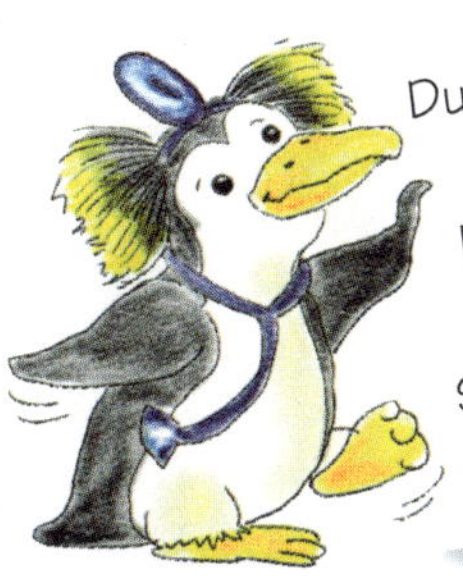

S

Gefährlichkeit:

Eine Sonnenallergie ist für das Kind hauptsächlich deshalb unangenehm, weil es unter starkem Juckreiz leidet. Aufgekratzte Bläschen können sich auch entzünden.

Behandlungsmöglichkeiten:

In der Apotheke bekommen Sie **Salben** oder **Tabletten**, die das Kind rechtzeitig **vor dem Aufenthalt in der Sonne** auftragen bzw. einnehmen kann. Sie sollten aber auch mit dem Kinderarzt darüber sprechen. Er kennt mit großer Wahrscheinlichkeit noch andere geeignete Vorbeugemaßnahmen.

Tetanie

Tetanie ist eine starke Krampfbereitschaft, die bei bestimmten Stoffwechselstörungen auftreten kann.

Sofort zum Kinderarzt, wenn

- DER KRAMPF DEN GANZEN KÖRPER BEFÄLLT
- DIE GENANNTEN SYMPTOME HÄUFIGER AUFTRETEN

! IM ZWEIFELSFALL DEN NOTARZT RUFEN!

Wie sieht es aus, woran erkenne ich es?

Beim Säugling oder beim Kind kommt es zur unfreiwilligen Zusammenziehung bestimmter Muskeln oder zu Krämpfen. Meistens hat das Kind **anhaltende Muskelspasmen an den Händen und Füßen, die zu einer typischen Fingerstellung führen (Pfötchenstellung)**. Das Greifen ist unmöglich. Das Gesicht des Kindes ist ebenfalls gespannt und die Augen fast geschlossen.

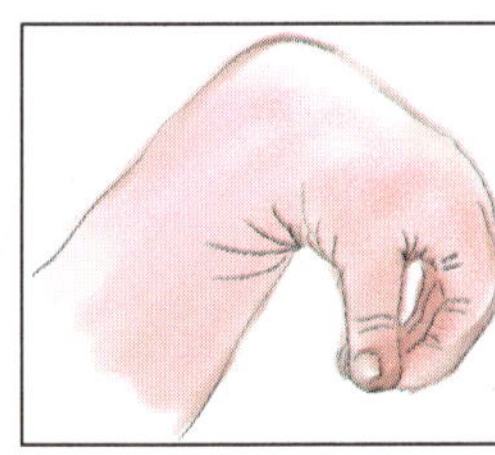

Typische Pfötchenstellung bei Tetanie

! WISSENSWERTES

Nach dem Schrecken braucht das Kind ein, zwei Tage Ruhe. Arnika-Salben-Umschläge, die Sie auf die betroffenen Stellen legen, können zusätzlich helfen. Der Krampf in den Muskeln kann einen gehörigen Muskelkater auslösen!

T

Ursachen:

Ursache der Tetanie ist eine Störung des Hormon- und Mineralstoffwechsels. Diese Störung kann akut auch durch Hyperventilation (zu schnelles Atmen) eintreten.

Gefährlichkeit:

Die Tetanie zählt zu der manifesten Spasmophilie, d.h. es sind die Symptome einer akut lebensbedrohenden Stoffwechselsituation. Sollte Ihr Kind unter den oben genannten Symptomen leiden, müssen Sie **unverzüglich einen Arzt aufsuchen**.
Weiterhin besteht die Gefahr eines Stimmritzenkrampfes, bei dem für das Kind **Erstickungsgefahr** droht.

Behandlungsmöglichkeiten:

Während des Krampfes: Bewahren Sie Ruhe! Rufen Sie einen Arzt. Sprechen Sie ruhig auf das Kind ein und versuchen Sie, es zum langsameren Atmen zu bringen. Über eine länger andauernde Behandlung wird Sie Ihr Kinderarzt informieren.

Übelkeit und Erbrechen

sind keine Krankheit sondern ein Symptom. z.B. für eine Magenverstimmung, für eine Vergiftung oder auch eine ☞ ***Blinddarmentzündung*** *und andere Krankheiten.*

Wenn Erbrechen oder Übelkeit nach Krankheiten auftreten und ein steifer Nacken hinzukommt, den Arzt aufsuchen!
Erbrechen weist manchmal auch auf seelische Probleme hin. Vielleicht kann das Kind etwas „nicht verdauen" oder findet eine Situation „zum Kotzen".
Tip zur Ersten Hilfe bei Übelkeit: Oberkörper hoch lagern, Stirn mit kaltem Waschlappen kühlen, evtl. ein bis zwei Tropfen ätherisches Pfefferminzöl aus der Apotheke auf ein Taschentuch geben und darin riechen lassen.
Achtung: Das Öl darf nicht mit der Nasenschleimhaut, mit Mund oder Augen in Berührung kommen!

Sofort den Notarzt rufen wenn

- DIE ÜBELKEIT ODER DAS ERBRECHEN NACH EINER MÖGLICHEN VERGIFTUNG AUFTRITT
- DAS KIND NICHT ANSPRECHBAR IST UND/ODER
- KOPFSCHMERZEN HINZUKOMMEN

Ü

Verstauchung

Leichte Stürze oder plötzliches Umknicken führen bei Kindern schnell zu Verstauchungen.

Ursachen:

Verstauchungen sind Verletzungen der Gelenke, Muskeln, Sehnen und Bänder. Gelenke werden überlastet und die Muskeln, Sehnen und Bänder gestaucht.

Wie sieht es aus, woran erkenne ich es?

Der **betroffene Bereich schwillt an und schmerzt**. Das Kind kann das Gelenk kaum bewegen.

Gefährlichkeit:

Verstauchungen sind zwar schmerzhaft, aber nicht gefährlich. Sie sollten mit dem Kind aber trotzdem zum Arzt gehen, da nur er erkennen kann, ob es sich nicht doch um einen Knochenbruch handelt. Außerdem können nicht ausgeheilte Verstauchungen dazu führen, daß das Kind in Zukunft in seiner Bewegungsfreiheit eingeschränkt ist.

! WISSENSWERTES

Feste, knöchelhohe Schuhe schützen vor dem Umknicken des Fußgelenks. Außerdem sind kräftige Muskeln ein guter Schutz für die Bänder, die bei den meisten Verstauchungen in Mitleidenschaft gezogen werden.

Behandlungsmöglichkeiten:

Legen oder setzen Sie das Kind in eine **ruhige Ecke**. Legen Sie einen **kalten Umschlag** (Eisbeutel) um die Schwellung. Versuchen Sie vorsichtig, das Gelenk des Kindes zu bewegen. **Bringen Sie das Kind bei starken Schmerzen sofort zu einem Arzt.**

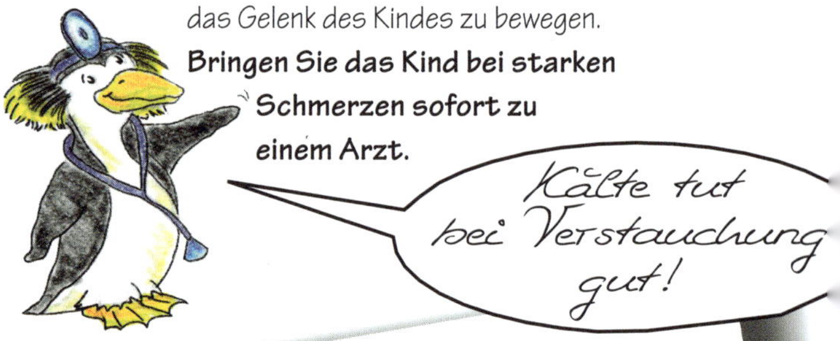

KALT - KALT - KALT

Kälte hilft bei Verstauchungen. Neben Eispacks aus der Apotheke helfen auch Mehlbeutel, die man schon vorbeugend in der Gefriertruhe haben kann. Dazu füllt man etwas Mehl (etwa eine Tasse) in einen Gefrierbeutel, verschließt ihn und legt ihn ins Gefrierfach. Nach einigen Stunden ist er so kalt, daß er verwendet werden kann.

V

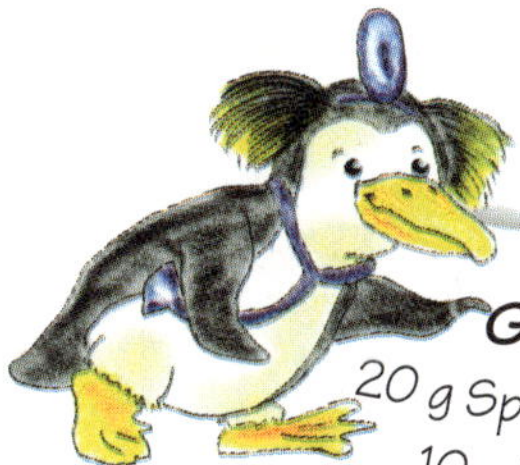

GRIPPETEE

20 g Spitzwegerichblätter
10 g Fenchelfrüchte
20 g Thymiankraut
20 g Holunderblüten
10 g Lindenblüten

Bei Bedarf 1 Teelöffel Tee mit ¼ Liter kochendem Wasser übergießen, 5 Min. ziehen lassen. 3 – 5 x täglich ½ – 1 Tasse Tee trinken. Bei sehr hohem Fieber nur ½ Teelöffel Kräuter verwenden und Tee **lauwarm** verabreichen.

Virusgripppe

(Influenza)

Die Virusgrippe ist eine Viruserkrankung, an der Kinder jeden Alters und Erwachsene erkranken können. Die Krankheit ist einem grippalem Infekt sehr ähnlich, aber die Symptome sind weitaus schwerer. Die Virusgrippe ist für das Kind sehr unangenehm.

Wie sieht es aus, woran erkenne ich es?

Bei kleinen Kindern sind die Allgemeinerscheinungen nicht so schwer wie bei älteren Kindern und Erwachsenen. Meistens bestehen sie aus **Schnupfen, Rachenrötung, Erbrechen, einem kleinfleckigen Hautausschlag und einer Mittelohrentzündung**.

Bei älteren Kindern beginnt die Virusgrippe plötzlich mit **hohem Fieber, Schüttelfrost, starken Kopf-,**

Sofort zum Kinderarzt, wenn

- SIE DEN VERDACHT HABEN, DASS IHR KIND DIE „ECHTE GRIPPE" HAT
- DAS FIEBER ZU LANGE ZU HOCH IST
- ANDERE SYMPTOME ALS DIE HIER BESCHRIEBENEN HINZUKOMMEN, WIE Z.B. LÄHMUNGSERSCHEINUNGEN ODER NACKENSTEIFE

Glieder- und Rückenschmerzen. Die Kinder fühlen sich schwerkrank und abgeschlagen.

Kurze Zeit später kommen dann noch **Reizhusten, selten Schnupfen und Halsschmerzen** aufgrund eines entzündeten Rachens hinzu. Die Augen können brennen, schmerzen und leicht tränen.

Das Kind hat Schmerzen unter dem Brustbein und fühlt sich schlapp.
Das Fieber dauert meistens drei bis vier Tage, evtl. auch kürzer, und kann nach einer Fieberpause erneut wieder auftreten.
Während das **Fieber zurückgeht**, werden die **Entzündungen in den Atemwegen noch stärker**.
Der Husten hält etwa ein bis zwei Wochen an. In der Zeit bessert sich das Allgemeinbefinden des Kindes.

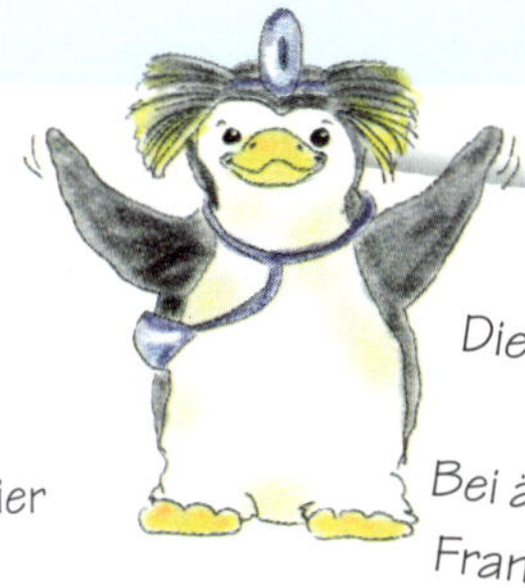

GLIEDERSCHMERZEN

Die Glieder- und Rückenschmerzen sind bei einer Grippe besonders schlimm. Bei älteren Kindern helfen Abreibungen mit Franzbranntwein, bei jüngeren Kindern muß man den Franzbranntwein eventuell verdünnen. Außerdem helfen Massagen. Streichen Sie einfach mit einem trockenen Waschlappen oder mit der Hand von oben nach unten über Rücken, Arme und Beine. Alle zwei Stunden angewandt, fühlt sich das Kind bald besser, und das Liegen ist nicht mehr so schmerzhaft und lästig.

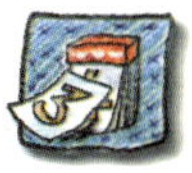

Inkubationszeit:

Die Inkubationszeit beträgt zwei bis drei Tage von der Ansteckung an.

Gefährlichkeit:

Die „echte" Grippe kann nicht mit einem harmlosen Schnupfen und leichtem Fieber oder einem grippalen Infekt verglichen werden. Haben Sie bei Ihrem Kind den Verdacht, daß es eine „echte" Grippe hat, sollten Sie auf jeden Fall zum Kinderarzt gehen. Aufgrund der starken Allgemeinbeschwerden können auch Herz und Kreislauf angegriffen werden. Komplikationen können eine virusbedingte Lungenentzündung und Herzmuskelentzündung sein. Am anfälligsten für Komplikationen sind Kinder mit einem angeborenem Herzfehler oder mit Asthma. In diesen Fällen wird zu einer Schutzimpfung geraten.

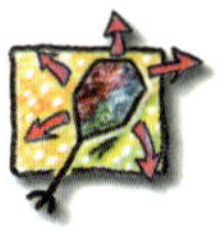

Ansteckungsgefahr:

Der Erreger der Virusgrippe („echte" Grippe) ist das Grippevirus A oder B. Die häufigen grippeähnlichen Erkrankungen werden dagegen durch andere Viren hervorgerufen. Das Grippevirus wird durch Tröpfcheninfektion (Niesen, Husten) übertragen.
Es gibt verschiedene Subtypen des Influenzavirus A. Das Überstehen einer Grippeerkrankung durch einen Subtyp oder die Impfung dagegen schützt nicht vor der Erkrankung durch einen anderen Subtyp. Jede neue Massenerkrankung wird durch einen anderen Subtyp hervorgerufen.

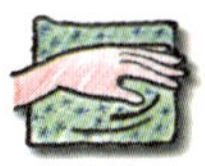

Behandlungsmöglichkeiten:

Das Kind sollte auf alle Fälle **im Bett bleiben**. Bei höherem Fieber kann der Kinderarzt ein fiebersenkendes Mittel verschreiben. Im Falle einer **Zweitinfektion** wird er das Kind mit **Antibiotikum** behandeln. Achten Sie darauf, daß das Kind bei Fieber und Appetitlosigkeit viel trinkt.

Impfung:

Sie können das Kind gegen die „echte" Grippe impfen lassen. Innerhalb von zwei Wochen nach der Impfung ist das Kind immun. Die Immunität kann zwischen vier Monate und einem Jahr anhalten. Aber nicht bei jedem Kind ist die Impfung vorbeugend wirksam.

Windpocken

Windpocken sind eine Viruserkrankung, die vorwiegend bei Kindern auftritt, die älter als zwei Jahre sind. Das Windpockenvirus ist identisch mit dem Erreger der Gürtelrose. Die Krankheit ist im allgemeinen harmlos, auch wenn der Juckreiz für das Kind äußerst unangenehm sein kann.

Wie sieht es aus, woran erkenne ich es?

Typisch für diese Krankheit sind kein oder nur **geringes Fieber** (Temperaturerhöhung bis ca. 38° C).
Am zweiten Tag beginnt der **Hautausschlag**.
Es erscheinen **viele winzige rote Flecken** auf dem Körper, die **innerhalb weniger Stunden größer** werden und **Bläschen bilden**. Die Bläschen enthalten ein oder zwei Tage lang eine klare Flüssigkeit, die nach weiteren ein, zwei Tagen trüb wird. Nach vier bis fünf Tagen trocknen die Bläschen aus und verschorfen. Die Kruste fällt nach fünf bis zwanzig Tagen von selbst ab. Winzige sichtbare Narben verschwinden nach ein paar Monaten.
In den ersten drei bis vier Tagen der Krankheit bilden sich immer wieder neue Bläschen, so daß auf dem Körper des Kindes ältere und frische Bläschen nebeneinander zu sehen sind. Die Hautbläschen können überall am Körper auftreten.

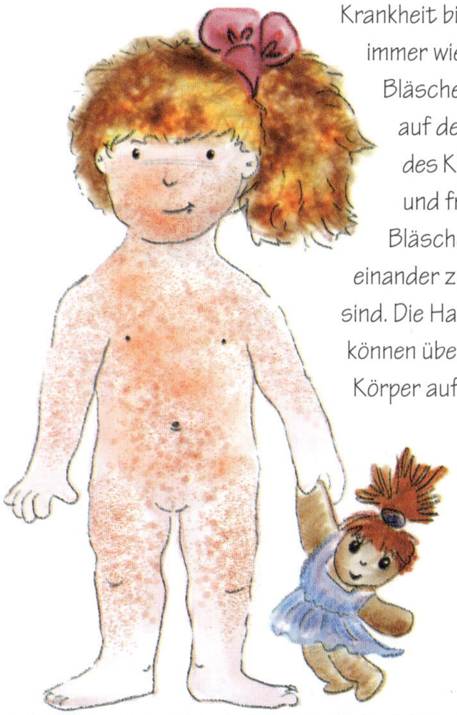

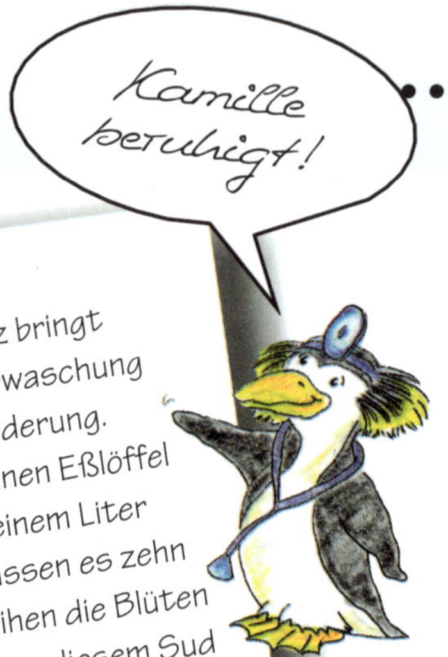

Sie beginnen am Rumpf und breiten sich dann auf das Gesicht, die behaarte Kopfhaut, die Oberarme und Oberschenkel aus. In den Handflächen und Fußsohlen sind sie kaum zu finden. Manchmal erscheinen die Bläschen auch im Mund und auf der Augenbinde- und Scheidenschleimhaut. Diese flachen, leicht platzenden Bläschen sind sehr schmerzhaft.

JUCKREIZ

Bei starkem Juckreiz bringt dem Kind eine kalte Abwaschung mit Kamillentee Linderung. Dazu übergießen Sie einen Eßlöffel Kamillenblüten mit einem Liter kochendem Wasser, lassen es zehn Minuten ziehen und seihen die Blüten ab. Gießen Sie etwas von diesem Sud in eine Schüssel mit kaltem Wasser. Tauchen Sie ein Handtuch in das Wasser, drücken Sie es aus und reiben Sie damit den Körper des Kindes, zur Körpermitte hin, rasch ab. Beginnen Sie mit Händen und Armen, machen Sie weiter mit Füßen und Beinen, schließlich mit Brust, Bauch und Rücken. Damit das Kind nicht friert, sollte das Zimmer warm sein. Anschließend ziehen Sie ihm, ohne es abzutrocknen, seinen Schlafanzug an und bringen es zu Bett.

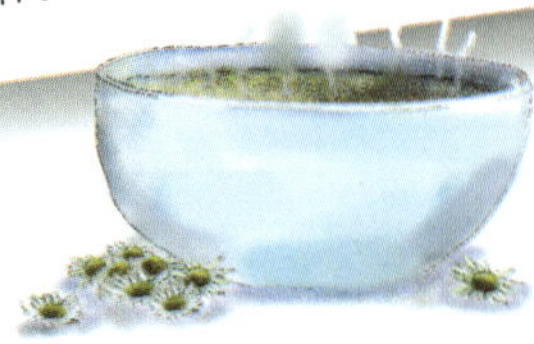

Inkubationszeit:

Die Inkubationszeit beträgt zwei bis drei Wochen von der Ansteckung an.

Sofort zum Kinderarzt, wenn

- WINDPOCKENVERDACHT BESTEHT (ANSTECKUNGS-GEFAHR)
- DER JUCKREIZ SO STARK IST, DASS DAS KIND DIE BLÄSCHEN AUFKRATZT
- DAS KIND AN DEM AUSSCHLAG GEKRATZT HAT UND DIE BLÄSCHEN ENTZÜNDET SIND

Gefährlichkeit:

Die Kinder kratzen gerne an den Bläschen, da sie jucken. Bei leichtem Kratzen besteht keine Gefahr.

Sie sollten die Kinder aber vor zu starkem Kratzen warnen und auch davon abhalten, da sonst die Bläschen aufplatzen. Es besteht dann die Gefahr, daß Bakterien in die Wunde eindringen. Es kann sich eine eitrige Entzündung bilden, die zwar ebenfalls abheilt, jedoch dauernde Narben hinterläßt. Äußerst selten kann auf die Windpocken eine Lungenentzündung oder eine Mittelohrentzündung folgen, noch seltener ist eine Entzündung des Kleinhirns mit Gleichgewichtsstörungen.

Ansteckungsgefahr:

Windpocken sind eine sehr ansteckende Viruserkrankung, an der fast alle Kinder erkranken. Wenn man sie nicht als Kind gehabt hat, kann man sie auch als Erwachsener bekommen. Die Erkrankung ist dann aber gewöhnlich schwerer. Windpocken können durch den Kontakt von Mensch zu Mensch (z.B. im Kindergarten oder in der Schule), durch Tröpfcheninfektion (Niesen, Husten) oder sogar mit dem Luftzug übertragen werden. Schon der Aufenthalt in der Nähe eines erkrankten Kindes kann zu einer Ansteckung führen. Daher auch der Begriff „fliegende Infektion“ und die Bezeichnung „Windpocken“. Die Ansteckungsgefahr besteht eine Woche vor bis eine Woche nach dem Hautausschlag, bis der letzte Schorf abgefallen ist. Danach können die Windpocken nicht mehr übertragen werden, und das Kind kann wieder in den Kindergarten oder in die Schule gehen.

Behandlungsmöglichkeiten:

Gegen das Virus selbst gibt es keine Behandlung. Das Kind sollte bei Fieber und solange noch neue Bläschen kommen, **ein paar Tage im Bett bleiben**. Ist das Kind fieberfrei, darf es aufstehen. Sie sollten aber darauf achten, daß es nicht herumtobt. Es braucht trotzdem **Ruhe**. Bei quälendem Juckreiz verschreibt der Kinderarzt einen juckreizstillenden Puder. Auch **lauwarme Abwaschungen oder Bäder** können helfen. Während der ersten Krankheitstage sollten Sie aber auf das Bad verzichten, es sei denn, das Kind fühlt sich äußerst unwohl. Zu einem späteren Zeitpunkt trägt das Bad dazu bei, die Krusten aufzuweichen, so daß sie leichter abfallen können. Bei einer **eitrigen Entzündung** der Bläschen verschreibt der Kinderarzt ein **Antibiotikum**.

Impfung:

Gegen Windpocken gibt es keine Schutzimpfung. Hat das Kind aber einmal Windpocken gehabt, ist es sein Leben lang immun.

ÜBRIGENS

Windpocken sind wie alle Kinderkrankheiten grundsätzlich auch ansteckend für Erwachsene. Der Verlauf bei Erwachsenen ist meistens schwerer und unangenehmer. Holen Sie sich für den Fall einer Erkrankung Hilfe ins Haus!

Zecken

Falls Sie einen Hund haben, kennen Sie das Problem bestimmt. Zecken sind kleine (stecknadelkopfgroße) spinnenähnliche Tiere, die sich in die Haut bohren, um dort Blut zu saugen. Dabei übertragen sie auch gefährliche Krankheiten: In Europa sind es die Hirnhautentzündung FSME und die Borreliose.

Sofort zum Kinderarzt, wenn

- SIE EINE ZECKE AUS DER HAUT ENTFERNT HABEN
- SIE ROTE KREISE AUF DER HAUT SEHEN
- FIEBER NACH EINEM WALDSPAZIERGANG AUFTRITT

Wie sieht es aus, woran erkenne ich es?

Die FSME- Erkrankung beginnt häufig wie eine (Sommer-) Grippe mit Fieber, Kopf- und Gliederschmerzen.
Eine ringförmige Rötung der Haut an der Bißstelle oder an anderen Körperstellen kann ein Anzeichen für die Borreliose sein. Diese Hautrötung tritt jedoch nicht immer auf.

Ursachen:

Zecken leben in Bodennähe. Sie sitzen auf Gräsern, Sträuchern und im Unterholz und lassen sich nicht, wie gerne behauptet wird, von Bäumen fallen. Beim Vorbeigehen werden sie von Spaziergängern abgestreift. Auch Igel sind meist von Zecken übersät. Zecken können auf der Haut wandern. Sie bohren sich rechtsherum in die Haut und saugen dann Blut. Dabei werden sie immer größer und fallen dann durch rote oder graue Färbung auf.
Zecken sind häufig mit Krankheitserregern verseucht und können daher beim Blutsaugen Viren und Bakterien übertragen.

Gefährlichkeit:

Die FSME- Erkrankung wird durch ein Virus sofort nach Beginn des Blutsaugens, die Borreliose durch ein Bakterium verursacht.

Beide Infektionen können zu einer Entzündung der Hirnhäute, des Gehirns, der Nerven und des Rückenmarks führen. Die Entzündungen der Nerven können Lähmungen verursachen. Bei schwerer Erkrankung kann der ganze Körper gelähmt werden. An der FSME-Erkrankung sterben manche Patienten. Nicht alle Zecken enthalten das FSME-Virus. Eine Infektionsgefahr durch Borreliose besteht aber weltweit.

Behandlungsmöglichkeiten:

Die Borreliose wird nicht sofort nach Beginn des Blutsaugens übertragen. Deshalb können Sie durch **schnelles Entfernen der Zecke** diese Erkrankung verhindern.
Bei FSME ist das leider nicht möglich. Trotzdem muß die Zecke sofort entfernt werden.

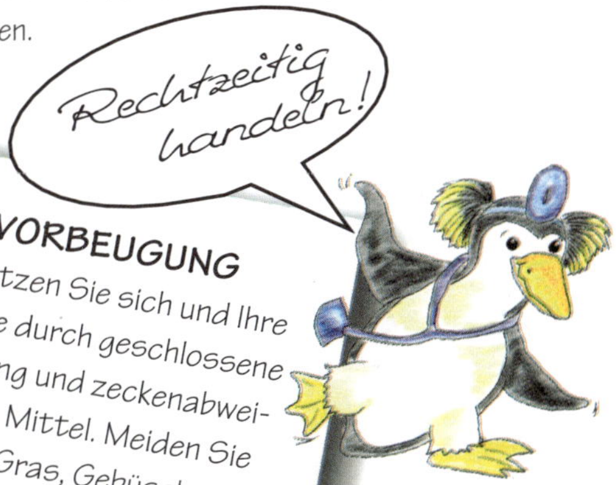

VORBEUGUNG
Schützen Sie sich und Ihre Familie durch geschlossene Kleidung und zeckenabweisende Mittel. Meiden Sie hohes Gras, Gebüsch und Unterholz. Suchen Sie nach einem Spaziergang den ganzen Körper immer nach Zecken ab.

Fassen Sie mit einer Pinzette die Zecke am Kopf oder soweit vorne wie möglich und drehen Sie sie **unter Festhalten** der Pinzette so lange **nach links (entgegen dem Uhrzeigersinn)**, bis die Zecke losläßt. Dann ziehen Sie sie langsam nach oben heraus und zerdrücken Sie sie dabei nicht.
Die Wunde muß dann desinfiziert werden. Sorgen Sie dafür, daß die Zecke möglichst nicht überlebt und sich nicht weiter vermehren kann.
Gehen Sie mit dem Kind zu einem Arzt und lassen Sie ihn sich die Bißstelle anschauen.
Sollten Sie häufiger mit Zecken zu tun haben, lohnt sich die Anschaffung einer Zeckenzange.

Impfung:

Sollten Sie in einem gefährdetem Gebiet wohnen, in dem die Zecken das FSME-Virus übertragen (Auskunft gibt das Gesundheitsamt), können Sie Ihr Kind vor einer FSME-Erkrankung durch eine aktive Impfung schützen.
Der Impfschutz hält aber nur 3 – 5 Jahre an, und die Impfung hat manchmal Nebenwirkungen. Gegen das FSME-Virus gibt es keine Behandlung. Eine Impfung ist der sicherste Schutz. Eine passive Impfung nach einem Zeckenbiß ist erst ab dem 14. Lebensjahr möglich.
Eine Schutzimpfung gegen Borreliose gibt es nicht. Sie kann jedoch mit Antibiotika behandelt werden.

Zerrung

Ähnlich wie Verstauchungen sind auch Zerrungen bei Kindern keine Seltenheit.

Ursachen:

Manchmal kann eine Überlastung oder ein ungewohnter Sport zu einer Zerrung führen.

Wie sieht es aus, woran erkenne ich es?

Meistens sind **Muskeln und Sehnen** betroffen. Das Kind hat leichte bis **starke Schmerzen**.

ZERRUNGEN

Für Arnika-Umschläge verdünnen Sie Arnika-Tinktur (Apotheke) im Verhältnis von 1:9 mit Wasser. Tauchen Sie einen Leinen- oder Baumwollappen in die warme Lösung, wringen ihn leicht aus und legen ihn auf die verletzte Stelle. Halten Sie die Kompresse feucht (nicht durch eine Plastikfolie), indem Sie den Lappen immer wieder mit der Lösung anfeuchten.

Gefährlichkeit:

Eine Zerrung ist nicht gefährlich. Das einzig Unangenehme für das Kind sind die Schmerzen. Bei richtiger Behandlung wird die Zerrung nach einigen Tagen abklingen. Tritt allerdings nach vier bis fünf Tagen noch immer keine Besserung ein, sollten Sie mit dem Kind zu einem Arzt gehen.

Behandlungsmöglichkeiten:

Sie sollten die **verletzte Stelle sofort ruhigstellen**. Für ein bis zwei Tage helfen Sie dem Kind durch **kalte Umschläge mit essigsaurer Tonerde** aus der Apotheke. Anschließend sollten Sie warme Umschläge auflegen. Zusätzlich können Sie durch Arnika-Salbe oder **Arnika-Umschläge** die Durchblutung fördern.

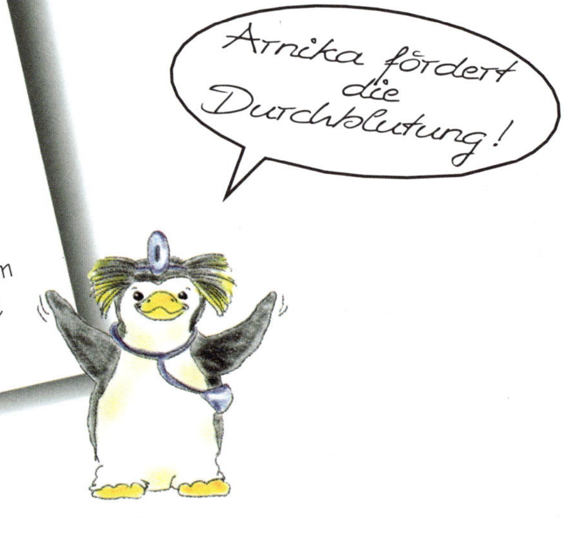

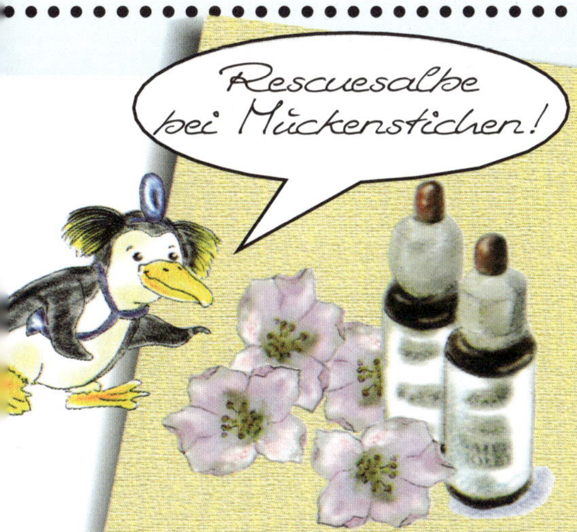

Bachblüten

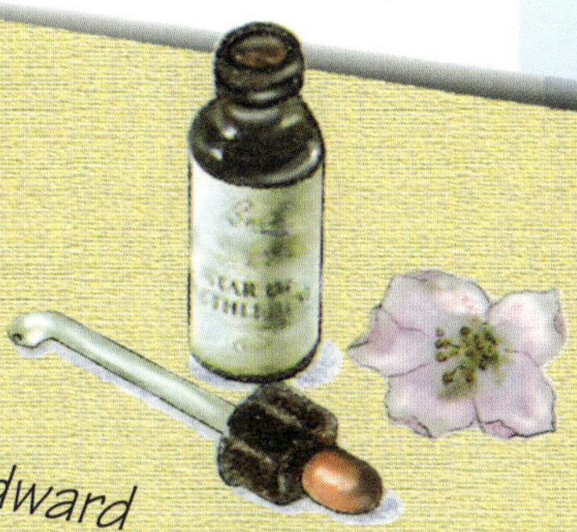

Die 1934 von dem englischen Arzt Dr. Edward Bach entwickelten Blütenessenzen sind aus der Naturheilkunde von heute nicht mehr wegzudenken. Dr. Bach ging davon aus, daß bei allen Krankheiten vor allem die Seele ein Heilmittel braucht. Bachblüten können notwendige Medikamente nicht ersetzen. Sie wirken ausschließlich auf die Seele und können so bei allen Krankheiten unterstützend angewandt werden. Vor allem bei Säuglingen und Kleinkindern haben sich bei kleineren Stürzen und Verletzungen oder auch bei Schreianfällen die Rescue-Tropfen bewährt. Sie bekommen sie in Ihrer Apotheke. Bei kleinen Kratzern, Mückenstichen oder blauen Flecken hilft die Rescue-Salbe. Versuchen Sie ruhig einmal, Ihrem Kind einige Clematis-Tropfen in etwas Tee oder Saft zu geben, wenn Sie das Gefühl haben, es „brütet" etwas aus. Häufig kommt es dann gar nicht erst zum Krankheitsausbruch.

Die unverdünnten Blütenessenzen bekommen Sie in Ihrer Apotheke.

Lassen Sie sich von Ihrem Arzt oder Apotheker beraten.

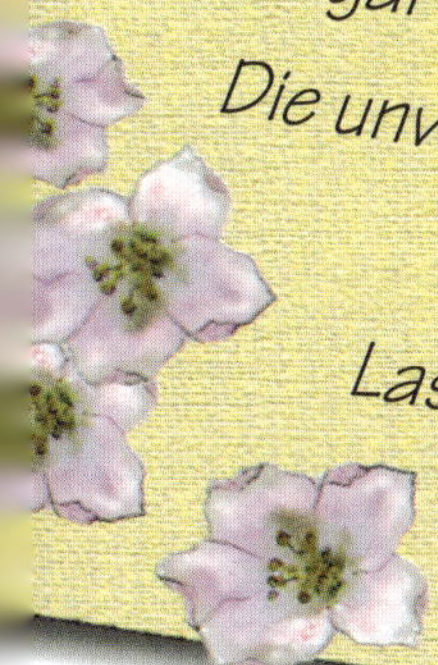

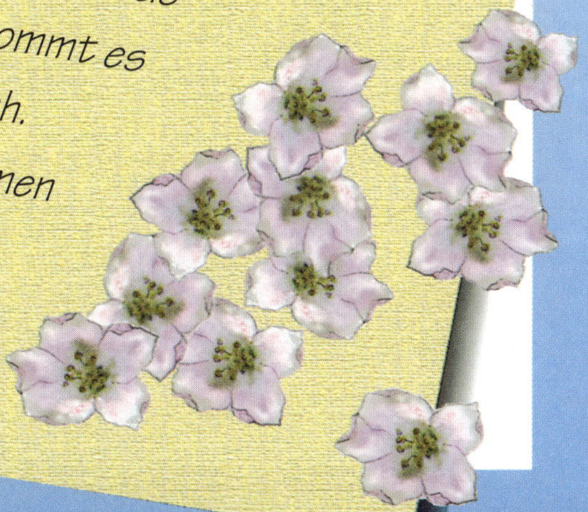

Erste Hilfe

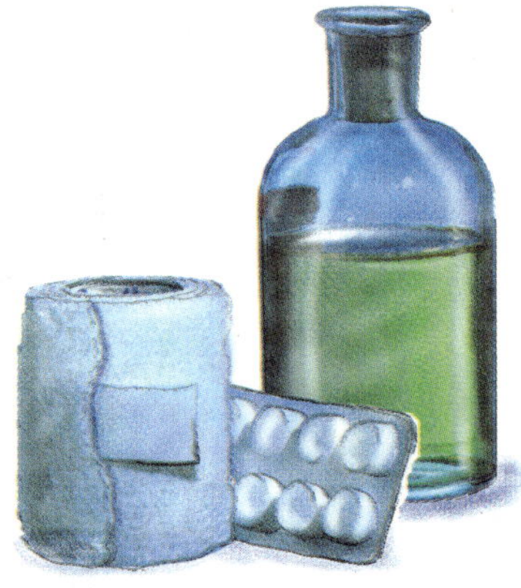

Unfälle können sich täglich ereignen, und gerade **Kinder** sind besonders gefährdet. Oft ist bei Verletzungen, Verbrennungen, Atemstillstand oder Vergiftungen sachgerechte **Erste Hilfe** das A und O, denn sie kann Leben retten. In den allermeisten Fällen werden Sie die erste Person sein, die bei einem Unfall Ihres Kindes zur Stelle ist. Deshalb ist es wichtig, daß **gerade Sie** die notwendigen Handgriffe beherrschen und die wichtigsten Medikamente, Pflaster, Verbände und Salben zu Hause haben. Aber denken Sie daran, **Arzneimittel gehören nicht in Kinderhände**. Sie sollten deshalb so aufbewahrt werden, daß nur Sie sie leicht erreichen können.

Sollten Sie Ihren Erste-Hilfe-Kurs schon vor längerer Zeit gemacht haben, erkundigen Sie sich nach einer Auffrischung. **Erste-Hilfe-Kurse** werden regelmäßig vom Roten Kreuz und von zahlreichen anderen Organisationen angeboten.

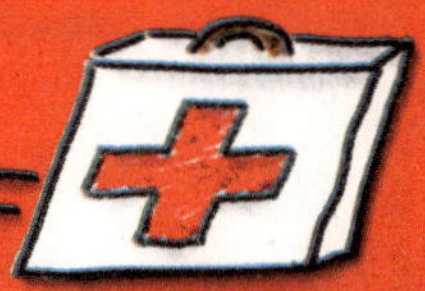

Hausapotheke

Die Hausapotheke sollte sich in einem kühlen Raum in einer Höhe befinden, die die Kinder nicht erreichen können. Ansonsten sollte sie abschließbar sein. Denn nicht ausgerechnet die Hausapotheke sollte zur Gefahr werden. Auf die Innenseite der Tür kleben Sie einen Zettel mit allen wichtigen Telefonnummern wie Hausarzt, Kinderarzt, Notarzt, Feuerwehr, Giftzentrale, damit Sie sie im Notfall parat haben.

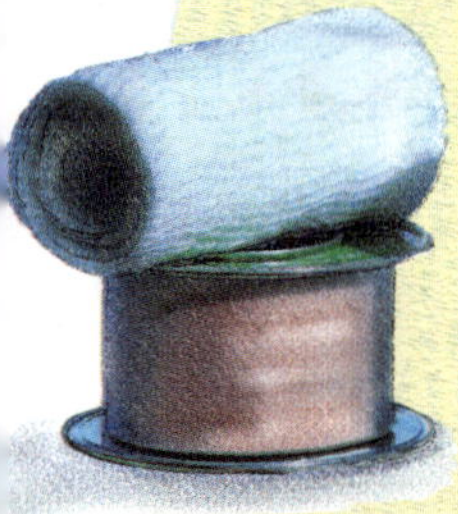

Das alles gehört in die Hausapotheke:

Geräte:

- Fieberthermometer, am besten mit Digitalanzeige
- Schere
- Pinzette, z.B. zum Entfernen von Splittern
- Mikroklistier für Einläufe
- Taschenlampe
- Spatel

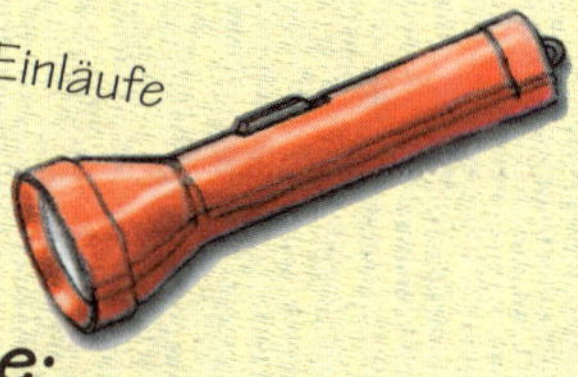

Medikamente:

- Jodfreie Wunddesinfektionslösung
- Schmerz- und Fiebermittel, am besten in Zäpfchenform (vom Kinderarzt verschreiben lassen)
- Brand- und Wundgel
- Calendula-Salbe
- Arnika- oder heparinhaltige Salbe für die Versorgung von Prellungen und Verstauchungen
- abschwellende Nasentropfen
- abschwellende Augentropfen
- schmerzstillende Ohrentropfen
- Erkältungsbrustbalsam
- ätherische Öle: Lavendel, Pfefferminz, Thymian, Eukalyptus
- Gel oder Salbe gegen Insektenstiche
- evtl. Zucker-Elektrolytlösung gegen Durchfall
- evtl. Tropfen gegen Blähungen
- evtl. 5% Calendula-Essenz zur Behandlung von Entzündungen

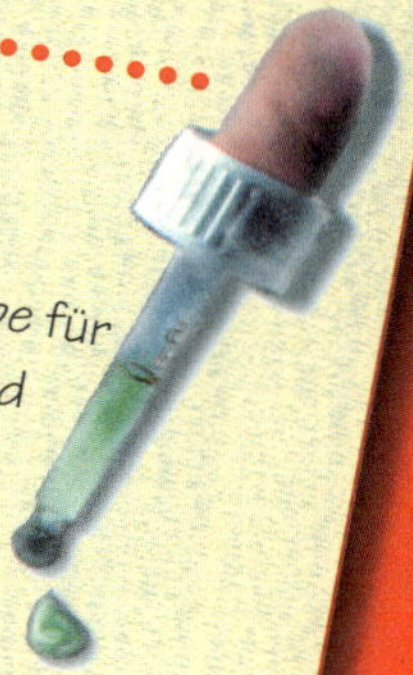

Verbandsstoffe:

- Kinderpflaster in mehreren Größen
- elastische Mullbinden, 6 und 8 cm
- Klebepflaster, 2 cm breit zum Befestigen von Mullbinden
- 2 elastische Binden und Klammerstrips
- sterile Kompressen (5 x 5 cm)
- Brandwundtücher
- Dreieckstuch

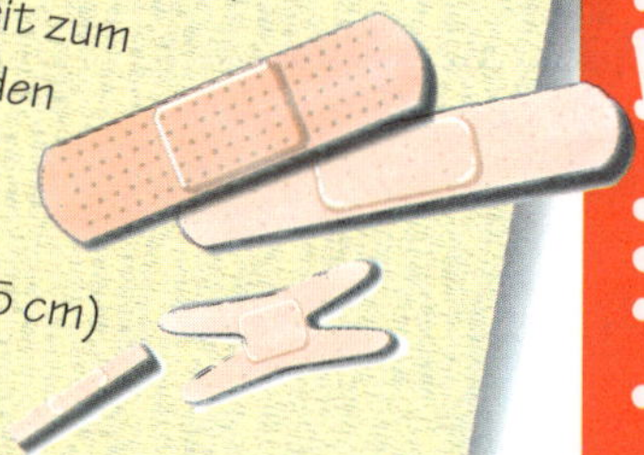

Außerdem für Wickel bereit haben:

- Baumwolltücher (Mullwindeln)
- Leinentücher, Wolltücher

Atemstillstand

Ein Atemstillstand kann unterschiedliche Ursachen haben: Vergiftung, Ertrinken, Ersticken usw. Wichtig ist dann:

Ruhe bewahren, unverzüglich handeln.

Wie sieht es aus, woran erkenne ich es?

Einen Atemstillstand erkennen Sie daran, daß am Brustkorb des Kindes keine Atembewegungen sichtbar oder spürbar sind. Ein vor die Nase gehaltener Spiegel oder kalter Löffel beschlägt nicht.

Gefährlichkeit:

Ein Mensch kann ohne Sauerstoff maximal drei bis vier Minuten überleben. Also: **Ruhe bewahren, schnell handeln!**

Erste Hilfe:

Rufen Sie unverzüglich den **Notarzt** und beginnen Sie sofort mit der **künstlichen Beatmung**.

Bei **kleinen Kindern** (bis fünf Jahre) blasen Sie die Atemluft gleichzeitig in **Mund und Nase**, bei **älteren Kindern** führen Sie die **Mund-zu-Mund-**Beatmung durch.

1 Legen Sie das Kind am Boden auf den Rücken, am besten auf eine Decke oder eine Jacke.

2 Überprüfen Sie, ob sich Fremdkörper im Mund befinden (Kaugummi, Erbrochenes). Wenn ja, entfernen Sie diese mit zwei Fingern.

3 Überstrecken Sie den Hals, um freie Atemwege zu schaffen. Bei Säuglingen nicht zu weit überstrecken. Die Atemwege sind hier noch nicht so ausgebildet, so daß Sie sie auch zusammendrücken könnten. Fassen Sie dazu mit der einen Hand an die Stirn, mit der anderen unter das Kinn des Kindes und beugen Sie den Kopf Richtung Nacken. (Abb. 1)

4 Bei kleinen Kindern blasen Sie die Luft zart in Mund und Nase. Für die Mund-zu-Mund-Beatmung halten Sie die Nase des Kindes mit Daumen und Zeigefinger zu. Blasen Sie in den geöffneten Mund des Kindes Luft ein. (Abb. 2+3)

5 Nach dem Einblasen heben Sie Ihren Kopf, drehen ihn zur Seite und atmen tief ein. Sie können beobachten, wie sich der Brustkorb des Kindes beim Ausströmen der Luft senkt. (Abb. 4)

6 Hören Sie erst auf, wenn das Kind wieder selbständig atmet oder der Notarzt eingetroffen ist.

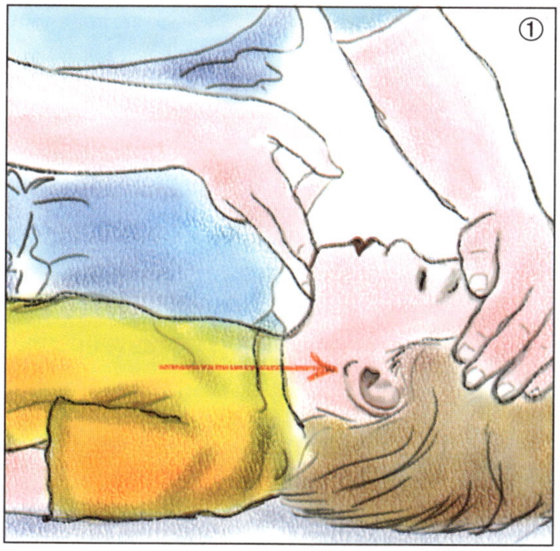

Kopf nackenwärts beugen (überstrecken)

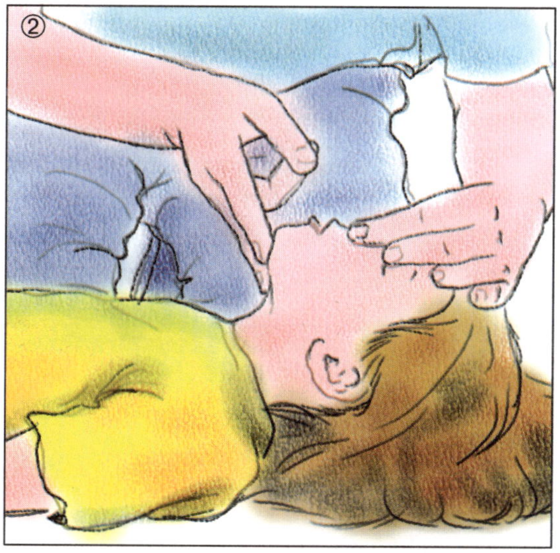

Nase verschließen, einatmen

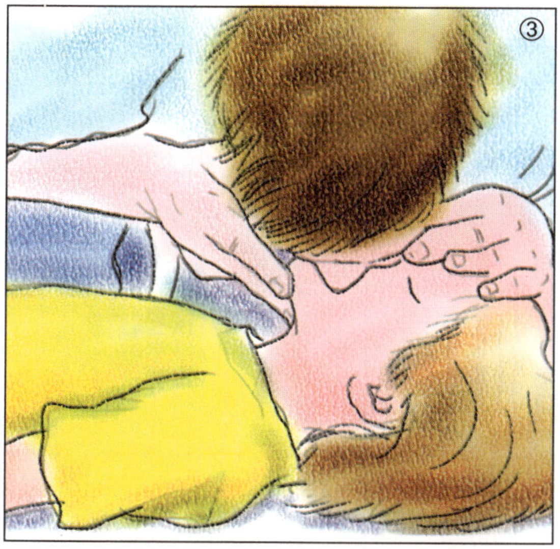

Luft ausatmen, bis sich der Brustkorb des Kindes hebt

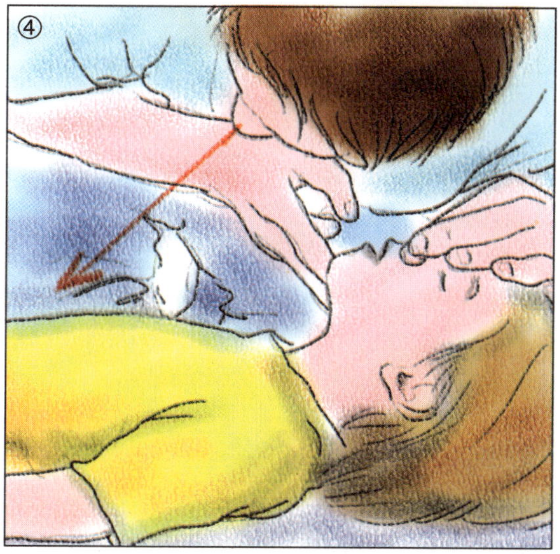

Nase verschlossen halten und warten, bis sich der Brustkorb des Kindes senkt

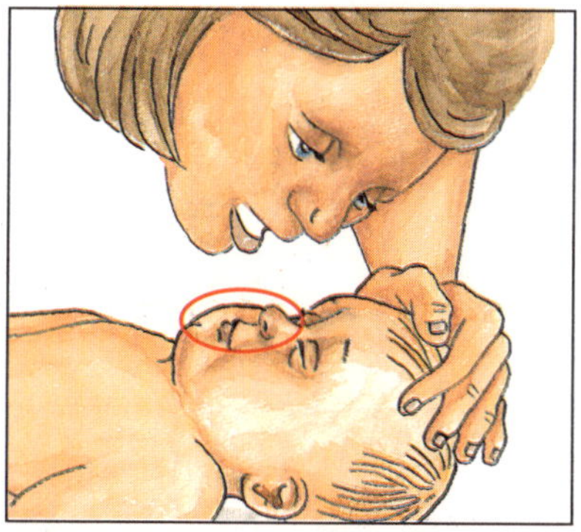

Bei kleinen Kindern die Luft gleichzeitig in Mund und Nase blasen

Brüche

Bei Kindern muß man auf alles gefaßt sein, auch daß es eines Tages beim Spielen etwas heftig zugeht oder der Baum doch zu hoch ist. Häufig ist die Folge ein Knochenbruch. Man unterscheidet bei Brüchen zwischen einem „offenen“ und einem „geschlossenen“ Bruch.

Wie sieht es aus, woran erkenne ich es?

Beim „offenen“ Bruch stößt der Knochen durch die Haut, ein „geschlossener“ Bruch kann ohne ärztliche Untersuchung häufig gar nicht festgestellt werden. Manchmal sieht man aber auch, daß die betroffenen Gliedmaßen unnatürlich abgewinkelt oder verbogen sind.

Gefährlichkeit:

Ein „offener“ Bruch ist unter Umständen mit einer ☞ ***Blutung*** und einem ☞ ***Schock*** verbunden. In dem Fall müssen Sie **sofort den Notarzt rufen**.

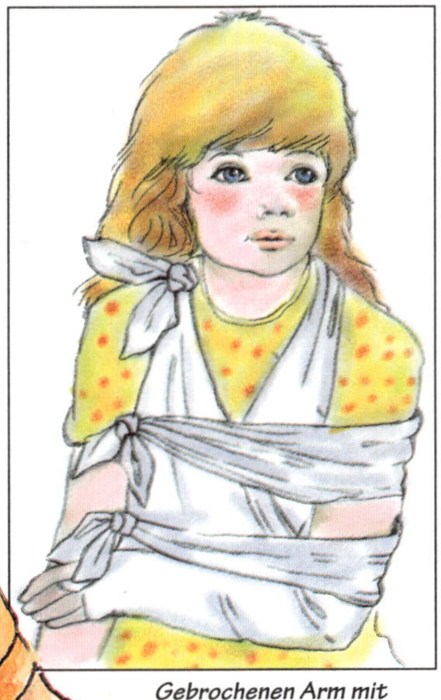

Gebrochenen Arm mit Dreieckstuch fixieren

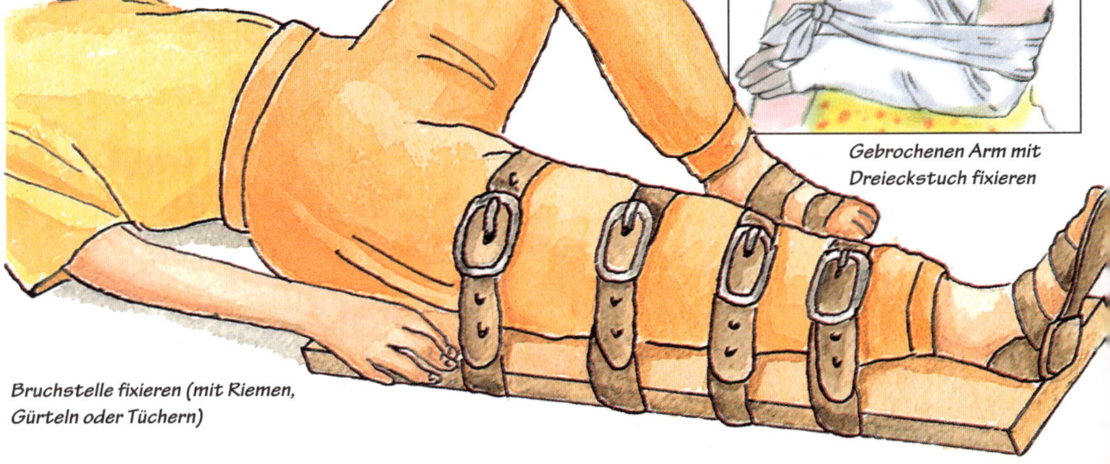

Bruchstelle fixieren (mit Riemen, Gürteln oder Tüchern)

! WISSENSWERTES

Besteht der Verdacht, daß die Wirbelsäule verletzt ist, sollten Sie das Kind bis zum Eintreffen des Notarztes möglichst nicht bewegen. Falls dies aber dennoch notwendig ist, legen Sie das Kind am besten vorsichtig auf eine Tischplatte, ein Bügelbrett oder eine ausgehängte Tür.

Anhaltende Schmerzen und/oder eine starke Schwellung können auf einen „geschlossenen" Bruch hinweisen. Suchen Sie dann mit dem Kind unverzüglich einen Arzt auf

Erste Hilfe:

Offener Bruch
Blutung stoppen, Bruchstelle locker keimfrei abdecken, **nichts einrenken!**
Geschlossener Bruch
Dreieckstuch anlegen und Gliedmaße hineinlegen, eventuell schienen, z.B. mit Lineal oder Stock). **Nichts einrenken!**

Danach sofort zum Arzt oder ins Krankenhaus. Bei einem „geschlossenen" Bruch wird der Bruch eingegipst. Die Schwere des Bruches ist ausschlaggebend dafür, wie lange der Gips getragen werden muß.

Ertrinken

Es muß nicht unbedingt ein Freibad oder ein Badesee sein, auch die Badewanne kann zu einem gefährlichen Ort werden. Ab 20 cm Wassertiefe besteht Ertrinkungsgefahr. Aber nur dann, wenn kleine Kinder unbeaufsichtigt sind.

Wie sieht es aus, woran erkenne ich es?

Im Wasser liegt das Kind entweder am Boden des Beckens oder mit dem Gesicht nach unten auf dem Wasser.
Der Zustand des Kindes kann von ☞ ***Unterkühlung*** über Bewußtlosigkeit bis zum ☞ ***Atemstillstand*** und ☞ ***Herzstillstand*** reichen.
Bei einer Unterkühlung zittert das Kind auffallend, spricht sehr langsam, und die Körpertemperatur liegt unter 35° C.
Die Haut des Kindes ist kalt und hat eine blasse bis bläuliche Farbe.

Erste Hilfe:

1 **Rufen Sie sofort den Notarzt.**

2 Ist das Kind bei Bewußtsein, ziehen Sie ihm sofort die nasse Kleidung aus und wärmen Sie es mit einer Decke oder mit Ihrem Körper. Wenn möglich, ziehen Sie ihm trockene Sachen an. Geben Sie ihm warme oder heiße Flüssigkeiten zu trinken.

3 Ist das Kind bewußtlos, atmet aber, bringen Sie es in eine stabile Seitenlage (siehe unten).

4 Ist das Kind bewußtlos und atmet nicht mehr, beginnen Sie umgehend mit der Mund-zu-Mund- oder Mund-zu-Nase-Beatmung.

☞ *Atemstillstand.*

!! Verlieren Sie keine Zeit damit, zu versuchen, das Wasser aus den Lungen des Kindes zu bekommen. Das Kind wird es aushusten, sobald es wieder bei Bewußtsein ist.

Weiterbeatmen, bis das Kind selbständig atmet, und warm zudecken, bis der Notarzt eintrifft.

Stabile Seitenlage

1 Knien Sie sich dafür seitlich neben das auf dem Rücken liegende Kind.

2 Heben Sie den Körper in Hüftnähe vorsichtig an und schieben Sie den Ihnen zugewandten Arm des Kindes so weit wie möglich unter seinen Körper.

3 Beugen Sie das Ihnen am nächsten liegende Bein des bewußtlosen Kindes im Knie. Legen Sie den Fuß des Kindes so nah wie möglich an dessen Gesäß.

4 Nehmen Sie das Kind vorsichtig an Schulter und Hüfte und drehen es behutsam zu sich her. Stützen Sie dabei den Körper des Kindes mit Ihrem Bein ab.

5 Danach legen Sie den Kopf des Kindes in den Nacken. Führen Sie eine Hand des Kindes unter sein Kinn.

6 Decken Sie es warm zu, ohne die Kleidung zu wechseln und achten Sie auf die Atmung und den Puls, bis der Notarzt eintrifft.

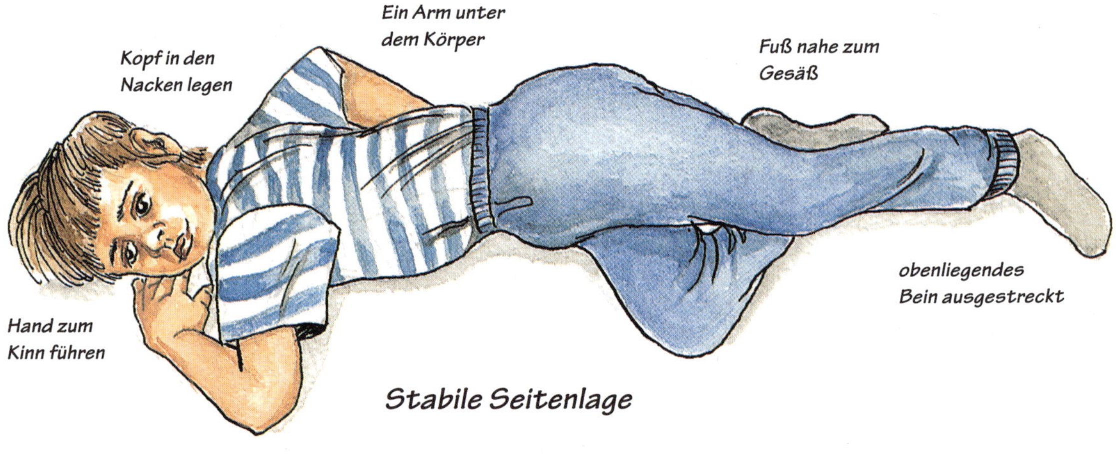

Stabile Seitenlage

ERSTE HILFE

! WISSENSWERTES

Lassen Sie kleinere Kinder nicht unbeaufsichtigt im Wasser, auch nicht in der Badewanne oder in deren Nähe.

Bei Unterkühlung:
Achten Sie darauf, daß das Kind **langsam** aufgewärmt wird. Schlagartiges Aufwärmen erhöht die Gefahr eines lebensgefährlichen Schocks.

Erfrierungen

Gerade Kinder vergessen bei spannenden Spielen im Schnee alles um sich herum. Oft sind die Schuhe schon längst klitschnaß und die Fäustlinge irgendwo verloren worden. Wenn Füße und Hände eiskalt sind, werden sie nicht mehr genügend durchblutet, und es kommt zu Gewebeschäden. Dabei gibt es verschiedene Schweregrade.

Wie sieht es aus, woran erkenne ich es?

Bei leichten, oberflächlichen Erfrierungen bilden sich auf der Haut blaurote Flecken.
Beim nächsten Schweregrad sieht das erfrorene Glied weiß oder grau aus und fühlt sich weich an. Es ist schmerzhaft. Später bilden sich Blasen.
Bei schweren Erfrierungen ist der betroffene Körperteil hart und gefühllos.
Bei jeder Erfrierung leidet das Kind auch an einer Unterkühlung des gesamten Körpers.

Erste Hilfe:

Bei schweren Erfrierungen, insbesondere in Verbindung mit Bewußtlosigkeit: **Notarzt rufen!**

Sonst:

1 Öffnen Sie enganliegende Schuhe und Kleidung.

2 Erwärmen Sie mit Ihren Händen das erfrorene Körperteil des Kindes.

3 Wärmen Sie das Kind durch zusätzliche Kleidung und Decken.

4 Bewegen Sie die erfrorenen Gliedmaßen, außer erfrorene Füße.

5 Geben Sie dem Kind ein heißes, gezuckertes Getränk.

6 Öffnen Sie die Blasen nicht, sondern bedecken Sie sie mit keimfreiem Verbandsmull.

7 Suchen Sie sobald wie möglich einen Arzt auf.

! WISSENSWERTES

Das Abreiben mit Schnee bei leichten Erfrierungen hat nur Sinn, wenn Sie die Gliedmaßen danach warm einpacken. Bei Unterkühlung hilft ein **warmes** (nicht heißes!!) Bad. Messen Sie vorher die Körpertemperatur Ihres Kindes (bei 35° C beginnt Unterkühlung). Beginnen Sie mit einer nur um 1° C höheren Wassertemperatur (z.B. 36° C) und steigern Sie die Temperatur ganz langsam auf 38° C! Das reicht völlig aus, um Gewebeschäden zu vermeiden.

Herzstillstand

Bei Ertrinken, Stromunfällen oder Atemstillstand kann es zum Herzstillstand kommen. Dann ist neben der künstlichen Beatmung auch die Herzmassage wichtig.

Gefährlichkeit:

Wenn das Herz nicht mehr schlägt, werden das Gehirn und die Organe nicht mehr durchblutet. Das führt innerhalb weniger Minuten zum Tod.

Erste Hilfe:

Bei Herzstillstand unverzüglich mit der Herzmassage beginnen (siehe rechts). Kreislauf und Sauerstoffversorgung werden so künstlich aufrechterhalten.

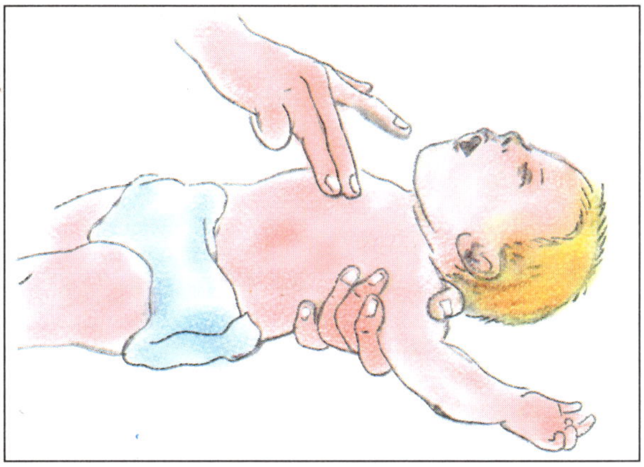

Bei Säuglingen:

Fünfmal mit zwei Fingern knapp über dem Brustbeinende auf den Brustkorb des Kindes drücken, dabei laut zählen, dann einmal beatmen. Den Vorgang wiederholen, bis das Herz wieder zu schlagen beginnt.

Bei älteren Kindern:

Fünfmal mit dem Handballen knapp über dem Brustbeinende auf den Brustkorb drücken, dabei laut zählen, dann einmal beatmen, den Vorgang wiederholen, bis Hilfe eintrifft oder der Herzschlag wieder einsetzt.

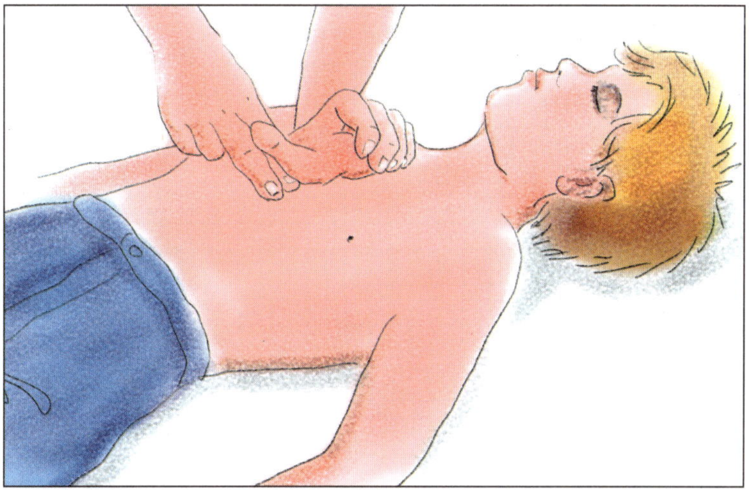

Kopfverletzungen

*Bei einer Kopfverletzung verliert das Kind eventuell für kurze Zeit das Bewußtsein. (☞ **Gehirnerschütterung** siehe Seite 114) Platzwunden am Kopf sind häufig, meist blutet aber nur die Haut.*

Gefährlichkeit:

Ist das Kind bewußtlos oder hat einen schweren Sturz erlitten, sollten Sie, auch wenn äußerlich am Kopf des Kindes keine Verletzung zu sehen ist, **auf jeden Fall den Notarzt rufen**.

Erste Hilfe:

Legen Sie das Kind in die stabile Seitenlage (☞ ***Ertrinken***). Kontrollieren Sie die Atmung des Kindes. Bei fehlender Atmung müssen Sie sofort Mund-zu-Mund-Beatmung vornehmen, ☞ ***Atemstillstand*** Bei einer offenen Wunde: Blutung stoppen, Druckverband anlegen(siehe Seite 175). **Danach Arzt aufsuchen.**

Stromunfälle

Ein elektrischer Schlag kann schmerzhaft sein, zu ☞ **Atem- und Herzstillstand** führen, aber auch ☞ **Verbrennungen** zur Folge haben.

Erste Hilfe:

Drehen bzw. schalten Sie **zu allererst** die **Sicherung aus** oder schalten Sie die Hauptsicherung aus. Dann erst trennen Sie das Kind von der Stromquelle und leisten Erste Hilfe.

Schock

Ist das Kind blaß und hat einen Schock erlitten: Lagern Sie die Beine des Kindes hoch (z.B. auf einen Stuhl oder auf eine dicke, zusammengerollte Decke). Decken Sie es zu und rufen Sie einen Arzt.

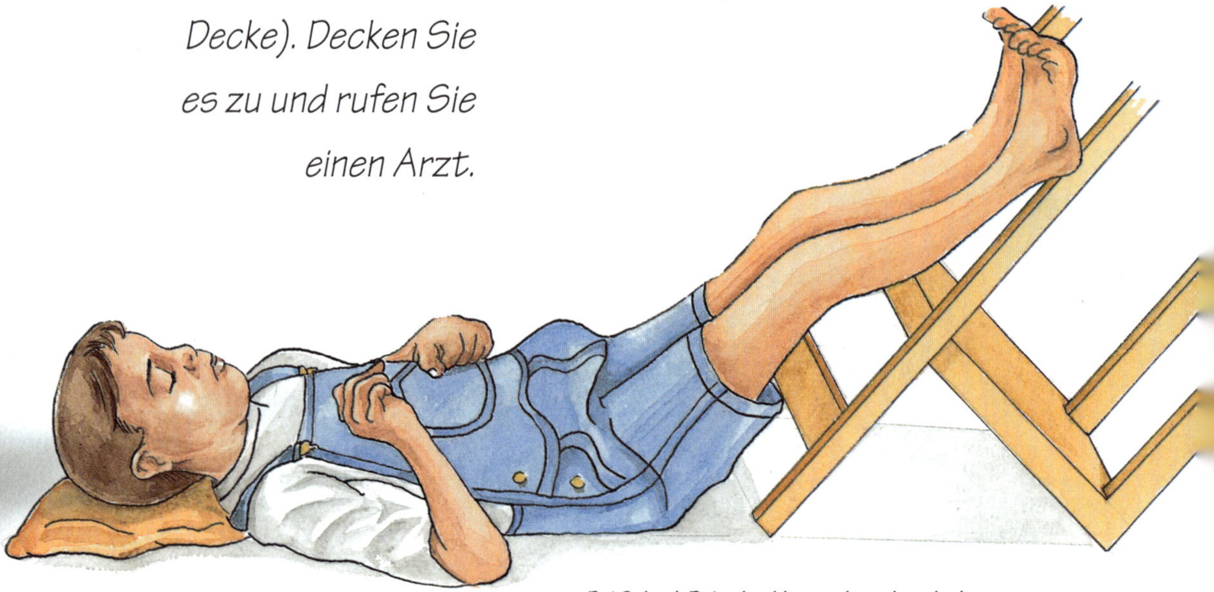

Bei Schock Beine hochlegen, danach zudecken.

Verbände

Wichtig ist:

Nicht zu fest anlegen, damit kein Blutstau entstehen kann. Den erkennt man daran, daß die Adern hervortreten oder sich die Gliedmaßen unterhalb des Verbandes rotblau verfärben und kühl werden. Deshalb immer 15 Min. nach Anlegen des Verbandes dessen Sitz überprüfen und notfalls korrigieren.

Bei zu **lockeren Verbänden** über blutenden Wunden: Verband nicht entfernen, sondern einen zweiten darüberbinden.

Druckverband siehe ☞ ***Wunden***.

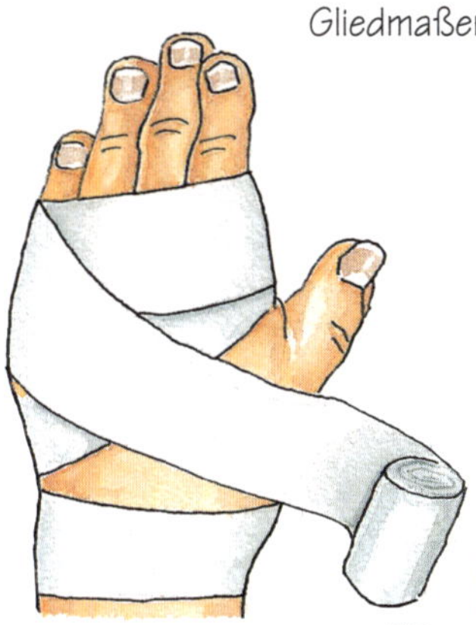

Handverband

Jede Lage immer ein Stück weit zum Herzen hin versetzen, so daß eine dachziegelartige Wicklung entsteht.

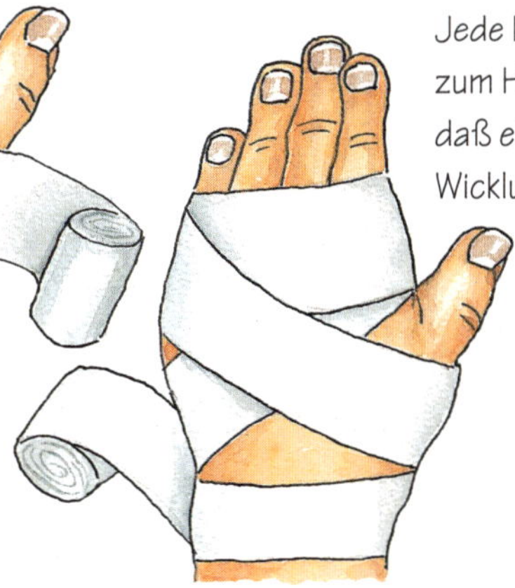

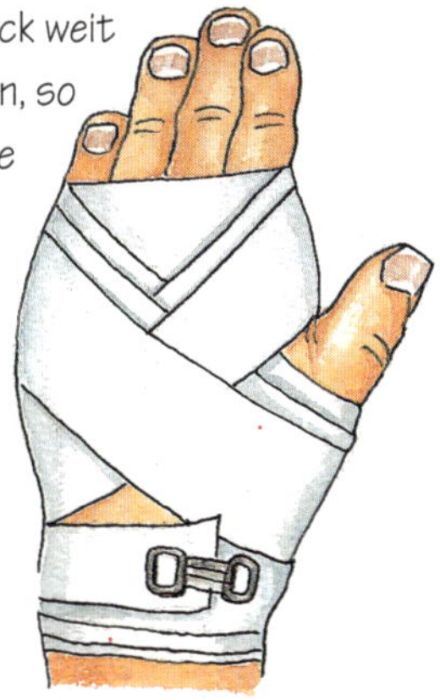

Fußverband

Der Verband wird immer abwechselnd über den Vorderfuß und um den Knöchel geführt. Auch hier soll der Verband zum Schluß dachziegelartig aussehen.

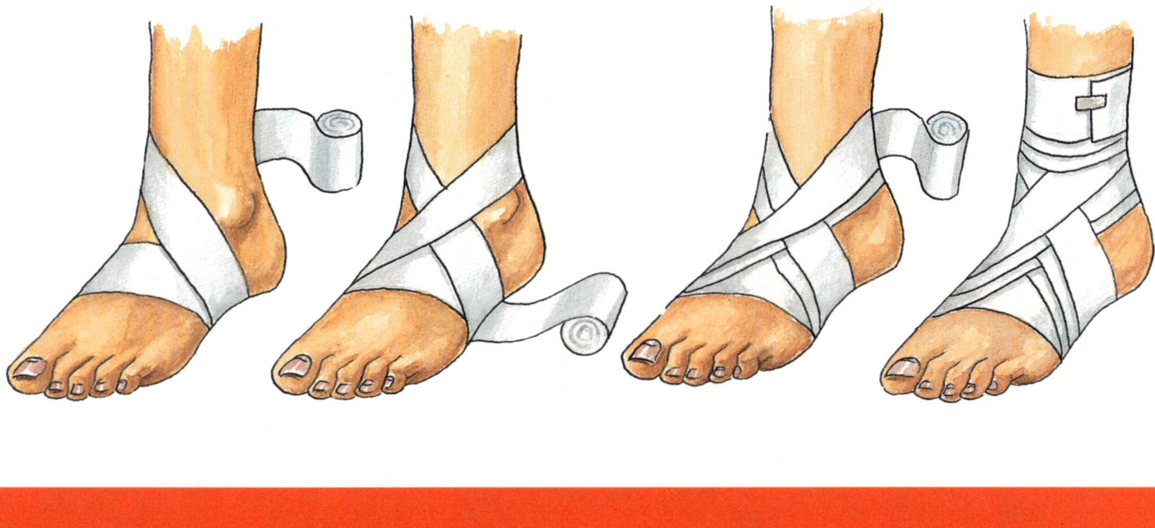

Verbrennungen, Verbrühungen

Kinder ziehen sich Verbrennungen schneller zu, als man es sich vorstellen kann. Die heiße Herdplatte ist dabei oft noch die geringste Gefahr.

! WISSENSWERTES

Streuen Sie **niemals** Mehl, wie in alten Hausrezepten empfohlen, auf eine offene Brandwunde oder streichen Sie Butter darauf. Dagegen können Sie, solange sich keine Blase bildet und solange die Haut geschlossen ist, etwas ätherisches Lavendelöl (aus der Apotheke) auf die gerötete Stelle geben.

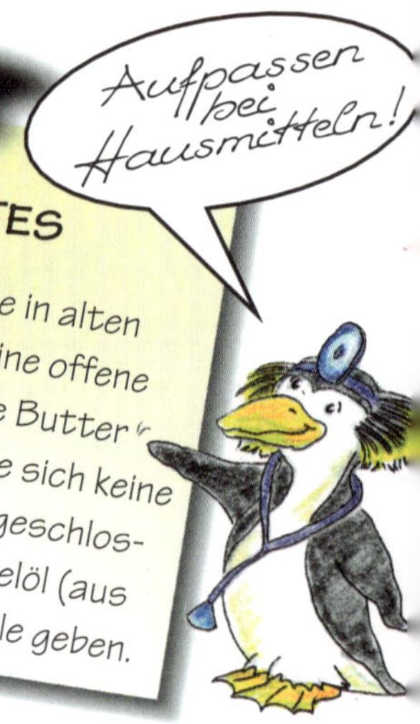

Wie sieht es aus, woran erkenne ich es?

Von Verbrennungen spricht man dann, wenn Feuer oder heiße Gegenstände die Ursache für Gewebeschäden waren. Von Verbrühungen spricht man, wenn kochendes Wasser oder Wasserdampf die Ursache für Hautverletzungen sind. Es gibt drei Schweregrade, die von Rötung über Bläschen bis zu großflächigen Brandwunden reichen können. Auch Säuren, ☞ **Stromunfälle** oder UV- Strahlen können zu Verbrennungen führen.

Sofort den Notarzt rufen bei

- STARKEN VERBRENNUNGEN
- STARKEN VERBRÜHUNGEN
- WENN DIE KLEIDUNG GEBRANNT HAT
- STROMSCHLÄGEN

Gefährlichkeit:

Kleinere Verbrennungen sind schmerzhaft, die Wunden können sich infizieren, sind aber an sich nicht gefährlich. Bei größeren Brandwunden kann es aufgrund von Flüssigkeits- und Salzverlusten zu einem ☞ **Schock** kommen.

Erste Hilfe:

1 Um weitere Gewebeschäden zu verhindern, halten Sie die betroffene Körperstelle des Kindes **sofort unter kaltes Wasser**, gießen Sie vorsichtig kaltes Wasser darüber oder stellen Sie das ganze Kind unter die kalte Dusche, bis der Schmerz nachläßt. Das kann bis zu zwanzig Minuten dauern.

2 Entfernen Sie verbrannte Kleidung. Festhaftende Stoffe an der Haut dürfen Sie aber **nicht wegreißen**. Bedecken Sie eine größere Wunde mit sterilen Brandwundtüchern.

3 Wickeln Sie eine warme Decke um das Kind, damit keine Unterkühlung zu der Verbrennung oder Verbrühung dazukommt.

4 Bei kleineren Wunden geben Sie nach der Wasserbehandlung etwas Brandsalbe auf die Wunde.

5 Sollte der Schmerz nach der Wasserbehandlung nicht nachlassen, **rufen Sie den Notarzt**.

Vergiftungen, Verätzungen

Vergiftungen kommen bei kleineren Kindern relativ häufig vor. Bunte Tabletten, Flüssigkeiten aus Flaschen, Blumen, Pflanzen oder Zigarettenkippen – alles bedeutet Gefahr. Reinigungsmittel, Seifen, Desinfektionsmittel sind Gifte und führen bei Einnahme zu Verätzungen.

! WICHTIG

Legen Sie sich die Telefonnummer der Informationszentrale für Vergiftungen (s. Seite 196/197) neben das Telefon. Wenn Sie dort im Notfall anrufen, erfahren Sie die notwendigen Sofortmaßnahmen. Bei einer Lebensmittelvergiftung ist ebenfalls schnelle Hilfe wichtig. Reinigungsmittel gehören nicht in Kinderhände. Räumen Sie sie deshalb, unerreichbar für Kinder, sorgfältig weg.

Wie sieht es aus, woran erkenne ich es?

Die Schwere der Vergiftungserscheinung hängt davon ab, wieviel Gift das Kind zu sich genommen hat.
Übelkeit, Erbrechen, Durchfall und Krämpfe sind die typischen Symptome einer Vergiftung. Bei einer Verätzung kommen häufig noch starke Schmerzen hinzu.
Es kann zur Bewußtlosigkeit und zum Atemstillstand kommen.

Gefährlichkeit:

Bei Verätzungen können bleibende Gewebeschäden an den Schleimhäuten des gesamten Verdauungsapparates entstehen. Vergiftungen können zu Nerven- und Organschäden führen, eventuell sogar zu einer Schädigung des Gehirns.

Erste Hilfe:

1 **Rufen Sie sofort die Vergiftungszentrale und den Notarzt an.**

2 Achten Sie auf die Atmung und den Kreislauf des Kindes.

3 Wenn Sie genau wissen, um welches Gift es sich gehandelt hat oder die Giftzentrale Ihnen dazu rät, versuchen Sie das Kind zum Erbrechen zu bringen. Geben Sie ihm einen halben Liter warmes Wasser zum Trinken und reizen Sie mit dem Finger den Rachenhintergrund, bis das Kind zu erbrechen beginnt.
(Hat das Kind Reinigungsmittel getrunken oder besteht Verdacht auf eine **Verätzung**, das Kind besser **nicht zum Erbrechen** bringen, sonst wird die Speiseröhre noch einmal verätzt.)
Wiederholen Sie den Vorgang so lange, bis das Kind nur noch Wasser erbricht. Geben Sie dem Kind **keine Milch!**

Verschlucken

Kinder sind neugierig, und wenn sie kleiner sind, stecken sie herumliegende Sachen auch schon einmal in den Mund.

Wie sieht es aus, woran erkenne ich es?

Wenn ein Fremdkörper in die Luftröhre gerät, bekommt das Kind einen starken Hustenanfall. Man hört dann oft ein pfeifendes Atemgeräusch. Befindet sich ein Fremdkörper in der Speiseröhre, hat das Kind Schluckbeschwerden und einen Dauerschmerz.

Gefährlichkeit:

Sind die Atemwege komplett verschlossen, ringt das Kind krampfhaft nach Luft, bekommt eine bläuliche Gesichtsfarbe und droht zu ersticken.

Erste Hilfe:

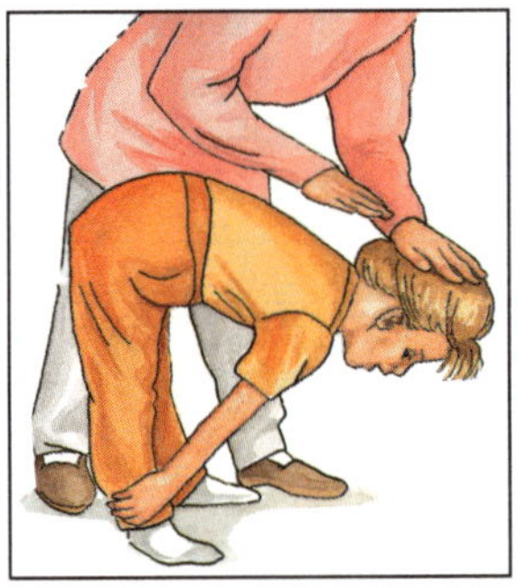

Fremdkörper in der Luftröhre:

1 Ein älteres Kind lassen Sie wie ein Klappmesser herunterhängen und halten es dabei evtl. mit einem Arm um den Bauch herum fest. Schlagen Sie mit der anderen Hand zwischen die Schulterblätter, um Hustenstöße auszulösen, die den Fremdkörper wieder herausbefördern.

2 Wenn sich der Fremdkörper durch den Husten wieder im Mund befindet, holen Sie ihn vorsichtig mit den Fingern heraus.

3 Bei ☞ ***Atemstillstand*** müssen Sie bis zum Eintreffen des Notarztes Mund-zu Mund-Beatmung machen.

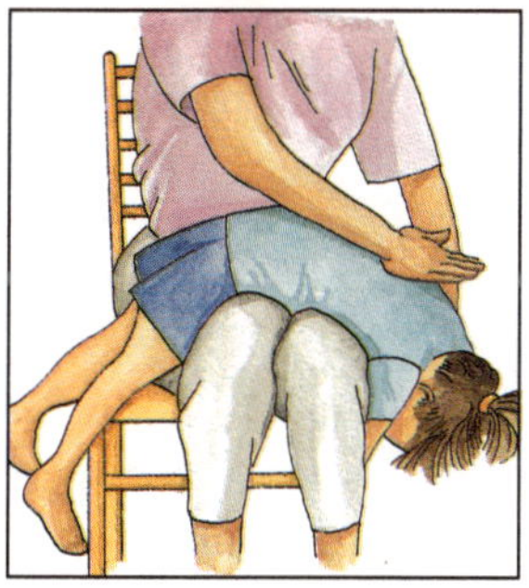

4 Kleinere Kinder legen Sie sich über den Schoß, so daß der Oberkörper nach unten hängt. Legen Sie eine Hand unter das Brustbein, mit der anderen Hand schlagen Sie ebenfalls zwischen die Schulterblätter. Das reizt zum Husten.

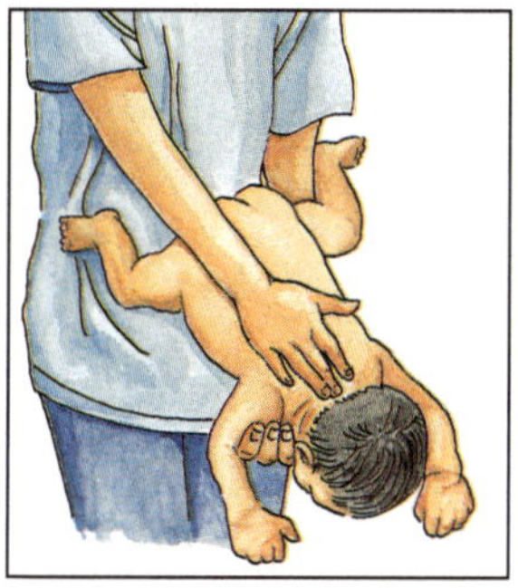

Wenn Babys sich verschlucken, hilft es meist schon, sie sich bäuchlings auf den Unterarm zu legen. Wenn das nicht reicht, mit der Hand zwischen die Schulterblätter schlagen.

Fremdkörper in der Speiseröhre:

1 Runde Fremdkörper sind ungefährlich und werden in der Regel auf natürlichem Weg wieder ausgeschieden. Dabei hilft es wenn das Kind ein bis zwei Tage Sauerkraut und Kartoffelpüree zu essen bekommt.
Sonst bringen Sie das Kind zum Erbrechen, indem Sie mit dem Finger den Rachenhintergrund reizen.

2 Spitze Fremdkörper nicht zu entfernen versuchen. Beruhigen Sie das Kind und rufen Sie den Notarzt oder fahren Sie sofort ins Krankenhaus.

Fremdkörper in der Nase:

1 Bringen Sie das Kind zum Niesen, z.B. durch ein wenig Pfefferpulver.

Ist der Fremdkörper bereits sehr weit oben, gehen Sie zum Arzt. Versuchen Sie nicht, mit ungeeigneten Instrumenten den Fremdkörper herauszuholen.

2 Bei ☞ **Atemstillstand** müssen Sie bis zum Eintreffen des Notarztes künstliche Beatmung durchführen.

Wunden

Immer auf ausreichenden Tetanusschutz achten!

Verschmutzte Wunden
Unter klarem lauwarmem Wasser abspülen, ein paar Tropfen Desinfektionslösung darüberlaufen lassen, verbinden.

Kleinere Wunden mit einem Pflaster abdecken.

Größere Wunden mit Kompressen und Mullbinden verbinden. Eventuell Druckverband anlegen.

Sofort den Notarzt rufen bei

- STARK BLUTENDEN ODER GROSSFLÄCHIGEN WUNDEN

! BLUTUNG MIT DRUCKVERBAND STOPPEN

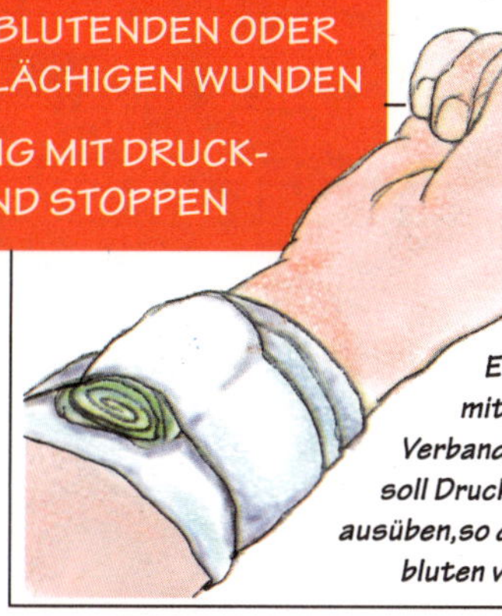

Druckverband
Ein zusätzliches miteingewickeltes Verbandspäckchen o.ä. soll Druck auf die Wunde ausüben,so daß ein Weiterbluten verhindert wird.

Aufbaukost für kranke

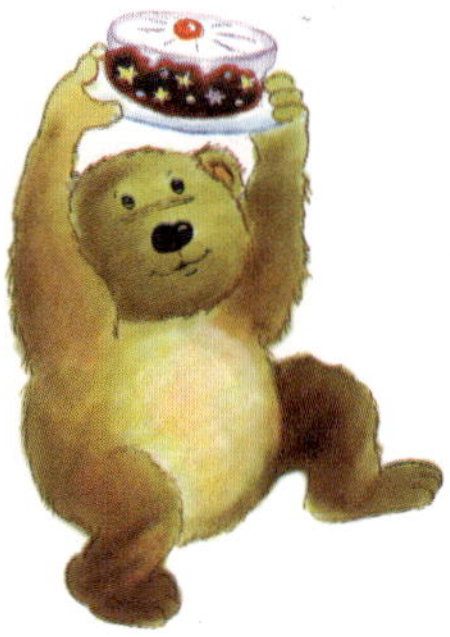

Im Gegensatz zu früher, als das Standardessen bei Krankheit Haferschleim und Kamillentee oder Zwieback hieß, sagt man heute, daß ein krankes Kind eigentlich **alles essen darf, worauf es Appetit hat**. Das bedeutet aber auch: **Es muß nicht essen, wenn ihm nicht danach ist**.

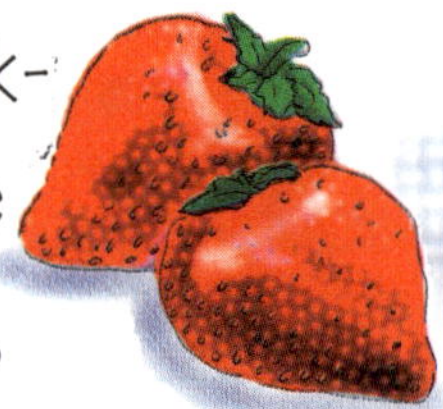

Außerdem sind bei allen fieberhaften Krankheiten leichte, vitaminreiche Kost und viele Getränke angesagt. Schauen Sie doch mal,

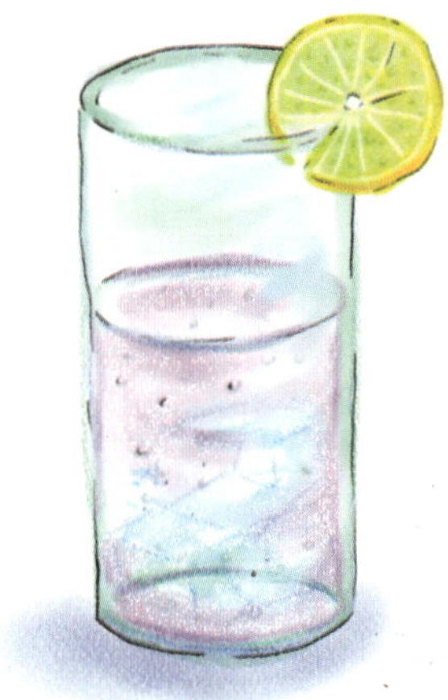

ob Sie mit den Rezepten auf den nächsten Seiten nicht auch auf das Gesicht Ihres Kindes ein Lächeln zaubern können und sich der mangelnde Appetit wieder herbeilocken läßt.

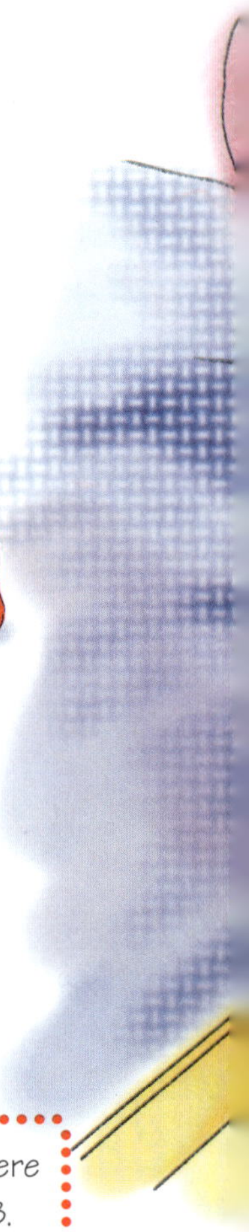

Ab Seite 184 finden Sie weitere nützliche Informationen, z.B. über Vorsorgeuntersuchungen, Impfungen etc.

Spatzen

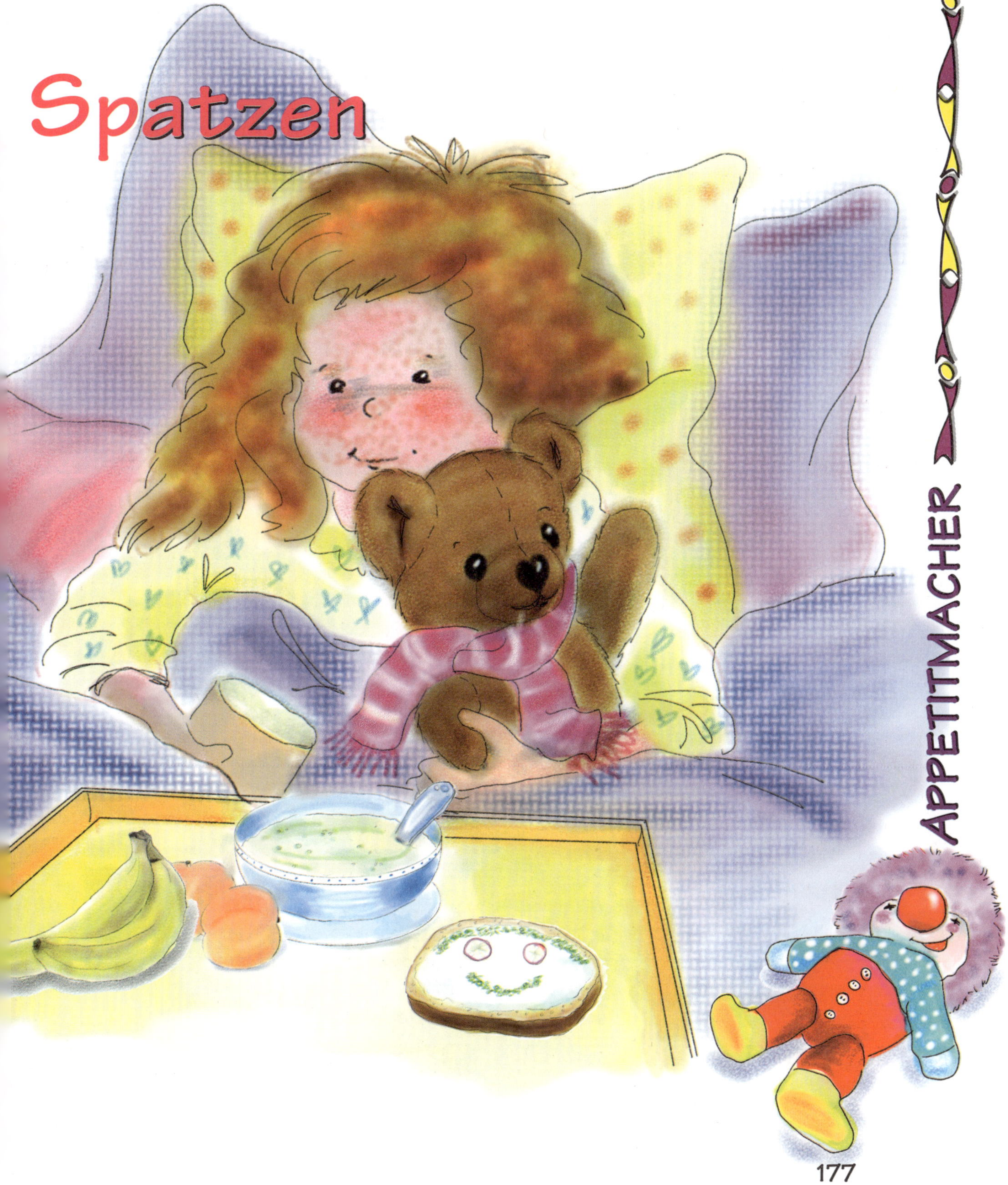

Wenn das Essen keinen Spaß mehr macht...

Auf den nächsten Seiten finden Sie lauter leckere Rezepte für kranke Kinder. Zuerst etwas Mildes, dann etwas Würziges und schließlich auch etwas zum Kauen, wenn es wieder aufwärts geht.

Meistens mögen kranke Menschen am liebsten breiartige Nahrung. Wenn sie anfangen, wieder gesund zu werden, sind auch wieder Nahrungsmittel gefragt, die stärker gekaut werden müssen. Geben Sie diesem Bedürfnis in der einen oder anderen Richtung ruhig nach.

Machen Sie ruhig einmal eine Ausnahme, wenn Ihr Kind krank ist. Keine Angst, die Gefahr, daß es länger im Bett bleibt, als es muß, nur weil es feine Dinge zu essen gibt, besteht nicht.

NOCH EIN TIP

Kinder, die keinen Appetit haben, verschrecken Sie nur mit großen Tellern oder Schüsseln. Nehmen Sie doch einmal das Kleinste, das Sie haben und füllen Sie es öfter nach!

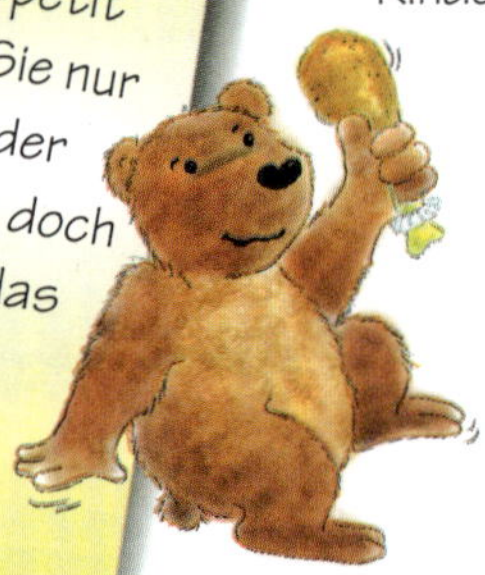

Manchmal kommt es gar nicht so sehr auf den Inhalt als auf die Verpackung an. Wissenschaftler haben herausgefunden, daß es vor allem die Seele ist, die uns wieder gesund macht. Wenn Sie es also schaffen, daß Ihr Kind wieder lachen kann, dann ist die Krankheit schon fast überstanden.

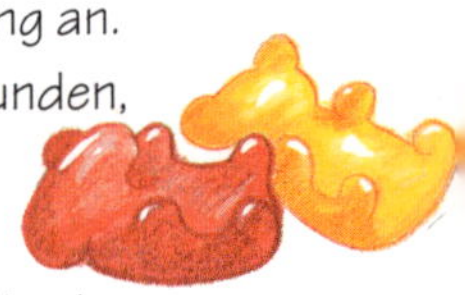

Auch ein paar Süßigkeiten sind erlaubt (außer bei Neurodermitis; siehe dort), solange Ihr Kind auch noch etwas anderes ißt. Denken Sie daran, daß man Nüsse und Rosinen etc. auch kauen muß, während Schokostreusel schmelzen.

Die Rezepte sind je nach Alter der Kinder für ein bis zwei Portionen ausreichend.

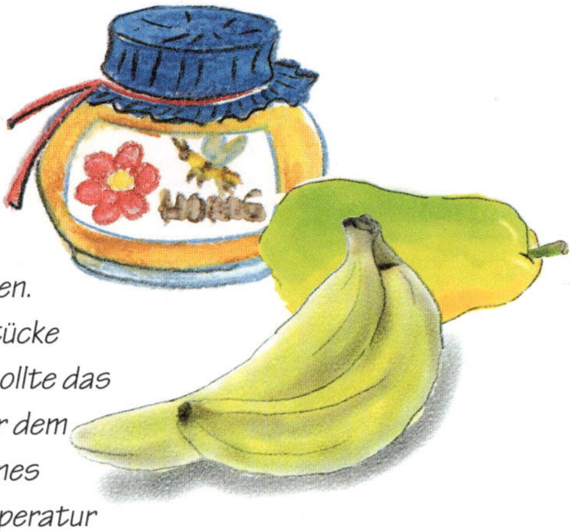

Joghurt mit Birne, Banane und Honig

Joghurt aus dem Kühlschrank nehmen. Die Birne und die Banane in kleine Stücke schneiden. In eine Schüssel geben. Sollte das Obst sehr kalt sein, kann man es vor dem Kleinschneiden eine Zeitlang in warmes Wasser legen, damit es Zimmertemperatur annimmt. Den Joghurt darübergeben und zum Schluß auch den Honig. Alles verrühren und servieren.

ZUTATEN FÜR JOGHURT MIT FRÜCHTEN

½ Birne
½ Banane
1 milden Sahnejoghurt
1 TL Honig

Hühnerbrustfilet mit Reis

Das Hühnerbrustfilet in etwas Butter anbraten, mit Fleischbrühe angießen und etwa ½ Stunde weichdünsten. Vorsichtig nachsalzen (Fleischbrühe!). mit Eigelb und Schlagsahne legieren und mit Zucker und Zitronensaft abschmecken. Evtl. mit Reis und Gemüse servieren.

ZUTATEN FÜR DIE HÜHNERBRUST

1 Hühnerbrustfilet
10 g Butter
Fleischbrühe
Salz, ½ TL Mehl, 1 EL Schlagrahm, ½ Eigelb, wenig Zitronensaft, 1 Prise Zucker

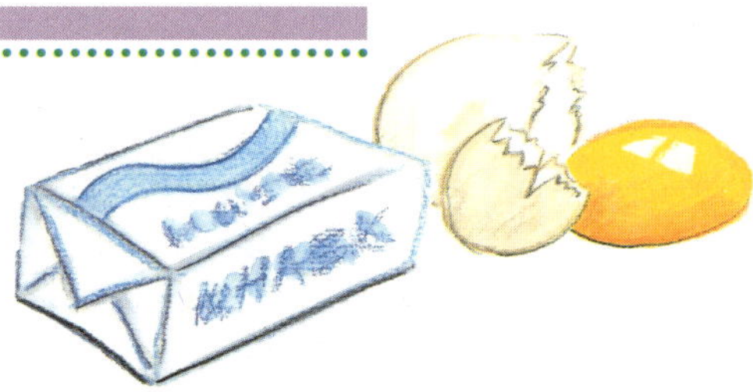

Aprikosensoufflé

Die Aprikosen entsteinen und im Mixer pürieren. Mit Zitronensaft und Zucker abschmecken. Eiweiß zu sehr steifem Schnee schlagen, Fruchtmark unterrühren, in leicht gebutterte feuerfeste Auflaufform geben, zu einer Bergspitze formen und im vorgeheizten Backofen bei Oberhitze kurz überbacken. Danach sofort servieren. (Gelingt auch mit Pfirsichen.)

ZUTATEN FÜR DAS APRIKOSENSOUFFLÉ

150 g gut reife entsteinte Aprikosen
2 Eiweiß
Saft von 1 Zitrone
etwas Butter zum Einfetten

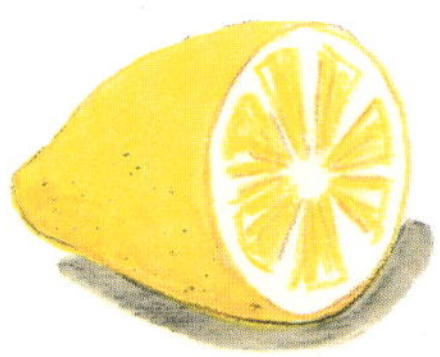

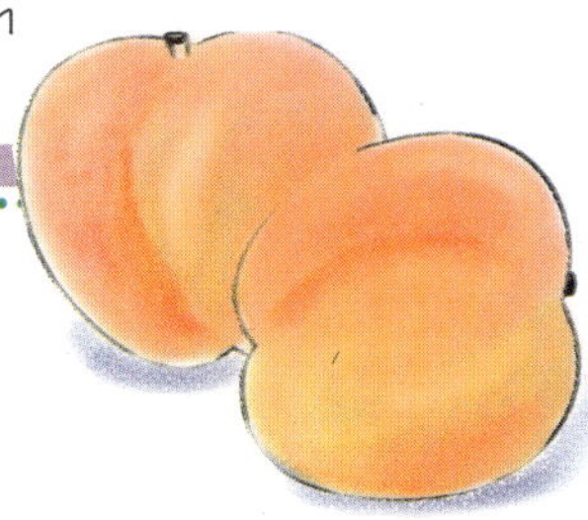

Würziges für die Tage, wenn die Lust am Essen wiederkommt

Verlangt Ihr Kind nach etwas mit Geschmack, dann ist das Schlimmste schon überstanden!

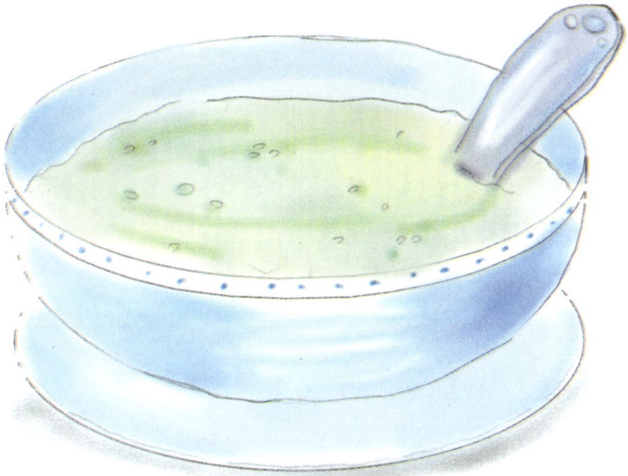

Tofusuppe mit Frühlingszwiebeln

1 kleingeschnittene Frühlingszwiebel mit Butter im Topf andünsten. Tofu dazugeben und ebenfalls ein wenig andünsten. Das Ganze im Mixer oder mit dem Pürierstab pürieren. MIt Fleisch- oder Gemüsebrühe aufgießen, mit Curry abschmecken.

ZUTATEN FÜR DIE TOFUSUPPE

1 Frühlingszwiebel,
etwas Butter
80 – 100 g Tofu
Salz, etwas Curry,
etwas Fleisch- oder
Gemüsebrühe
1 TL Öl, etwas Petersilie

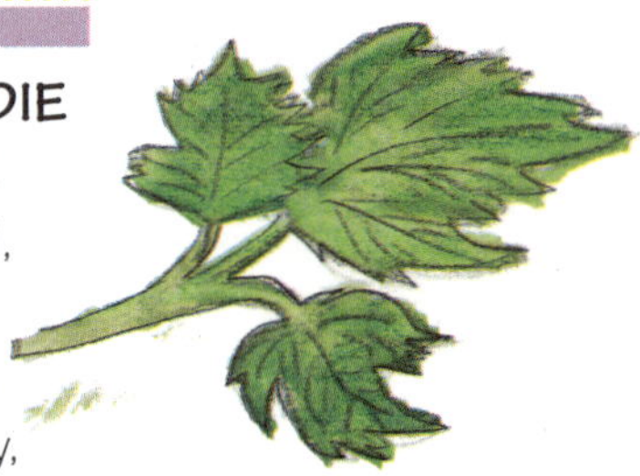

ZUTATEN FÜR DEN PUFFREIS

25 g Puffreis, 25 g Zucker
(oder wahlweise 50 g schokolierten
Puffreis, also Puffreis in Schokolade)
150 g Sauerkirschen aus dem Glas
(entsteint und abgetropft)
Milch und Schlagrahm (insgesamt 1/8 l)

Karamelpuffreis mit Sauerkirschen

Zucker karamelisieren, ¼ der Puffreismenge darin wenden, abkühlen lassen.
(Bei schokoliertem Puffreis: Puffreisscheiben in kleine Stücke brechen, ¼ der Menge beiseitestellen.)
Restlichen Puffreis lagenweise mit Sauerkirschen in ein Schälchen anrichten, zum Schluß den karamelisierten (oder beiseitegestellten) Puffreis daraufgeben, das Milch-Rahmgemisch darübergeben. Kurz durchziehen lassen und servieren.
***Tip:** Verwenden Sie zum Karamelisieren einen Stahltopf.*

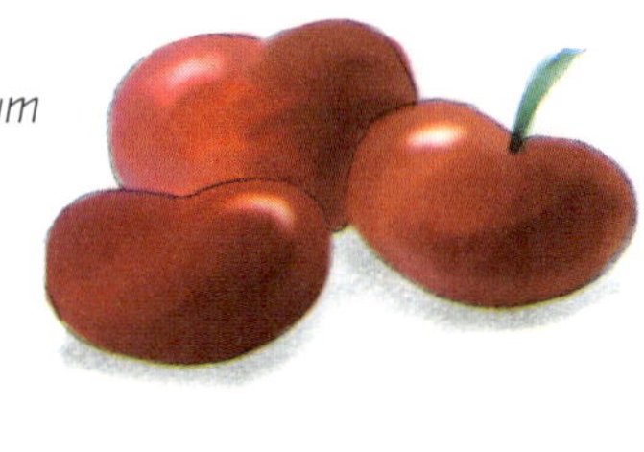

ÜBRIGENS...
Honig verliert bei Temperaturen über 40° C seine antibakterielle Wirkung. Also Getränke immer erst etwas abkühlen lassen, dann Honig einrühren!

Bananen-Shake

Eine reife Banane schälen, mit der Gabel zerdrücken und mit dem Mixer pürieren. Naturjoghurt, Kefir und Honig dazugeben und alles auf schwächster Stufe mixen. Sahne schlagen und in ein großes Glas geben, den Bananen-Shake darübergießen und leicht mit der Sahne verrühren. Das kühlt und schmeckt!

ZUTATEN FÜR DEN BANANEN-SHAKE

1 reife Banane
1 kleinen Becher Naturjoghurt, am besten gut gekühlt
50 g gekühlten Kefir
3–4 Teelöffel Honig
1/2 Becher Sahne

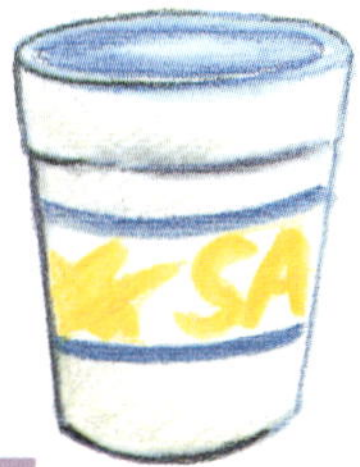

Gurkenrohkost mit Lyoner

Salatgurke schälen und in schmale Streifen schneiden. Lyoner oder Bierschinken ebenfalls in schmale Streifen schneiden. Zuerst die Gurke in ein kleines Schälchen geben, dann die Lyoner daraufgeben.
Cocktailsoße aus etwas Mayonnaise, Joghurt, Ketchup und evtl. ein bis zwei Tropfen Worcestersoße anrühren und über die Rohkost geben.

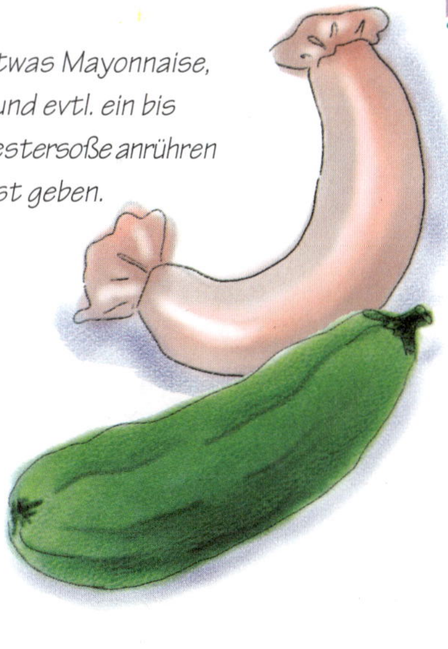

ZUTATEN FÜR DIE GURKENROHKOST

80 g Salatgurke
25 g Bierschinken oder Lyoner
etwas Mayonnaise, Joghurt, Ketchup, evtl. Worcestersoße

NOCH EIN TIP
Im Bett zu liegen, während alle anderen in der Wohnung oder gar draußen herumtoben dürfen, ist schlimm genug. Veranstalten Sie doch wenigstens ein Picknick im Krankenzimmer, sofern das von der Art der Krankheit her machbar ist. Alleine essen müssen ist nicht schön! Vielleicht füttert jeder eine Gabel?

Wenn das Kauen wieder Spaß macht...

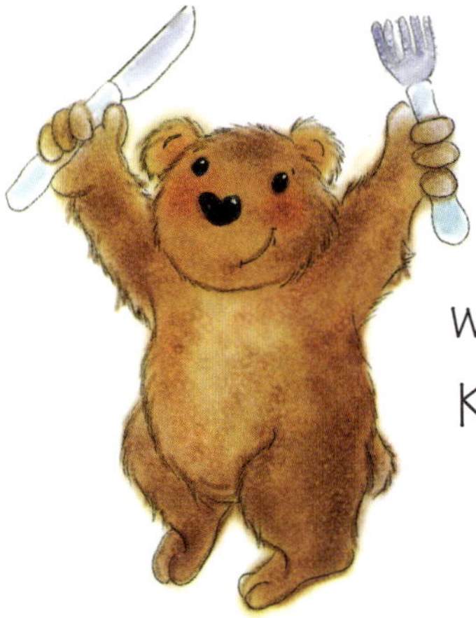

Sind alle Energien Ihres Kindes wieder da, kommt auch die Lust aufs Kauen ganz von alleine wieder zurück. Mit diesen Rezepten erst recht!

Karottenrohkost mit Apfel

Die Karotten fein reiben, mit etwas Zitronensaft vermischen. Den Apfel ebenfalls reiben und mit den Karotten vermischen. Mit Crème fraîche, Kräutersalz und etwas Pfeffer abschmecken.

ZUTATEN FÜR DIE KAROTTENROHKOST

2 mittelgroße Karotten
1 kleiner Apfel
2 EL Crème fraîche
Zitronensaft, Kräutersalz und Pfeffer

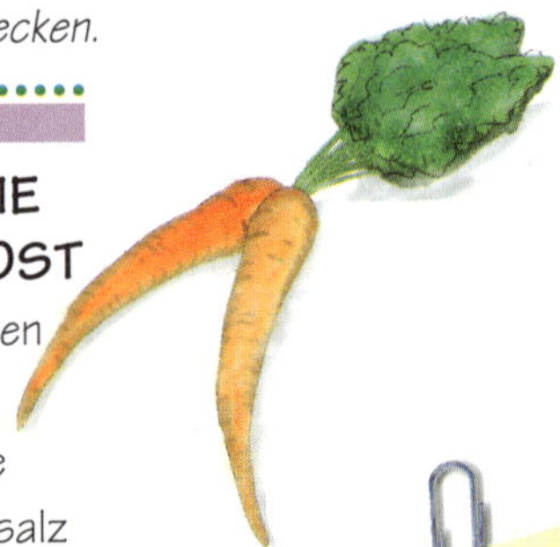

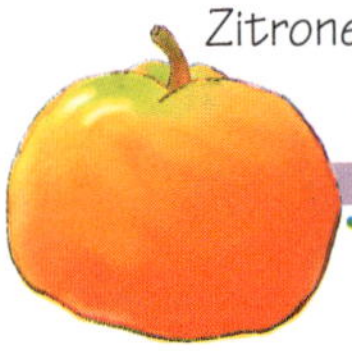

Bunte Cracker für „arme Kranke“

Den Quark mit Milch glattrühren und mit Salz und Pfeffer abschmecken. Eine Portion mit kleingeschnittenem Schnittlauch oder anderen Kräutern mischen.
Eine weitere Portion mit etwas Ketchup mischen und abschmecken.
Auf alle Cracker etwas Butter oder Margarine streichen.

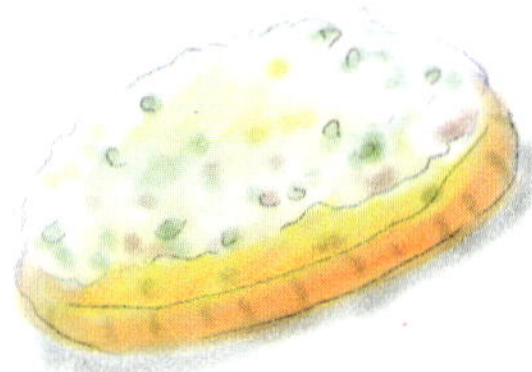

TIP

Ein ganz einfacher Vanillepudding wird besonders lustig, wenn sie ihm ein Gesicht aus bunten Schokolinsen, Haare aus Schokoladenstreuseln und vielleicht einen Sahnebart geben!

TIP

Paprikastreifen enthalten sehr viel Vitamin C, sie schmecken frisch, und man kann sie gut knabbern. Allerdings sind sie schwer verdaulich. Deshalb: vorher in kochendem Wasser blanchieren (d.h. für ein bis zwei Minuten in kochendes Wasser geben, herausnehmen, abtropfen lassen). Abgekühlt sind sie etwa genauso knackig wie frische und leichter verdaulich.

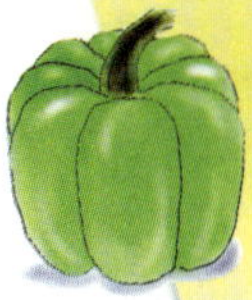

NOCH EIN TIP

Wenn Sie die Süßigkeiten reduzieren und kontrollieren wollen, Ihrem Kind aber trotzdem eine Freude machen wollen, dann basteln Sie ihm doch einen Krankheitskalender (wie ein Adventskalender). Vielleicht darf es nach jeder Mahlzeit ein kleines Päckchen öffnen? (Sie können auch einen Adventskalender verwenden – nach 8 Tagen (8 Tage x 3 Süßigkeiten am Tag = 24) sind die meisten Kinderkrankheiten vorbei.)

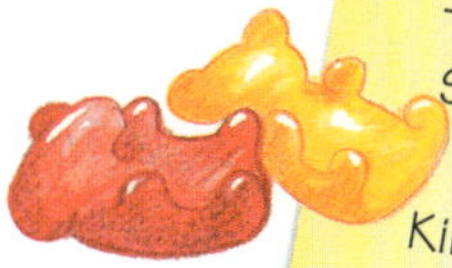

ZUTATEN FÜR DIE CRACKER

ca. 10–15 Cracker
1 kleine Packung Sahnequark
Schnittlauch u.a. Kräuter,
Ketchup, evtl. Leberwurst,
Salami, saure Gurken,
Butterkäse

Dann einige mit den Quarkmischungen, die anderen mit etwas Leberwurst, Salami oder Käse belegen.

Mit sauren Gurken, die wie kleine Tintenfische aufgeschnitten wurden, servieren. Natürlich können Sie auch andere Gemüserohkost dazu reichen.

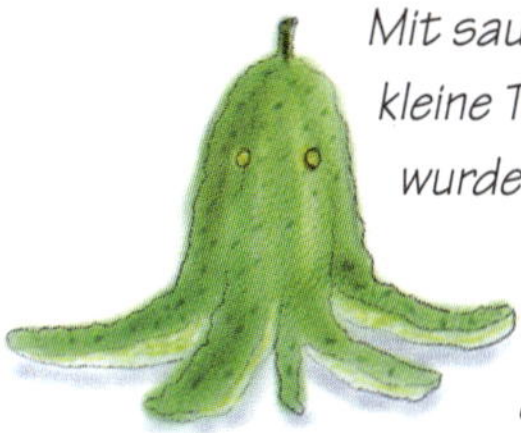

Überbackener Käsetoast

Die Karotten in längliche Scheiben schneiden und in etwas Butter und einer Prise Zucker weichdünsten. Mit Salz und Pfeffer abschmecken.

Die Toastscheiben toasten. Die Karotten darauf legen. Den gekochten Schinken darauf verteilen. Für jeden Toast eine Scheibe Mozzarella und eine halbe Scheibe Emmentaler kleinzupfen und über das Gemüse legen.

Den Grill im Backofen anschalten und die Toasts darunter kurz überbacken, bis der Käse geschmolzen ist.

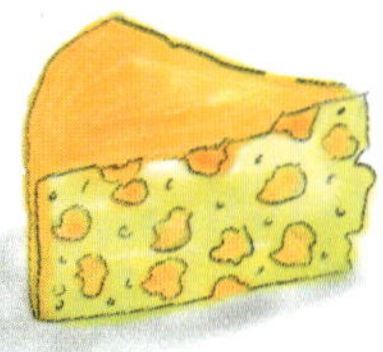

ZUTATEN FÜR KÄSETOAST

2 Scheiben Vollkorntoast
2 Karotten, evtl. etwas gekochter Schinken
2 Scheiben Mozzarella
1 Scheibe Emmentaler

U1-U10

Die Vorsorgeuntersuchungen

(entsprechen den Mutter-Kind-Paß-Untersuchungen in Österreich)

- was passiert da eigentlich?

U1
Die Erstuntersuchung nach der Geburt

Das ist der sogenannte Apgar-Test. Es werden Hautfarbe, Atmung, Herztätigkeit, Muskeltonus und Reflexe getestet und dafür jeweils zwei Punkte vergeben. Die Höchstnote für ein strahlend gesundes Baby sind 10 Punkte.

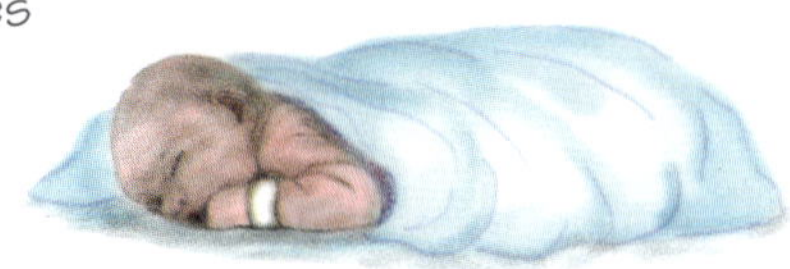

U2
Die Basisuntersuchung am 3. – 10. Tag

Jetzt wird der Greifreflex und der Moro-reflex getestet. Das ist ein Schreck-reflex, bei dem das Kind die Arme öffnet, wie um sich am Fell festzuhalten. Der Reflex stammt aus uralter Zeit, als unsere Haut noch stärker behaart, also wie ein Fell war. Es wird beobachtet, ob das Kind den Kopf in Bauchlage zur Seite dreht. Die inneren Organe werden abgetastet.

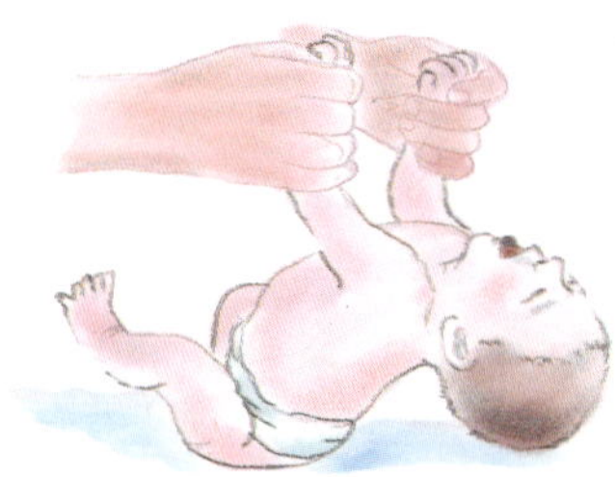

U3
In der 4. – 6. Woche

Das ist meistens die erste Untersuchung, die beim Kinderarzt stattfindet. Er kontrolliert wieder die bekannten Reflexe, aber auch noch den Schreitreflex. Wenn man das Kind so über eine Fläche hält, daß die Füße den Boden berühren, „läuft" es los. Der Arzt mißt den Kopfumfang und überprüft Größe und Gewicht. Meist werden die Hüftgelenke per Ultraschall untersucht, um zu sehen, ob eine Spreizhose notwendig ist. Auch erkundigt sich der Kinderarzt danach, wie die Eltern so mit dem Baby zurechtkommen.

U4
Im 3. – 4. Monat

Bei dieser Vorsorgeuntersuchung steht das Erkennen von motorischen Störungen im Vordergrund. Erkennt man solche jetzt, können sie nämlich fast immer noch erfolgreich behandelt werden. Der Arzt testet, ob das Kind in jeder Lage den Kopf halten kann, ob es sich mit den Händen aufstützen und gegen die Schwerkraft aufrichten kann. Ob es sich schon hochziehen kann und ob es den Kopf nach einer lauten Geräuschquelle dreht. Das Kontrollieren von Größe und

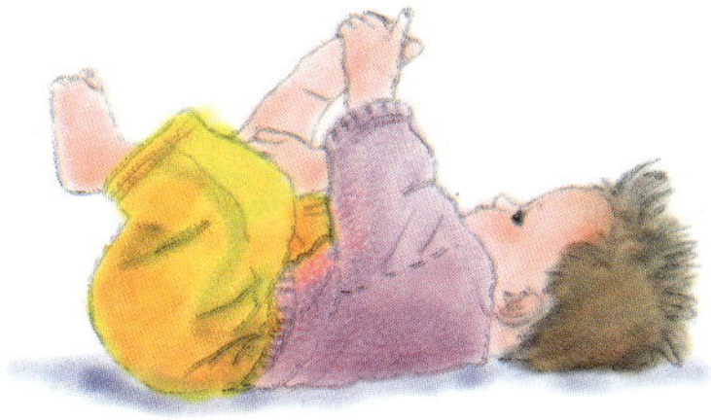

Gewicht sowie das Messen des Kopfumfangs gibt ganz allgemein Auskunft darüber, ob das Kind wächst und gedeiht.

U5
Im 6. – 7. Monat

Wieder einmal werden die inneren Organe abgetastet, und die Augen werden untersucht. Es wird geprüft, ob das Kind Blickkontakt halten und vielleicht auch schon gezielt greifen kann. Weiterhin wird getestet, ob das Kind den Oberkörper schon mühelos aufrichten und sich einigermaßen im Gleichgewicht halten kann.

U6
Im 10. – 12. Monat

Jetzt wird das Kind vor allem beobachtet. Was macht es, ganz auf sich allein gestellt? Fängt es an zu krabbeln, zieht es sich irgendwo hoch, macht es vielleicht schon die ersten Schritte? Wie sitzt es? Natürlich wird es bei jeder Untersuchung auch gemessen und gewogen.

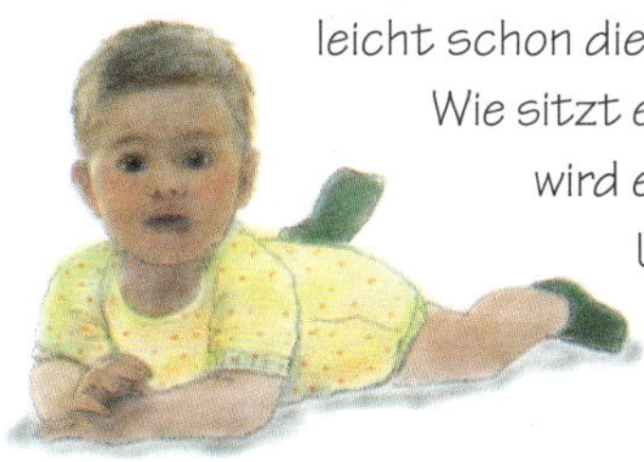

U7
Im 21. – 24. Monat

Hier stehen Hör- und Sehvermögen im Vordergrund. Wie entwickelt sich die Sprachfähigkeit? Störungen, die jetzt erkannt werden, können gut behandelt werden. Weiterhin wird gefragt, ob das Kind schon sauber ist.

U 8
mit 3½ – 4 Jahren

Noch einmal sind es die inneren Organe und Organsysteme, die besonders überprüft werden. Sprachentwicklung, Hör- und Sehfähigkeit werden genauer untersucht. Die motorische Geschicklichkeit wird beobachtet. Auch die Frage nach Verhaltensauffälligkeiten und nach bisher durchgemachten Krankheiten wird gestellt.

U9
Mit etwa 5 Jahren

Neben der Untersuchung der Organsysteme wird auf orthopädische Fehlentwicklungen, die Zahnstellung, die Kontrolle von Darm und Blase sowie die Entwicklung der Geschlechtsorgane geachtet. Auch die psychische Entwicklung des Kindes, sein Sozialverhalten, Intelligenz und Körperkoordination werden untersucht.

U10 oder J10
Im 10. – 13. Lebensjahr

Hier geht vor allem um Probleme mit der Pubertät, es werden Auffrischungsimpfungen und Blutuntersuchungen vorgenommen (z.B. Rötelntest), es geht um Alkohol- und Drogenaufklärung und um Fragen zur Sexualität.

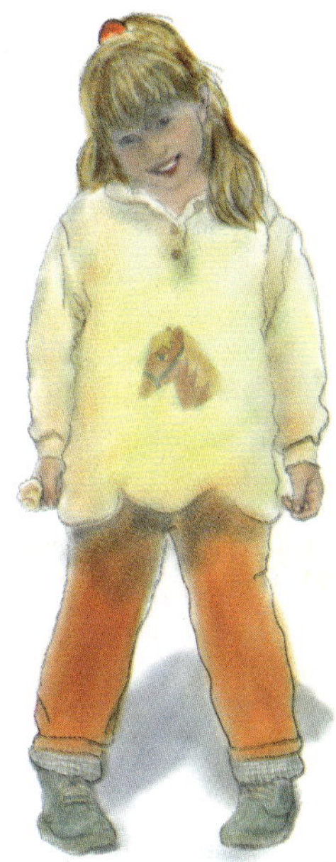

Impfkalender

Dieser Impfkalender informiert Sie nicht nur über alle sinnvollen Impfungen, er kann Ihnen auch helfen, die Termine einzuhalten.

ÜBRIGENS...
Diese Impfungen sind nicht unbedingt erforderlich. Besprechen Sie sie mit Ihrem Kinderarzt!

ab 3. Monat erste und zweite Impfung gegen Hepatitis B
ab 13. Monat dritte Impfung gegen Hepatitis B
ab. 15. Monat erste Impfung gegen Masern, Mumps, Röteln
ab 5. Geburtstag zweite Impfung gegen Masern, Mumps, Röteln

Name	Datum	Impfungen

Sie können diese beiden Seiten kopieren, aufhängen und Ihre Daten eintragen. So haben Sie Ihre anfallenden Termine immer im Blick.

DIESE IMPFUNGEN SOLLTEN ALLE KINDER BEKOMMEN

Alter	Impfung
ab Beginn 3. Monat	**DIPHTHERIE-KEUCHHUSTEN-TETANUS (DPT)** dreimal im Abstand von vier Wochen **HIB-IMPFUNG (gegen Haemophilus-Influenzae-Bakterium)** zwei Injektionen im Abstand von mindestens sechs Wochen oder zusammen mit der ersten und dritten DPT-Impfung oder drei Injektionen mit kombiniertem DPT-HIB-Impfstoff im Abstand von jeweils vier Wochen **SCHLUCKIMPFUNG GEGEN KINDERLÄHMUNG (POLIO)** zweimal im Abstand von mindestens sechs Wochen, zusammen mit der ersten und dritten DPT-Impfung oder Teilnahme an Impfaktionen der Gesundheitsämter im folgenden Winter (November – Januar)
ab Beginn 13. Monat	**DIPHTHERIE-KEUCHHUSTEN-TETANUS (DPT)** Vierte Injektion als Abschluß der Grundimmunisierung **HIB-IMPFUNG** Dritte Injektion, ggfs. in Verbindung mit der vierten DPT-Impfung oder vierte Injektion mit kombiniertem DPT-HIB-Impfstoff **DRITTE SCHLUCKIMPFUNG GEGEN KINDERLÄHMUNG**
ab Beginn 6. Lebensjahr (also ab 5.Geburtstag)	**TETANUS-DIPHTHERIE** Auffrischungsimpfung mit verringerter Dosis des Diphtherie-Impfstoffes (Fachbezeichnung Td)
ab 10. Lebensj.	**SCHLUCKIMPFUNG GEGEN KINDERLÄHMUNG**
11.–15. Lebensjahr	**RÖTELN-IMPFUNG** für alle Mädchen, auch wenn sie im Kleinkindalter bereits gegen Röteln geimpft wurden **TETANUS-DIPHTHERIE** Mit d-Impfstoff für Erwachsene, zweckmäßig als Kombinationsimpfung mit Td-Impfstoff
alle 10 Jahre	**TETANUS, KINDERLÄHMUNG, DIPHTHERIE** **Auffrischungsimpfungen**

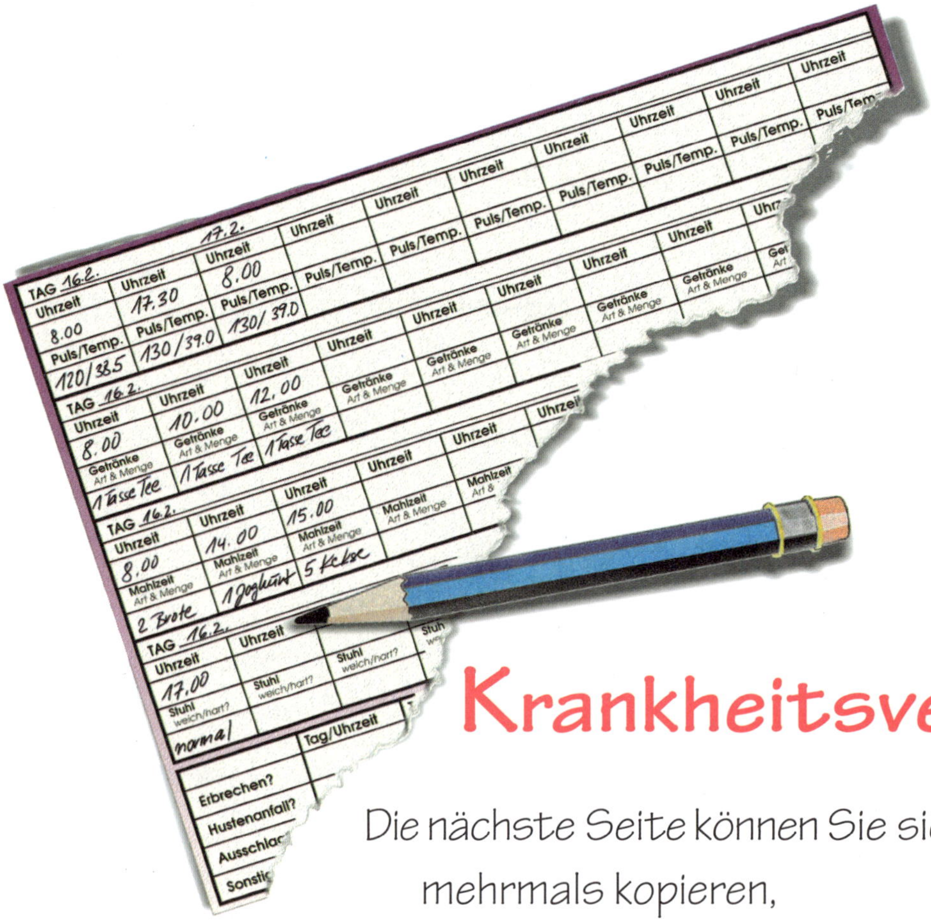

Krankheitsverlauf

Die nächste Seite können Sie sich
mehrmals kopieren,
um sie für Krankheiten stets parat zu haben.
Hier können Sie wichtige Informationen wie Temperatur,
Puls und Symptome eintragen, um einen Überblick
über den Verlauf der Krankheit zu erhalten.
Einen eventuellen
Rückfall erkennen Sie so
ganz leicht.

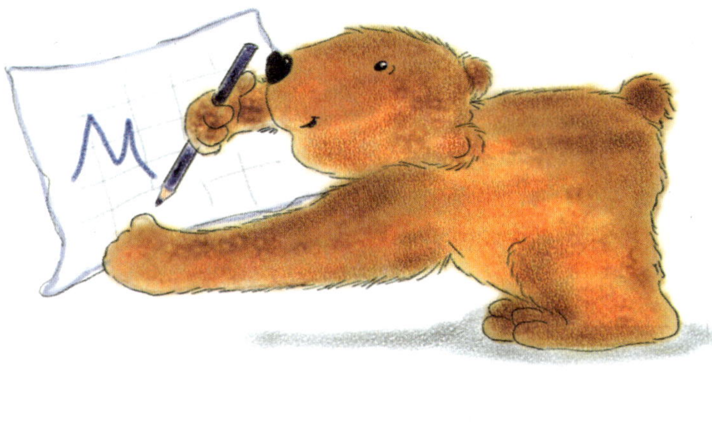

KRANKENBLATT

TAG ______

Uhrzeit	Uhrzeit	Uhrzeit	Uhrzeit	Uhrzeit	Uhrzeit	Uhrzeit	Uhrzeit	Uhrzeit	Uhrzeit
Puls/Temp.	Puls/Temp.	Puls/Temp.	Puls/Temp.	Puls/Temp.	Puls/Temp.	Puls/Temp.	Puls/Temp.	Puls/Temp.	Puls/Temp.

TAG ______

Uhrzeit	Uhrzeit	Uhrzeit	Uhrzeit	Uhrzeit	Uhrzeit	Uhrzeit	Uhrzeit	Uhrzeit	Uhrzeit
Getränke *Art & Menge*	Getränke *Art & Menge*	Getränke *Art & Menge*	Getränke *Art & Menge*	Getränke *Art & Menge*	Getränke *Art & Menge*	Getränke *Art & Menge*	Getränke *Art & Menge*	Getränke *Art & Menge*	Getränke *Art & Menge*

TAG ______

Uhrzeit	Uhrzeit	Uhrzeit	Uhrzeit	Uhrzeit	Uhrzeit	Uhrzeit	Uhrzeit	Uhrzeit	Uhrzeit
Mahlzeit *Art & Menge*	Mahlzeit *Art & Menge*	Mahlzeit *Art & Menge*	Mahlzeit *Art & Menge*	Mahlzeit *Art & Menge*	Mahlzeit *Art & Menge*	Mahlzeit *Art & Menge*	Mahlzeit *Art & Menge*	Mahlzeit *Art & Menge*	Mahlzeit *Art & Menge*

TAG ______

Uhrzeit	Uhrzeit	Uhrzeit	Uhrzeit	Uhrzeit	Uhrzeit	Uhrzeit	Uhrzeit	Uhrzeit	Uhrzeit
Stuhl *weich/hart?*	Stuhl *weich/hart?*	Stuhl *weich/hart?*	Stuhl *weich/hart?*	Stuhl *weich/hart?*	Stuhl *weich/hart?*	Stuhl *weich/hart?*	Stuhl *weich/hart?*	Stuhl *weich/hart?*	Stuhl *weich/hart?*

	Tag/Uhrzeit	Tag/Uhrzeit	Tag/Uhrzeit	Tag/Uhrzeit	Tag/Uhrzeit	Tag/Uhrzeit	Tag/Uhrzeit
Erbrechen?							
Hustenanfall?							
Ausschlag?							
Sonstiges?							

Kopiervorlage
Tragen Sie hier alle Krankheitsdaten sorgfältig ein.
So helfen Sie Ihrem Arzt, die richtige Diagnose zu stellen.

Fachbegriffe

In diesem Buch haben wir bewußt auf zu viele Fremdwörter verzichtet. Weil es aber nach manchem Arztbesuch Fragen zu medizinischen Fachbegriffen gibt, haben wir hier die häufigsten zusammengefaßt, damit Sie deren Bedeutung nachschlagen können.

AIDS

(engl. Acquired Immune Deficiency Syndrome) Unheilbare Abwehrschwäche, die über ein Virus bei Blutkontakt, über Speichel und bei Sexualverkehr übertragen werden kann.

AKUT

Plötzlich einsetzend.

ALLERGEN

Wirkstoff, der vom Körper als „fremd" erkannt wird und deshalb eine überschießende, krankhafte Abwehrreaktion wie sonst bei Bakterien, Viren oder Fremdkörpern hervorruft. Wird eine solche Abwehrreaktion durch Allergene verursacht, spricht man von einer Allergie.

ANTIBIOTIKA

Medikamente zur Abtötung von Krankheitserregern wie z.B. Bakterien. Antibiotika bestehen zum Teil aus natürlichen Substanzen (z.B. Penicillin), zum Teil werden sie aber auch synthetisch (künstlich) hergestellt. Sie haben häufig unerwünschte Nebenwirkungen, da sie meistens nicht nur gegen die schädlichen Mikroorganismen vorgehen, sondern auch gegen die nützlichen, z.B. im Darm.

ANTIGEN

Stoff, der den Körper zur Bildung von Antikörpern anregt.

ANTIKÖRPER

Die Antikörper schützen den Körper vor Infektionen oder Fremdstoffen. Sie werden gebildet, sobald der Körper den Eindringling erkannt hat. Manche Antikörper werden eine Zeitlang im Körper gespeichert, sodaß man zum Beispiel nicht zweimal hintereinander am selben Virus erkranken kann.

BAKTERIEN

Mikroorganismen, die sich durch Spaltung vermehren und über jede Art von Kontakt übertragen werden können. Manche Bakterien sind vom Körper nicht leicht zu bekämpfen, oft helfen nur Antibiotika, um das Bakterienwachstum einzudämmen.

BREITBAND-ANTIBIOTIKUM

Ein Antibiotikum, das nicht nur gegen eine bestimmte Art von Bakterien wirkt, sondern gleich gegen mehrere Gruppen von Bakterien. Es hat am ehesten die unter Antibiotikum beschriebenen Nebenwirkungen und sollte nur mit großer Vorsicht eingesetzt werden.

CHRONISCH

Lang andauernd, sich langsam entwickelnd.

EITER

Ansammlung von Wundflüssigkeit und Blutzellen, die von Krankheitserregern, wie z.B. Bakterien, oder Fremdkörpern, wie z.B. Schmutz, ausgelöst wird. Er zeigt, daß der Körper daran arbeitet, den Fremdstoff auszustoßen.

ENTZÜNDUNG

Reaktion der Körperzellen auf einen die Entzündung auslösenden Reiz (z.B. Fremdkörper, Bakterien). Durch die vermehrte Produktion von weißen und roten Blutkörperchen wird die Wundheilung in Gang gesetzt. Wärme, Rötung und Schwellung weisen auf die verstärkte Tätigkeit des Körpers in diesem Bereich hin.

EXTREMITÄTEN

Abgeleitet von extrem (lat. = äußerst). Darunter versteht man die Arme und Beine des Menschen.

HORMONE

Körpereigene Stoffe, die in Drüsen und bestimmten Zellen gebildet werden und den Stoffwechsel des Körpers steuern, also z.B. den Blutdruck, die Herztätigkeit, die Verdauung, die Funktionen der Sexualorgane.

IMMUNITÄT

Fähigkeit des Körpers, Krankheitserreger abzuwehren. Sie kann durch Schutzimpfung entstehen oder durch das eigene Immunsystem nach durchstandener Krankheit.

IMMUNSYSTEM

Gesamtbegriff für alle im Körper auf Abwehr eingerichteten Zellen und deren Zusammenarbeit. Das Immunsystem wird gestärkt durch Wärme- und Kältereize sowie durch ein ausgeglichenes Maß an innerer und äußerer Spannung und Entspannung.

INFEKTION

Ansteckung durch Eindringen und Verbreiten von Krankheitserregern wie Bakterien, Viren, Pilzen oder Parasiten in den Körper. Gegen viele Infektionen schützt ein gutes Immunsystem.

INKUBATIONSZEIT

Zeitraum von der Ansteckung bis zum offensichtlichen Ausbruch der Krankheit. Bei bakteriellen Krankheiten ist die Inkubationszeit meist sehr viel geringer als bei Viruskrankheiten.

KATARRH

Entzündung der Schleimhäute, meist der oberen Atemwege, also Nase, Nebenhöhlen, Bronchien, mit der Folge vermehrter Sekretbildung (Naselaufen, Niesen, Husten).

KLISTIER

Einlauf; bei Kindern wird hierbei mit einem Gummiballon mit weicher Spitze etwasFlüssigkeit, z.B. lauwarmes Wasser oder Kamillentee, in den Mastdarm gespritzt, z.B. um Verstopfungen zu beheben oder Fieber zu senken.

KOLIK

Krampfartige Schmerzen in einem Organ, z.B. des Darms, infolge von Blähungen.

KORTISON

Ein Hormon, das die körpereigene Nebenniere bildet. Diese Substanz wirkt stark entzündungshemmend und wird meist bei Hautkrankheiten verschrieben. Sie hat aber auch Nebenwirkungen, sodaß ein Dauergebrauch nur im Notfall angezeigt ist.

PARACETAMOL
Schmerzmittel, das auch gegen Fieber wirkt. Je nach Körpergewicht des Kindes darf nur eine bestimmte Menge, meist als Zäpfchen, gegeben werden.

PENICILLIN
Gegen Bakterien wirkendes Antibiotikum, das aus verschiedenen Schimmelpilzen gewonnen wird. Es kann aber auch synthetisch hergestellt werden.

PROPHYLAXE
Vorbeugung gegen drohende Krankheiten oder Maßnahmen zur Verhütung von Entwicklungsstörungen.

REKTAL
Alles, was zum Mastdarm gehört. Fieber wird meist rektal gemessen. Zäpfchen werden rektal, also durch den After, eingeführt.

SPASMUS
Krampf, Verkrampfung.

SYMPTOM
Anzeichen, das auf eine Krankheit hinweisen kann. Fieber ist z.B. ein Symptom, aber keine Krankheit. Mehrere Symptome bilden ein Syndrom.

SYNDROM
(Krankheitsbild = Ansammlung von Krankheitsanzeichen) einer Krankheit.

ULTRASCHALL
Schallwellen, die so hoch sind, daß man sie nicht hören kann. Mit ihnen kann man ohne Gewebeschäden Organe und z.B. auch die Hüfte von Säuglingen untersuchen.

VIRUS
Krankheitserreger, der sich an seine Umgebung anpassen und verändern kann. Viren sind erheblich kleiner als Bakterien.

ZYANOSE
Bläuliche Verfärbung der Haut und der Schleimhäute infolge mangelnder Sauerstoffversorgung.
Diese kann durch Atemnot oder bei Säuglingen in den ersten sechs Monaten durch die Verwendung von stark nitrathaltigem Trinkwasser entstehen.

Adressen, die Ihnen weiterhelfen

Wenn Sie sich schriftlich an diese Adressen wenden, am besten mit frankiertem Rückumschlag, bekommen Sie bestimmt sachkundige Antwort.

ALLERGIE/ASTHMA

Arbeitsgemeinschaft allergiekrankes Kind e. V.
Hilfen für Kinder mit Asthma, Ekzem und Heuschnupfen
Nassaustraße 32
35745 Herborn

Deutscher Allergie- und Asthmabund e.V.
Hindenburgstraße 110
41061 Mönchengladbach

DEUTSCHER KINDERSCHUTZBUND

Bundesverband e.V.
Schiffgraben 29
30159 Hannover
mit Geschäftsstellen in allen größeren Städten

DIABETES

Bund diabetischer Kinder und Jugendlicher e.V.
Hahnbrunner Straße 46
67659 Kaiserslautern

Deutscher Diabetiker Bund
Karl-Marx-Straße 13
44141 Dortmund
Bezirksverbände in jedem Bundesland

DROGEN

Bundesverband der Elternkreise drogengefährdeter und drogenabhängiger Jugendlicher
Köthener Straße 38
10963 Berlin
Suchtberatungsstellen im gesamten Bundesgebiet finden Sie nach Bundesländern sortiert im Internet unter www.bzga.de.

EPILEPSIE

Internationale Liga gegen Epilepsie
Herforder Straße 5-7
33602 Bielefeld

ESS-STÖRUNGEN

Die Bundeszentrale für gesundheitliche Aufklärung (BZGA) verfügt über eine umfangreiche Adressliste, die nach Postleitzahlen sortiert ist. Sie ist abrufbar unter der Internet-Adresse www.bzga.de.
Weitere Auskünfte erhalten Sie bei den Gesundheitsämtern.

BEHINDERTE

Bundesvereinigung Lebenshilfe für geistig Behinderte e.V.
Raiffeisenstraße 18
35043 Marburg

HOMÖOPATHIE

Deutscher Zentralverein homöopathischer Ärzte e.V.
Am Hofgarten 5
53113 Bonn

KIND IM KRANKENHAUS

Aktionskomitee Kind im Krankenhaus e. V. (AKIK)
Bundesverband
Kirchstraße 34
61440 Oberursel
Tel.: 06172 / 30 36 00

NEURODERMITIS

Deutscher Neurodermitiker Bund
Spaldingstraße 210
20097 Hamburg

Bundesverband Neurodermitiskranker in Deutschland e. V.
Oberstraße 171
56154 Boppard

SÄUGLINGSTOD

Gemeinsame Elterninitiative plötzlicher Säuglingstod e.V. (GEPS)
Landesverband Bayern
Ungerer Straße 137
80805 München

GEPS NRW e.V.
Landesverband NRW
Postfach 410109
48165 Münster

VERGIFTUNG

Giftnotrufzentralen
siehe nächste Seite

ADRESSEN IN ÖSTERREICH

Allergie/Asthma

Österreichische Lungen-Union Selbsthilfegruppe Asthma-Bronchitis-Allergie
Obere Augartenstraße 26-28
1020 Wien
Tel.: (01) 330 4286

Behinderte

Beratungszentrum für selbstbestimmtes Leben (BIZEPS)
Kaiserstraße 55
1070 Wien
Tel.: (01) 523 89210

Diabetiker

Österreichische Diabetikervereinigung
Moosstraße 18
5020 Salzburg
Tel.: (0662) 827 722

Epilepsie

Österreichische Liga gegen Epilepsie
Wilhelminenspital
Montlearstraße 37
1160 Wien
Tel.: (01) 491 500

Neurodermitis

Selbsthilfegruppe für Neurodermitis (ATOP)
Tulpengasse 3
3400 Klosterneuburg
Tel.: (02243) 318 82

Giftnotrufzentralen in Deutschland

Schreiben Sie die Telefonnummer
Ihrer zuständigen Giftnotrufzentrale in die Liste
wichtiger Telefonnummern auf Seite 6.

Giftnotruf

Baden-Württemberg
0761 / 19240 (Freiburg)

Bayern
089 / 19240 (München)

Berlin, Brandenburg
030 / 19240 (Berlin)

Bremen, Hamburg, Schleswig-Holstein, Niedersachsen
0551 / 19240 (Göttingen)

Nordrhein-Westfalen
0228 / 19240 (Bonn)

Hessen, Rheinland-Pfalz
06131 / 19240 (Mainz)

Mecklenburg-Vorpommern
0361 / 730 730 (Erfurt)

Saarland
06841 / 19240 (Homburg/Saar)

Sachsen, Sachsen-Anhalt, Thüringen
0361 / 730 730 (Erfurt)

Adressen der Behandlungs- und Informationszentren bei Vergiftungen

Alle Zentralen sind rund um die Uhr, also 24 Stunden, besetzt.

Spezielle Kinderkliniken gibt es in Berlin, Bonn, Freiburg und Homburg.

BERLIN

Landesberatungsstelle für Vergiftungserscheinungen und Embryonaltoxikologie
Spandauer Damm 130
14050 Berlin
Tel.: 030 / 19240

Virchow-Klinikum Humboldt-Universität zu Berlin Abteilung Nephrologie und internistische Intensivmedizin (Station 43)
Augustenburger Platz 1
13353 Berlin
Tel.: 030 / 450 535 55

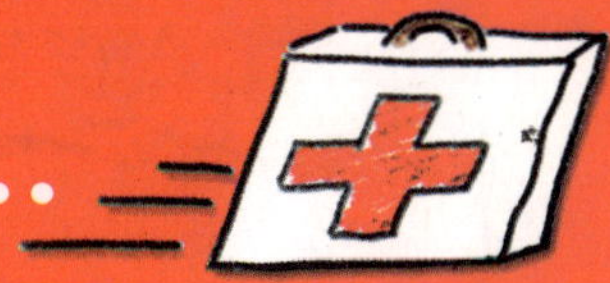

BONN
Informationszentrale gegen Vergiftungen Universitäts-kinderklinik und Poliklinik
Adenauerallee 119
53113 Bonn
Tel.: 0228 / 287 3211

ERFURT
Giftinformatioszentrum der Länder Mecklenburg-Vorpommern, Sachsen, Sachsen-Anhalt und Thüringen c/o Klinikum Erfurt
Nordhäuserstraße 74
99089 Erfurt
Tel.: 0361 / 730 730

FREIBURG
Informationszentrale für Vergiftungen Universitäts-Kinderklinik
Mathildenstraße 1
79106 Freiburg
Tel.: 0761 / 19240

GÖTTINGEN
Giftinformationszentrum Nord, Zentrum Pharmakologie und Toxikologie der Universität Göttingen
Robert-Koch-Straße 40
37075 Göttingen
Tel.: 0551 / 19240

HOMBURG/SAAR
Informations- und Behandlungszentrum für Vergiftungen, Universitätsklinik für Kinder- und Jugendmedizin Gebäude 9
66424 Homburg/Saar
Tel.: 06841 / 19240

MAINZ
Beratungsstelle bei Vergiftungen Klinische Toxikologie Universitätsklinik Mainz
Längenbeckstraße 1
55131 Mainz
Tel.: 06131 / 19240

MÜNCHEN
Giftnotruf München Toxikologische Abteilung der 2. Medizinischen Klinik rechts der Isar der Technischen Universität
Ismaninger Straße 22
81675 München
Tel.: 089 / 19240

NÜRNBERG
2. Medizinische Klinik Klinikum Nürnberg Toxikologische Intensivstation Giftinformationszentrale
Professor-Ernst-Nathan-Straße 1
90419 Nürnberg
Tel.: 0911 / 398 2451

ÖSTERREICH
Allgemeines Krankenhaus Wien 1. Medizinische Abteilung Giftnotrufzentrale
Währinger Gürtel 18-20
1090 Wien
Tel.: (01) 406 4343

Vorlagen

Diese Bastelvorlagen können Sie abpausen oder auch kopieren. Zum Abpausen legen Sie ein Pergamentpapier auf die Vorlage und zeichnen sie mit einem Stift durch. Dann können Sie sie auf die gewünschte Größe kopieren.

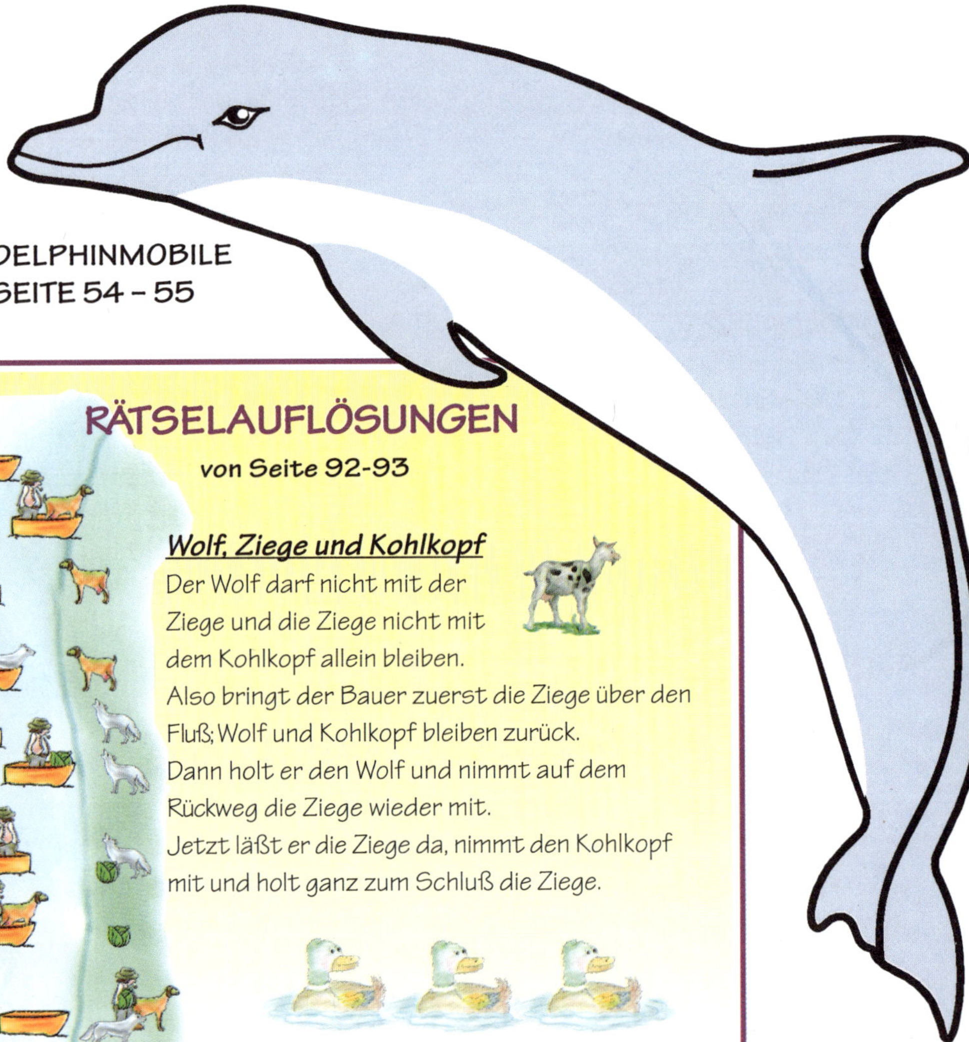

DELPHINMOBILE
SEITE 54 – 55

RÄTSELAUFLÖSUNGEN

von Seite 92-93

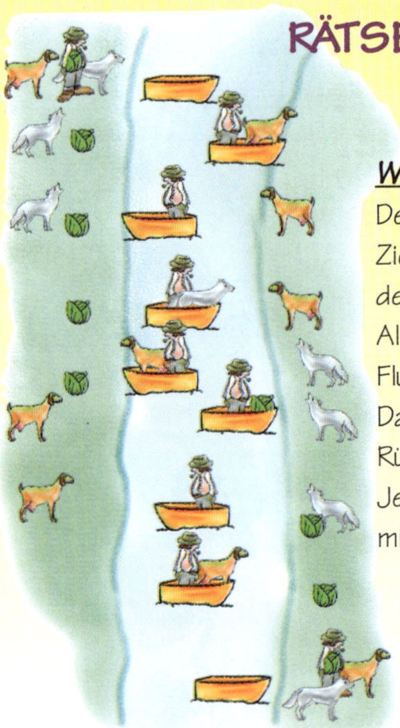

Wolf, Ziege und Kohlkopf

Der Wolf darf nicht mit der Ziege und die Ziege nicht mit dem Kohlkopf allein bleiben.
Also bringt der Bauer zuerst die Ziege über den Fluß; Wolf und Kohlkopf bleiben zurück.
Dann holt er den Wolf und nimmt auf dem Rückweg die Ziege wieder mit.
Jetzt läßt er die Ziege da, nimmt den Kohlkopf mit und holt ganz zum Schluß die Ziege.

Enten im Teich

Es sind genau drei Enten!

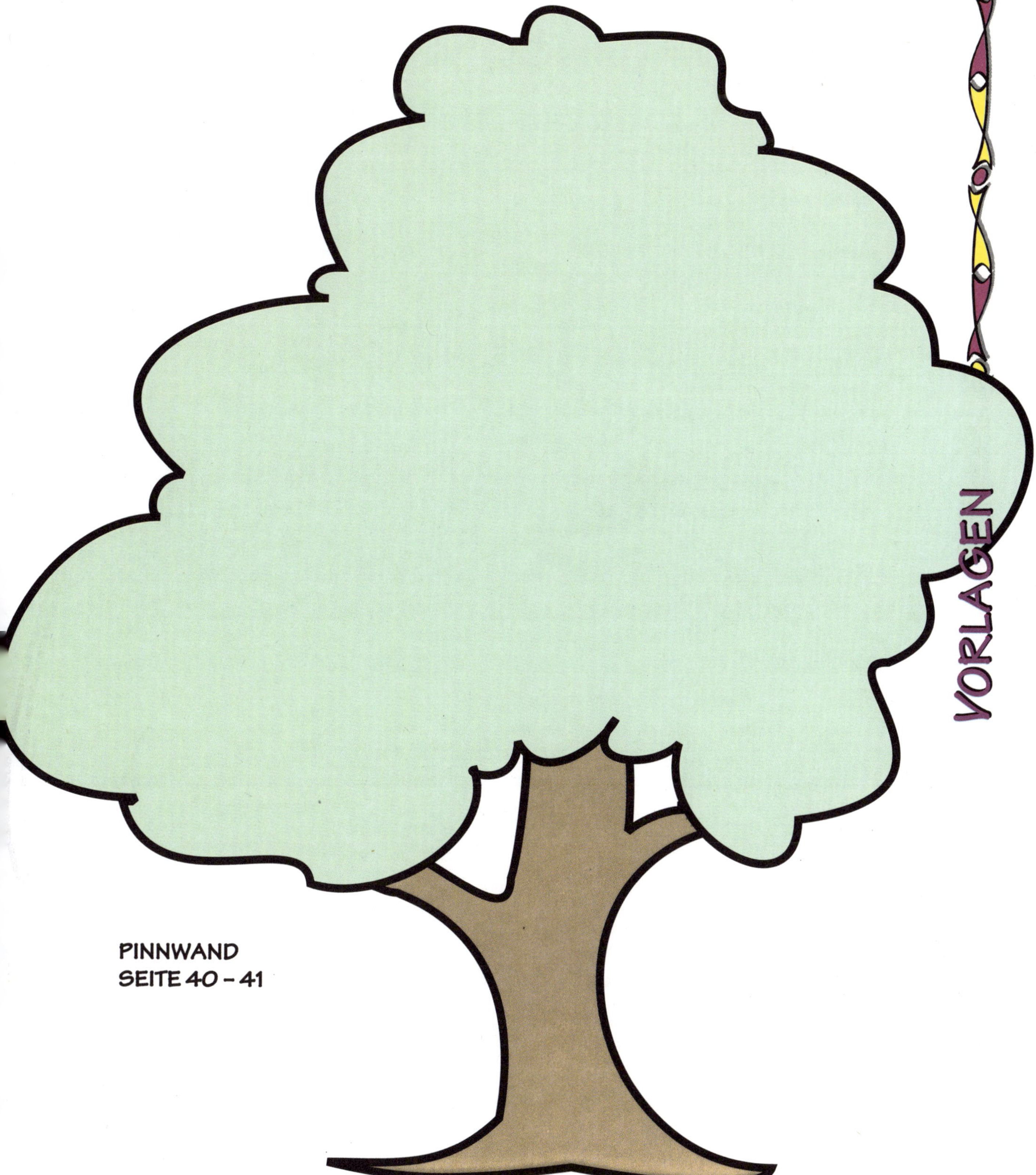

PINNWAND
SEITE 40 – 41

SACHREGISTER

GESUNDKOST 176 – 183

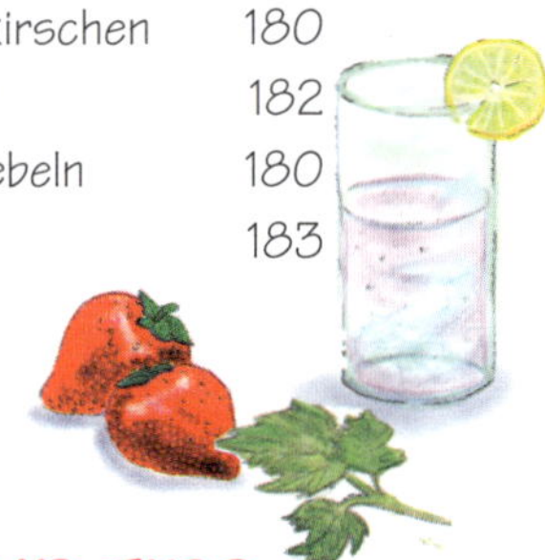

HAUSMITTEL UND TIPS ZU KRANKHEITEN

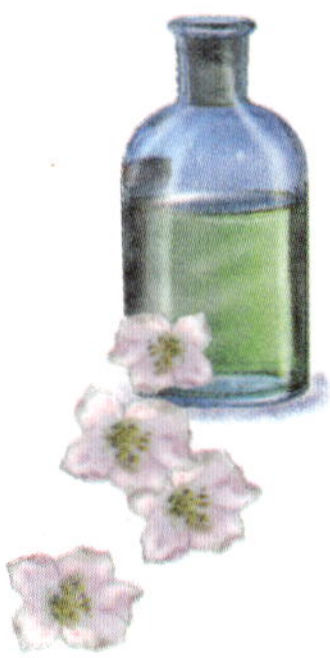

KRANKHEITEN VON A BIS Z

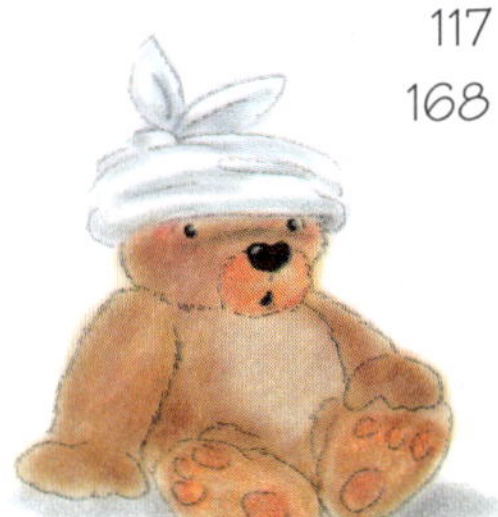

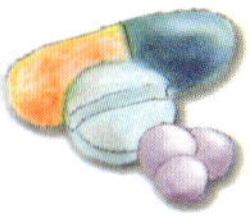

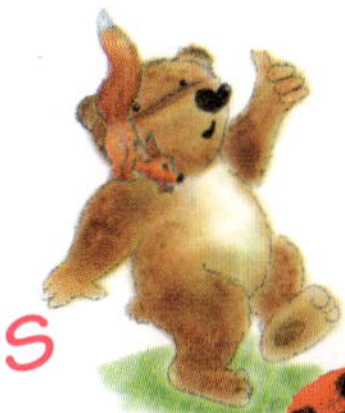

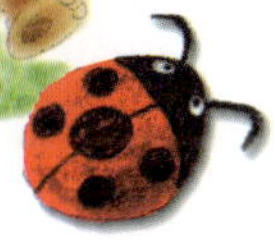

SPIEL & SPASS

Bastelideen

Geschichten

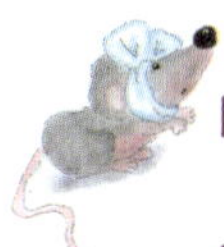

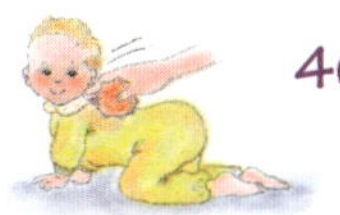

Phantasiereisen

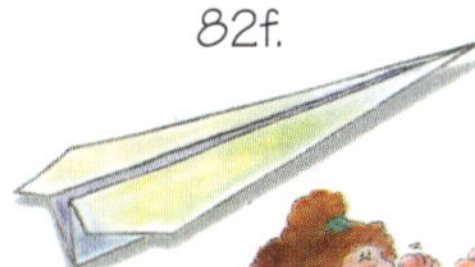

Spiele

Bewegungsspiele

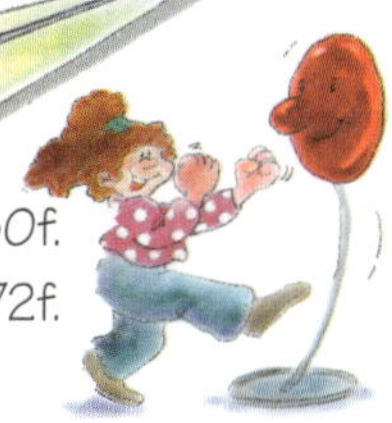

Denk- und Phantasiespiele

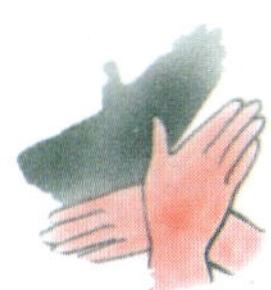

REGISTER

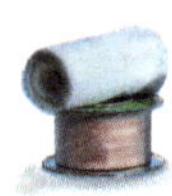

STICHWORTREGISTER

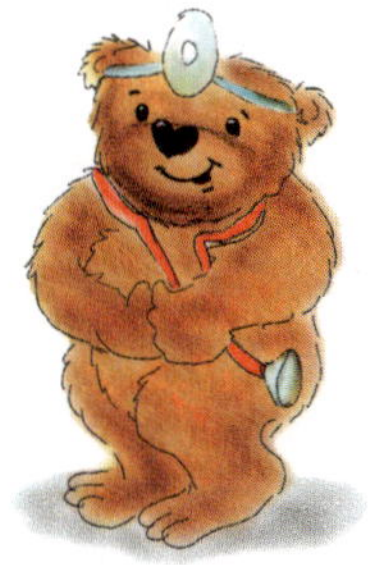

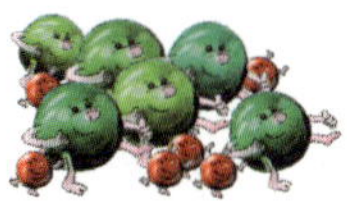

STICHWORTE VON A BIS Z

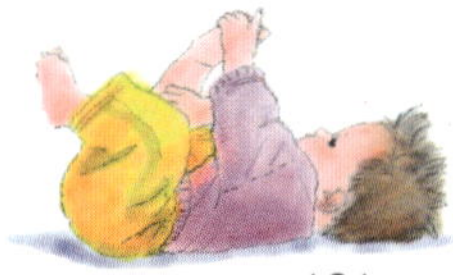

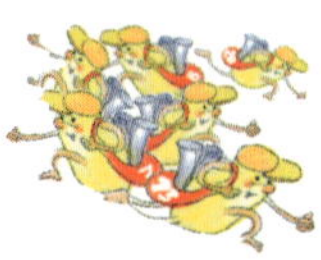

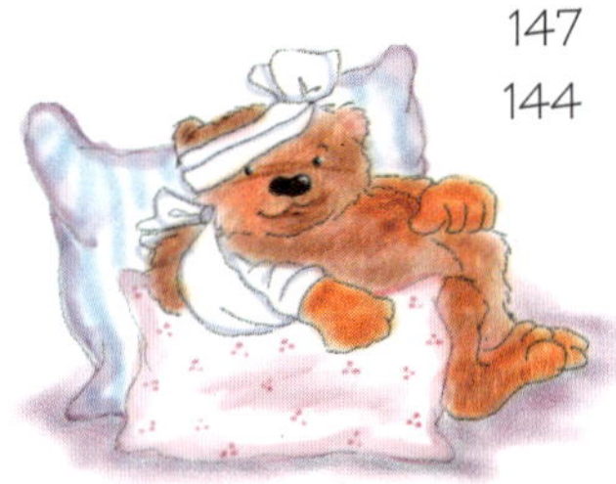

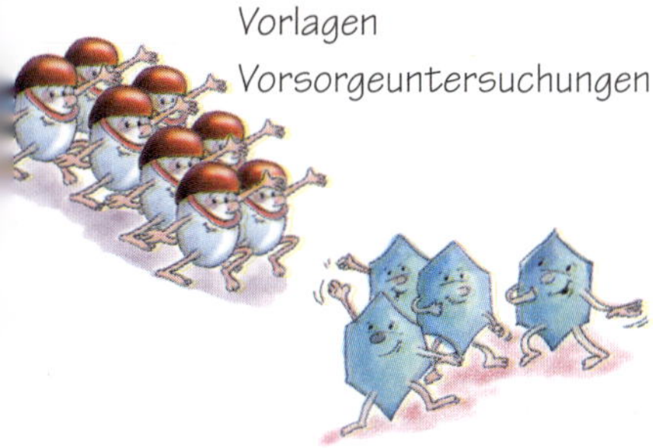

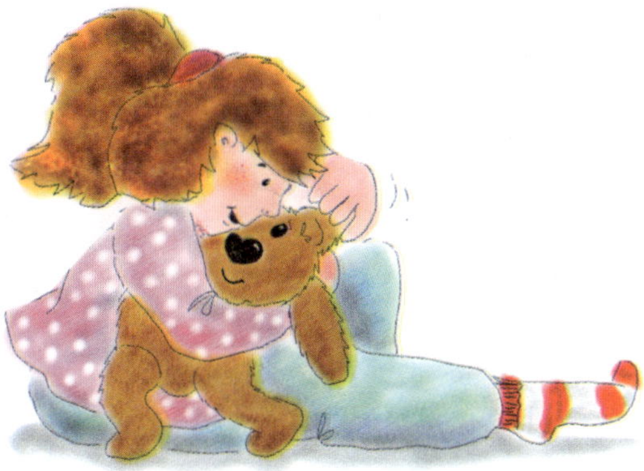

Fachlich begutachtet von:
Dr. med. Hangen, Kinderarzt, Landshut und Manfred Kohlhaas, Apotheker, Wendelstein

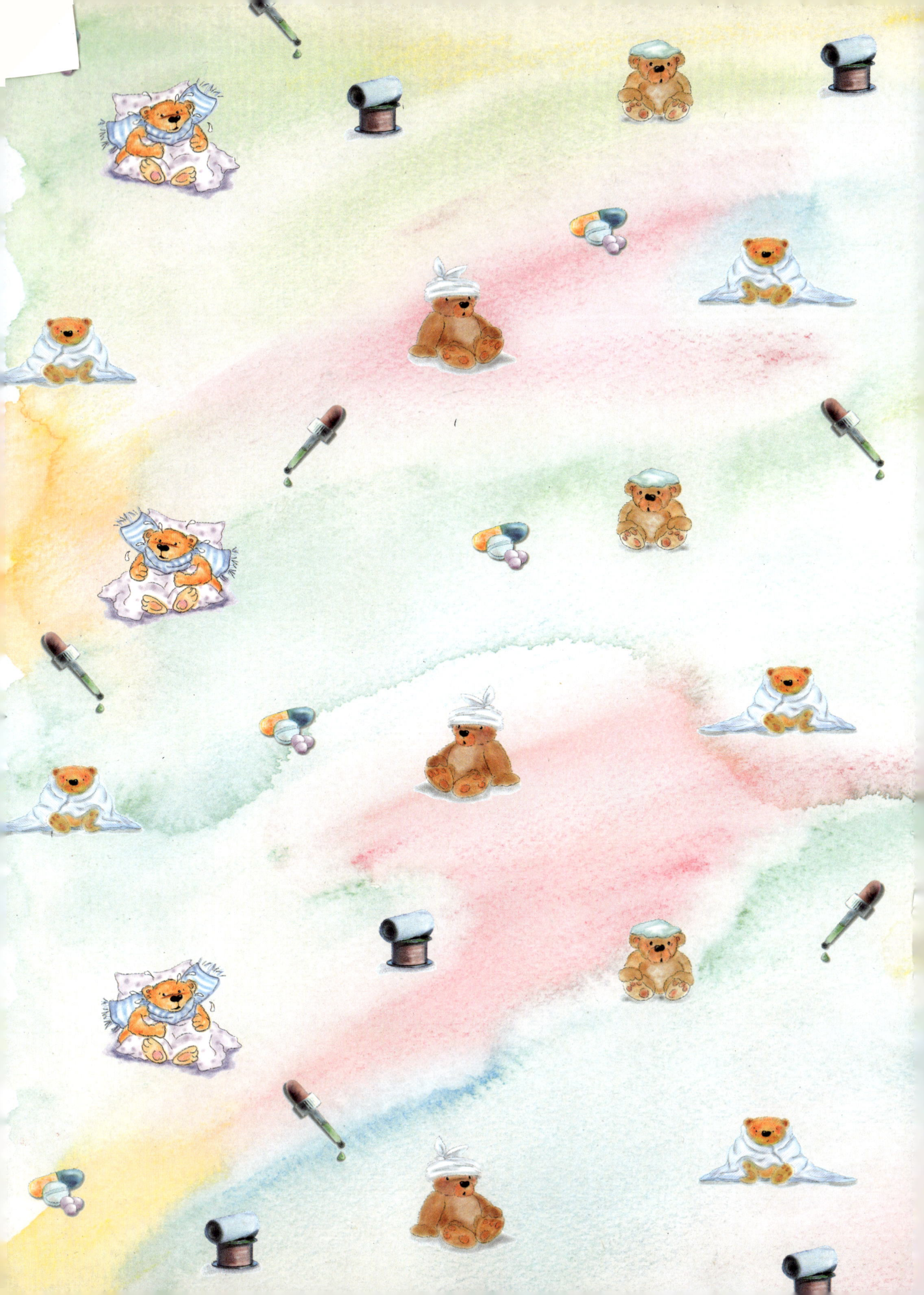